U0295217

风湿病

疑难病例精选和临床思维

姜林娣 主编

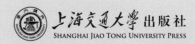

上海交通大学出版社
SHANGHAI JIAO TONG UNIVERSITY PRESS

内容提要

本书以临床真实案例为基础,汇集了上海多家医院风湿免疫科近年来诊治的疑难复杂病例,由经治医师和所在科室主任、资深教授等梳理分析,综合各专业领域的临床经验,由年轻医师在会议上分享案例诊疗经过及经验总结,并增加临床思维和案例解析,汇编成书。本书的主要内容除了常见的经典风湿病外,还包括临床上容易被误诊为风湿病的疾病,如自身炎症性疾病、遗传代谢性疾病、感染或肿瘤等。内容覆盖疾病诊断和治疗的全过程,包括病史介绍、体格检查、实验室及影像学检查、诊断及鉴别诊断、治疗及随访评估等。本书可供风湿免疫科、肾脏科、血液科、呼吸科、感染科、肿瘤科、中西医风湿病科的研究生、进修医生、年轻专科医生以及基层医院的内科医生学习与参考。

图书在版编目(CIP)数据

风湿病疑难病例精选和临床思维/姜林娣主编. —
上海:上海交通大学出版社,2023.7
ISBN 978-7-313-28502-7

Ⅰ.①风…　Ⅱ.①姜…　Ⅲ.①风湿性疾病－疑难病－
病案　Ⅳ.①R593.21

中国国家版本馆 CIP 数据核字(2023)第 055506 号

风湿病疑难病例精选和临床思维
FENGSHIBING YINAN BINGLI JINGXUAN HE LINCHUANG SIWEI

主　　编:	姜林娣		
出版发行:	上海交通大学出版社	地　　址:	上海市番禺路 951 号
邮政编码:	200030	电　　话:	021-64071208
印　　制:	上海锦佳印刷有限公司	经　　销:	全国新华书店
开　　本:	787mm×1092mm　1/16	印　　张:	14.75
字　　数:	326 千字		
版　　次:	2023 年 7 月第 1 版	印　　次:	2023 年 7 月第 1 次印刷
书　　号:	ISBN 978-7-313-28502-7		
定　　价:	88.00 元		

编　委　会

前　言

风湿免疫性疾病包含一大组疾病，它们特征性地表现为皮肤、关节、肌肉损害，多为系统受累、自身抗体阳性等。但是，风湿病的起病没有统一的模式，经常"平凡"地呈现，比如发热、血细胞减少、肝功能受损、蛋白尿、多浆膜腔积液、副鼻窦炎、血涕、心悸、纳差、腹痛、咳嗽、痰血、呼吸困难等；也有的患者表现为浸润性皮疹、骨病、蛋白尿、胸腔积液、自身抗体阳性等，貌似得了"风湿病"，但是真正的原因是淋巴瘤、感染性心内膜炎、实质脏器肿瘤等肿瘤模拟风湿病或感染模拟风湿病，或肿瘤、感染诱发风湿病。若不能识别，很容易看错为风湿病或错过了风湿病，导致治疗错误或不全面。因此，风湿病的诊治就变得疑难和困难。

2010—2019 年，我在担任上海市医学会风湿病学分会秘书以及血管炎学组组长期间，参与组织了"病例·感悟""精彩病例对对碰"学术活动，由年轻的医师分享临床复杂的案例；我们科室公众号增设"中山时间"，介绍我们自己遇到的曲折的案例，这些病例都有很好的学习价值。征得相关医生同意，由我们科刘云医生整理案例的文字，并加了临床思维和案例解析，汇编成书。

"丘山积卑而为高，江河合水而为大"，让更多的医生学习这些案例，思案例破解之门，融智慧仁心之术，增强识别疑难病例的敏锐性。

姜林娣

2023 年 1 月 15 日

目　　录

案例 1　恶性组织细胞病

上海交通大学医学院附属第六人民医院风湿免疫科　王倩

病例介绍

1. 病史

患者,男性,64 岁,务农。

因"持续发热 2 月余"于 2018 年 8 月 13 日收住入院。

患者入院前 2 个月无明显诱因出现发热伴干咳,最高体温达 39℃,无咳痰,无皮疹、皮下结节、皮肤破溃、咽痛、关节肌肉痛等症状。外院查血常规提示白细胞(WBC)3.2×10⁹/L,红细胞(RBC)3.39×10¹²/L,血小板(PLT)113×10⁹/L,铁蛋白＞1 500 mg/ml,予以对症治疗后体温恢复正常。1 个月后再次出现发热伴干咳,最高体温 39℃,当地医院予头孢类抗生素治疗无效。后出现咳嗽加重伴胸闷、气急,2018 年 8 月 13 日来我院门诊,当时体温(T)39.2℃,轮椅推入诊室,呼吸急促,神清,精神萎靡,对答切题,听诊双肺呼吸音稍增粗,余无殊。查血常规:WBC 3.8×10⁹/L,中性粒细胞(N)2.4×10⁹/L,血红蛋白(Hb)138 g/L,PLT 61×10⁹/L。肝功能:丙氨酸氨基转移酶(ALT)215 U/L,天冬氨酸氨基转移酶(AST)210 U/L,γ-谷氨酰转肽酶(γ-GT)164 U/L;红细胞沉降率(ESR)45 mm/h,C 反应蛋白(CRP)＞200 mg/L,降钙素原(PCT)5.97 mg/ml。动脉血气:pH 值 7.52;动脉血二氧化碳分压(PaCO₂)2 mmHg(1 mmHg＝0.133 kPa),碱剩余 1.6 mmol/L,乳酸3.5 mmol/L。遂以"发热待查"收入急诊留观。给予亚胺培南西司他丁钠 1 g,每 8 h 一次,联合莫西沙星静脉滴注抗感染,改善血容量等治疗,每天均有发热,体温最高可达 39.3℃,有畏寒、寒战、气促。2018 年 8 月 15 日查 WBC 2.7×10⁹/L,N 1.2×10⁹/L,Hb 118 g/L,PLT 39×10⁹/L;国际标准化比值(INR)1.45,活化部分凝血活酶时间(APTT)50.5 s;柯萨奇病毒、EB 病毒(EBV)、巨细胞病毒(CMV)、免疫球蛋白 M(IgM)测定均阴性。腹部超声:脾大,斜径 156 mm,厚 76 mm;左颈部血管旁可见数个淋巴结,皮髓质结构不清。骨髓穿刺及活检:骨髓涂片:粒系增生明显,占 51.5%;中性粒细胞内可见中毒颗粒;红系增生低下;淋巴细胞占 45%,可见异常淋巴细胞占 11%。为进一步诊治收入我科。

既往史:有高血压病史,余无特殊。

2. 诊疗经过

患者入院后予万古霉素抗感染、甲泼尼龙抗炎,辅以护肝、补充白蛋白、纠酸、丙种球蛋白治疗,治疗 2 天后体温恢复正常。同时予以积极完善血培养、骨髓穿刺及活检、PET/CT 等检查。后血培养回报耐甲氧西林凝固酶阴性葡萄球菌(MRSCons)阳性,药敏试验:环丙沙星、庆大霉素、利奈唑胺、左旋氧氟沙星、莫西沙星、呋喃妥因、利福平、替加环素、万古霉素等敏感。故继续抗感染治疗,但入院后第 3 天患者气促越来越明显,食欲差,精神萎靡;心率(HR)110～130 次/分;呼吸(R)30～50 次/分;动脉血气 pH 值降至 7.2,血氧饱和度 90％以上。血常规:WBC 下降至 1×10^9/L 以下。肝功能:ALT 上升至 2 000 U/L,乳酸脱氢酶(LDH)高达 5 000 U/L,总胆红素(TB)220 μmol/L;血肌酐(Scr)上升至 160 μmol/L。胸部 CT、PET/CT 检查(图 1-1、图 1-2)可见腹部、纵隔淋巴结、脾脏、骨髓高代谢。8 月 22 日患者办理自动出院。患者办理自动出院后,8 月 23 日血液科骨髓穿刺结果提示:恶性组织细胞病(图 1-3)。

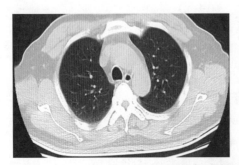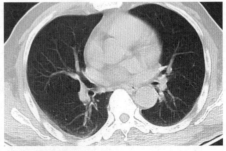

图 1-1 胸部 CT 检查结果

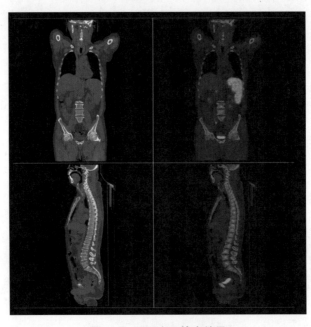

图 1-2 PET/CT 检查结果

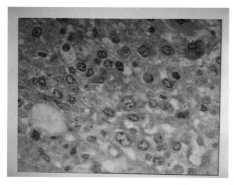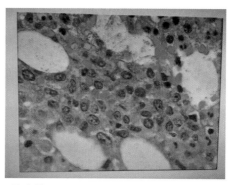

图 1-3　病理检查结果

病例解析

患者,老年男性,慢性病程 2 个月余,主要表现为高热、干咳、气促等。实验室检查示 CRP、PCT 明显升高,血常规示 WBC、PLT 降低,超声示脾大,颈部见多个淋巴结。诊断与鉴别诊断需考虑以下几点。

1. 感染性疾病

患者为老年男性,以发热起病,病程中长期高热、气促、精神萎靡,炎症指标 CRP、PCT 明显升高,需考虑感染性疾病。外院及我院急诊先后予头孢类、亚胺培南西司他丁钠、莫西沙星等治疗后体温无明显下降,病程中出现畏寒寒战,WBC、PLT 进行性降低,APTT 延长,并出现酸中毒,需考虑血流感染的可能及是否有耐药菌感染。最终血培养提示耐甲氧西林凝固酶阴性葡萄球菌阳性,故葡萄球菌败血症诊断明确。予敏感抗生素万古霉素治疗后次日体温平稳。

2. 肿瘤性疾病

患者高龄,慢性病程,反复高热,炎症指标升高,血培养示葡萄球菌阳性,虽予万古霉素抗感染后体温平稳,但是患者一般情况逐渐变差,且伴随肝、肾功能衰竭,及两系进行性下降(WBC、PLT),脾大,颈部见多个淋巴结,故肿瘤性疾病需考虑。进一步完善 PET/CT 提示腹部、纵隔淋巴结、脾脏、骨髓高代谢;最终骨髓穿刺提示恶性组织细胞病。

3. 风湿免疫性疾病

患者反复发热(T≥39℃)伴脾大、淋巴结大、外周血两系下降、肝功能异常、铁蛋白明显升高,骨髓可见异常淋巴细胞,需考虑成人 Still 病继发噬血细胞综合征可能。但是患者外周血培养葡萄球菌阳性,骨髓穿刺未见噬血细胞,故可排除。

本例精要

1. 定义

恶性组织细胞病是一种单核-巨噬细胞系统中组织细胞异常增生的全身性恶性疾病。

临床表现为发热、消瘦,全血细胞减少,肝、脾、淋巴结肿大。全血细胞及骨髓或淋巴结、脾脏等组织中可见到恶性组织细胞。多见于青年人,起病急,预后差。

2. 分型

根据肿瘤细胞的来源和表面标志分为 4 个亚型:组织细胞肉瘤(HS)、指突状树突状细胞肉瘤(IDCS)、朗格汉斯细胞肉瘤(LCS)和未定类树突细胞肉瘤(INDCS)。

3. 诊断

原发性恶性组织细胞病十分少见,其诊断主要根据免疫表型排除其他肿瘤,并表达至少两个组织细胞和/或树突细胞的表面标志,包括 CD68、CD163、溶菌酶;排除其他肿瘤的表型标志,主要有角蛋白、EMA、Melan - A、HMB45、B 细胞和 T 细胞表面标志、滤泡树突状细胞(FDC)表面标志(CD21、CD35)。

4. 治疗

过去该病被视为一种绝症。近年不断有报道提示化学治疗如 CHOP(环磷酰胺、阿霉素、长春新碱、泼尼松)或 MOPP(氮芥、长春新碱、甲基苄肼、泼尼松)方案有效,如不缓解可改用其他无交叉耐药的化疗药物。

案例 2 运动神经元病与肌炎

上海市浦东新区公利医院风湿免疫科 王领

病例介绍

1. 病史

患者，男性，55岁，电缆工人，有沥青接触史。

因"右上肢无力伴右手指麻木7个月"于2018年7月24日入院。

患者入院前7个月无明显诱因出现右上肢无力伴右手示指、中指、环指麻木不适，偶有肌肉跳跃性疼痛，无明显晨僵及关节肿痛，无发热、乏力、皮疹、口腔溃疡、口干、眼干等症状，当时未重视。3个月前先后就诊于我院骨科、神经内科，查颈椎MRI：①颈椎退行性变；②$C_{3\sim4}$、$C_{4\sim5}$、$C_{5\sim6}$、$C_{6\sim7}$椎间盘膨隆。颅脑CT、MRI检查未见异常。肌电图：右侧腕管综合征。予以营养神经、活血化瘀等治疗后未见明显好转。2018年6月28日在我科门诊先后给予复方倍他米松注射液（得宝松）关节腔注射3次，症状稍有缓解；近1个月有声音嘶哑，无明显咽痛，无咳嗽、咳痰，门诊拟"肌炎"收治入院。

2. 检查

神志清，构音障碍，声音低哑，伸舌居中，舌肌无萎缩，咽反射正常，双软腭活动正常。心、肺、腹查体无殊。

神经系统：右上肢肌力4级，右手握力4级，右上肢三角肌、右前臂、右手骨间肌肉萎缩，手部肌肉萎缩明显（图2-1），双上肢、肩部均可及束颤，左上肢肌力5级，左手握力5级。双上肢腱反射活跃，双侧桡骨膜反射存在，双下肢肌力、腱反射对称、正常，双侧病理征阴性。

实验室检查：血常规、肝肾功能、电解质、血脂、甲状腺功能、人类免疫缺陷病毒（HIV）、快速血浆反应素（RPR）、免疫球蛋白及补体、肌酸激酶（CK）、类风湿因子（RF）、肿瘤指标均无异常；自身抗体谱：抗Jo-1、抗PM-Scl、抗Scl-70、抗线粒体抗体M2等均为阴性。

骨密度：骨量减少。胸部CT：两上肺弥漫性气肿。腹部超声：肝囊肿。肌电图：右侧腕部正中神经及尺神经损害。

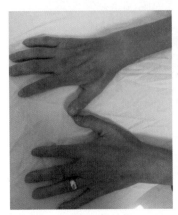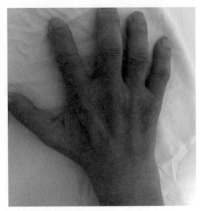

图 2 - 1　手部骨间肌肌肉萎缩

病例解析

患者为老年男性，慢性病程，以右上肢无力伴右手指麻木为主要表现，病程中出现声音嘶哑，查体见右上肢肌力减弱、肌萎缩。诊断和鉴别诊断需考虑以下几点。

1. **炎性肌病**

老年男性，有肌无力、肌萎缩，需排除如包涵体肌病、多发性肌炎、肿瘤相关性肌炎等，但是患者为非对称性肌无力肌萎缩，肌酶不高，自身抗体包括肌炎抗体均阴性，肌电图为神经源性损害，肿瘤标志物无异常，影像学辅助检查未发现占位，故不考虑。

2. **多灶性运动神经病**

患者虽然为一侧上肢为主的非对称性肢体远端肌无力及肌萎缩，但是肌电图无运动神经传导阻滞的表现，故不考虑。

3. **颈椎病**

患者有手指麻木，颈椎 MRI 示颈椎间盘膨隆，但此病一般无肌肉跳动、颈肩痛、三角肌萎缩的表现。

4. **脑梗死**

该患者有声音嘶哑、构音障碍、一侧肢体无力，需考虑脑梗死可能。但患者头颅 MRI 未见异常。

5. **青少年上肢远端肌萎缩**

患者有手及前臂远端肌群萎缩、手指及腕无力，症状单侧明显，肌电图为神经源性损害，需考虑该病。但是该病多见于青少年，且无脑神经损害表现，多由硬膜囊移位压迫脊髓所致。该患者为老年男性，有声音嘶哑，且 MRI 无硬膜囊移位表现，故不考虑。

6. **运动神经元病**

表现为肌肉无力、肌肉跳动，逐渐出现肌萎缩、构音障碍、吞咽困难等，肌电图常表现为神经源性损害,神经传导速度正常。该患者符合上述表现,故不能排除。

经多学科会诊及华山医院神经内科诊治,倾向于运动神经元病,进一步完善基因检测提示患者 *SETX*、*SYNEI* 基因阳性,该病具有家族聚集倾向,该患者妹妹和两个哥哥也为基因携带者。

本例精要

1. **运动神经元病与肌炎鉴别要点**

(1) 肌无力:运动神经元病为不对称的肌无力、肌萎缩,一般自肢体远端出现,可出现萎缩肌群肌束颤动;多发性肌炎以肢体近端肌群无力为特点,呈对称性,晚期可出现肌萎缩,多数患者无远端肌受累。

(2) 肌痛:运动神经元病无感觉障碍,无肌肉挤压痛等;多发性肌炎常见肌痛症状,早期可有肌肉肿胀。

(3) CK:运动神经元病患者 CK 也可有轻度升高;对于多发性肌炎患者,血清 CK 可达正常上限 50 倍或更高。CK 的升高常早于肌力和肌电图的改变。

(4) 肌电图表现:运动神经元病肌电图为广泛性神经源性损害;肌炎患者主要表现为肌源性损害,也有少部分患者出现神经源性损害。

(5) 肌肉病理:运动神经元病肌肉病理无特异性;肌炎的肌肉病理改变:肌纤维大小不一、变性、坏死、再生以及炎性细胞浸润等。

(6) 抗体:可分为肌炎特异性自身抗体(MSAs)和肌炎相关性抗体两大类,MSAs 包括抗氨基酰 tRNA 合成酶抗体、抗信号识别颗粒抗体、抗 Mi – 2 抗体、抗 TIF1 – γ 抗体、抗 MDA5 抗体等。运动神经元病无自身抗体。

2. **运动神经元病**

(1) 定义:运动神经元病系一组累及骨髓前角细胞或脑干尤其是延髓运动神经核的慢性进行性变性疾病。其致病原因至今尚不十分清楚,治疗亦无有效措施。运动神经元病分为肌萎缩侧索硬化症、进行性脊髓萎缩、进行性延髓麻痹和原发性侧索硬化 4 种类型,其中以脊髓侧索硬化症最常见。

(2) 发病率:为 4～6 人/10 万人口,容易误诊为多发性肌炎、颈椎病、脊髓病变、周围神经病、脑梗死等疾病。

(3) 病因:本病病因尚不十分清楚,目前认为可能与遗传,病毒感染,外伤或手术,钙、锰、铝等重金属中毒,维生素 B、维生素 E 缺乏等因素有关。

(4) 诊断:

支持诊断:①一处或多处肌束震颤;②肌电图提示神经源性损害;③运动和感觉神经传导速度正常,但远端运动传导潜伏期可以延长,波幅低;④无传导阻滞。基因诊断:包括 *SETX*、*SYNEI*、*SOD* 等。

可排除诊断:①感觉障碍;②明显括约肌功能障碍;③视觉和眼肌运动障碍;④自主神

经功能障碍;⑤锥体外系疾病的症状和体征;⑥阿尔茨海默病的症状和体征;⑦可由其他疾病解释的类肌萎缩性侧索硬化综合征的症状和体征。

（5）治疗：目前对运动神经元疾病尚无有效治疗措施。

近来有报道采用大量维生素 E 治疗神经系统疾病,B 族维生素也有一定的疗效。

利鲁唑片能稳定电压门控钠通道的非激活状态,抑制谷氨酸释放,减少电压依赖性钙通道的作用,激活突触后谷氨酸受体以促进谷氨酸的摄取,从而对抗细胞内兴奋性氨基酸神经递质谷氨酸的作用。该药是目前唯一经美国食品药品监督管理局（FDA）批准和多项临床研究证实可以改善运动神经元病病情进展的治疗药物。

案例 3 狼疮肾炎合并感染

上海交通大学医学院附属仁济医院风湿科 吕逸

病例介绍

1. 病史

患者,女性,29 岁。

因"脱发 1 年,全身水肿 3 月,咳嗽、气促 1 周"于 2017 年 5 月 11 日入院。

患者于 1 年前无明显诱因出现脱发,伴双手小关节晨僵、双手雷诺现象,当地医院查抗核抗体(ANA)(+),滴度 1:1 280,核颗粒型;抗 dsDNA 抗体(+);抗 Smith(Sm)、抗 U1 核糖核蛋白(U1RNP)、抗组蛋白、抗核小体抗体均阳性;诊断为"系统性红斑狼疮",拒服激素等药物,后自服中药,关节晨僵及脱发症状基本改善后停用。3 个月前患者于劳累后出现颜面及双下肢水肿,进行性加重,当地查血清白蛋白 14.6 g/L,血清总胆固醇(TC) 8.68 mmol/L,甘油三酯(TG)6.99 mmol/L,24 h 尿蛋白 6 086.1 mg,考虑"系统性红斑狼疮、狼疮肾炎",建议完善肾穿刺检查,患者拒绝,予甲泼尼龙 60 mg,每天 1 次,静脉滴注× 5 天,结合降压、利尿、抗凝、补充白蛋白等治疗,全身水肿较前好转。2 个月前患者下肢水肿加重,再次入院,查血白蛋白 20 g/L,24 h 尿蛋白 12.28 g,血清肌酐(Scr)102 μmol/L,尿素氮 142 pg/ml,予甲泼尼龙 120 mg,每天 1 次,静脉滴注×5 天,后调整为甲泼尼龙 80 mg,每天 1 次,静脉滴注×14 天;一般情况好转后完善肾穿刺检查,病理回报:CLASS IV - S(A 为主)。出院后予泼尼松(60 mg,每天 1 次,口服)+吗替麦考酚酯(0.5 g,每天 2 次,口服)治疗。1 周前出现咳嗽、咳白痰、气促、心悸;后发热,最高体温 39.7℃。急诊血常规:WBC 21.43×10⁹/L, N 76.1%, Hb 114 g/L, PLT 320×10⁹/L, CRP 1.0 mg/L, 24 h 尿蛋白 8 745.6 mg,血白蛋白 24.2 g/L,肾功能、出凝血功能(一);肺部 CT:肺间质病变伴感染(图 3 - 1)。为进一步诊治入住我科。

2016 年发病前有宫外孕手术史。

2. 检查

入院查体:体温(T)39.3℃,脉搏(P)150 次/分,呼吸(R)30 次/分,血压(BP)126/82 mmHg,血氧饱和度(SpO₂)74%;神清,气促,精神差,颜面及口唇发绀,眼睑水肿,全身未见皮疹、出血点及黄染,气管居中,双肺呼吸音粗,未及明显干湿啰音。心律齐,未及杂音,腹软,无压痛;肝脾不大,肠鸣音不亢进,腹水征(一)。下肢可见中度凹陷性水肿,四肢肌力Ⅴ级,病理征(一)。

入院查动脉血气:pH值7.457,动脉血氧分压(PaO_2)46.6 mmHg,$PaCO_2$ 36.6 mmHg;心肌肌钙蛋白(cTnI)0.13 ng/ml,脑钠肽(BNP)43.0 pg/ml;心电图示窦速。

3. 诊疗经过

入院后予面罩及鼻导管两路吸氧,同时予美罗培南、万古霉素、氟康唑、更昔洛韦、复方磺胺甲噁唑联合抗感染治疗,患者氧和仍然欠佳,当晚予改用双相气道正压(BIPAP)辅助通气,指脉氧可上升至90%,但次日因呛咳后出现气促,测SpO_2 40%,意识欠清,予紧急气管插管、转入重症监护室(ICU)。连续2次血培养为泛耐药(XDR)肺炎克雷伯杆菌,仅替加环素中介敏感;同时痰涂片和尿培养均为肺炎克雷伯杆菌阳性,药敏相同,考虑XDR肺炎克雷伯杆菌播散感染。血G试验>5 000 ng/ml;痰培养:白色念珠菌(++++)。根据联合药敏试验及感染科会诊意见予亚胺培南+头孢他啶+多黏菌素B+米卡芬净+复方磺胺甲噁唑联合抗感染。体温控制可,于7月2日转回普通病房,并逐步脱机拔管,抗生素降阶梯。而后出现低热伴全身疱疹,疱液水痘-带状疱疹病毒DNA阳性,予伐昔洛韦+阿糖腺苷抗病毒后皮疹好转。8月6日再发胸闷、气促,胸部CT示下肺新发多处斑片状渗出(图3-2);G试验2 429 ng/ml;痰培养为肺炎克雷伯杆菌、嗜麦芽窄食单胞菌,再次升级抗生素后症状好转出院。出院后门诊随访,12月15日复查胸部CT原渗出均已明显吸收(图3-3)。

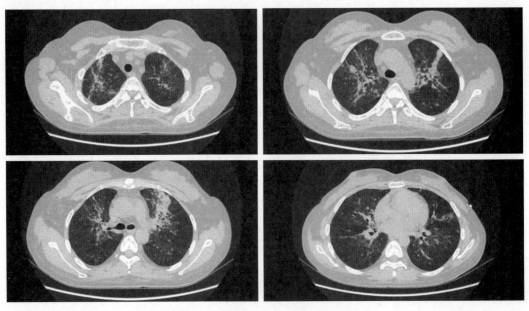

图3-1　胸部CT(2017年5月9日)

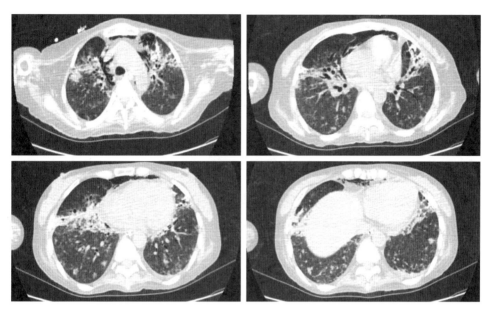

图 3-2　胸部 CT(2017 年 8 月 6 日)

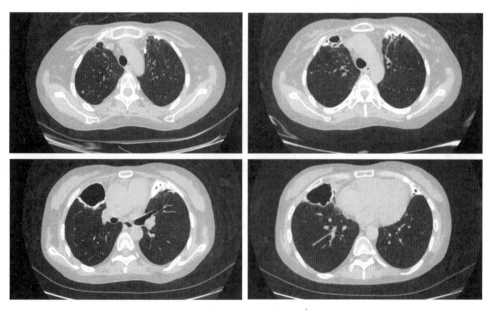

图 3-3　胸部 CT(2017 年 12 月 15 日)

病例解析

（1）本例患者为育龄期女性，1 年前因脱发、关节痛伴多种自身抗体异常诊断为"系统性红斑狼疮"，脏器受损情况不详，因顾虑激素不良反应自服中药治疗。3 个月前因新发大量蛋白尿、低蛋白血症、水肿、急性肾功能不全等肾病综合征表现，完善肾穿刺，病理诊断为狼疮性肾炎（Ⅳ型），予大剂量糖皮质激素联合霉酚酸酯治疗。

（2）患者在免疫治疗后出现发热、咳嗽咳痰、胸闷气促，需要鉴别引起发热的原因：是系统性红斑狼疮累及肺部，还是因使用免疫抑制剂后导致的感染，这是需要鉴别的关键点。第一时间完善病原学检查，为泛耐药肺炎克雷伯菌和真菌的混合感染，且结合血、尿培养，考虑泛耐药肺炎克雷伯菌全身播散；最终结合联合药敏制定了个体化的抗感染方案。

（3）感染是肾病综合征的重要并发症之一。本例患者在免疫治疗后即出现脓毒血症合并重症肺部感染；肺部感染反复的同时，新发水痘-带状疱疹病毒感染，提示其整体免疫状态在一段时间内极其低下。对以肾病综合征为表现、合并低蛋白血症的狼疮肾炎患者，免疫抑制剂的使用需慎重，且需警惕重症感染的发生。

本例精要

感染是狼疮肾炎常见并发症之一，也是导致其死亡的重要原因。呼吸道、皮肤、泌尿道是感染好发部位。狼疮肾炎合并感染的原因与疾病活动、激素和免疫抑制剂的使用、低蛋白血症、肾功能不全等有关。临床可表现为发热、咳嗽、咳痰、白细胞尿等。感染与狼疮疾病活动常不易鉴别，病原学检查是确诊依据。

狼疮肾炎特别是肾病综合征时，患者不仅从尿中丢失大量补体和免疫球蛋白，而且由于患者消化吸收功能下降，营养摄入不足，导致补体、免疫球蛋白等合成不足，免疫功能进一步下降，增加感染风险。

霉酚酸酯是一种免疫抑制剂，已被广泛用于狼疮肾炎治疗中，国外研究发现，与环磷酰胺等免疫抑制剂相比，霉酚酸酯不影响生育能力，整体感染的风险相近。但是国内研究发现其血药浓度与不良反应发生相关，而基因多态性可能影响其药代动力学。另外，多数感染等不良反应发生在霉酚酸酯服药后 3 个月内，因此使用后早期应密切随访及预防重症感染，有条件可开展血药浓度检测。

案例 4　谷固醇血症

复旦大学附属儿科医院风湿科　姚文

病例介绍

1. 病史

患者,女性,6 岁。

因"间断双膝关节疼痛 11 月,反复肝功能异常 2 月"于 2017 年 9 月 20 日入我院。

患儿 11 个月前(2016 年 10 月)无明显诱因下出现右膝关节肿痛,无发热,无其他伴随症状,血常规:Hb 90～94 g/L, WBC 及 PLT 正常,CRP 56 mg/L, ESR 96～104 mm/h,总胆固醇(TC)6.87 mmol/L。右膝关节 MRI:右侧髌骨旁皮下脂肪水肿,RF、抗环瓜氨酸肽抗体(CCP)、人类白细胞抗原(HLA - B27)均阴性,当地予抗感染治疗好转后出院。4 个月前(2017 年 5 月)出现左膝关节肿痛,血常规可见 PLT 74～92×10^9/L, Hb 99～104 g/L; ESR 63 mm/h, TC 6.07 mmol/L,甘油三酯(TG)2.51 mmol/L。自身抗体:抗Ro - 52(+)。骨穿:吞噬性网状细胞。再次于当地抗感染治疗稍好转出院。2 个月前(2017 年 7 月)出现右膝肿痛,疼痛剧烈且活动受限,并出现发热、肝功能损害,CRP 及ESR 升高,EBV - DNA 阳性,肺炎支原体抗体阳性,咽拭子＋粪便培养可见白色念珠菌,考虑巨噬细胞活化综合征,予抗真菌及抗病毒、静脉注射丙种球蛋白支持以及激素治疗,好转不明显,自动出院,后体温平稳,自行停药,直至再次出现关节疼痛至我院。

既往史:1～5 岁期间反复呼吸道感染,平均每个月 1 次,曾患 2 次肺炎;2013 年发现骶尾部肿物(2 岁),2016 年 8 月予切除;2015 年出现右膝关节肿物(4 岁);2016 年出现双肘肿物(5 岁)。

2. 检查

查体:全身多处可见青色皮疹,背部、臀部为主,未高出皮面;右臀可见一直径 1 cm×1 cm 咖啡斑,骶尾部 2 cm 大小手术瘢痕;右肘及右膝关节处可见 1.5 cm×2.5 cm 红色肿物(图 4 - 1),不可活动,高出皮面,边界清楚,质中,左肘散在肿物直径 0.2～0.5 cm,性质同前。

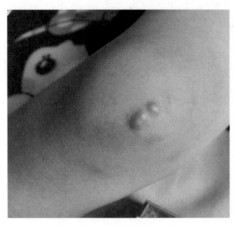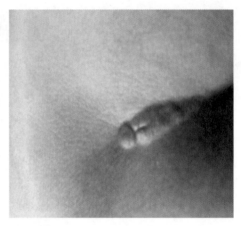

图 4-1 膝关节肿物

入院查：血常规：WBC 16.4×10^9/L，Hb 90 g/L，PLT 65×10^9/L，N% 78.3%，CRP 133 mg/L；血生化：ALT 75 IU/L，AST 53 IU/L，LDH 450 IU/L，TC 6.8 mmol/L，TG 1.62 mmol/L，铁蛋白 332.0 ng/ml，肌酸激酶、肾功能、电解质、凝血功能、免疫球蛋白、补体、细胞免疫、自身抗体均阴性。

外周血 EBV-DNA、肺炎支原体抗体、血培养阴性；骨穿：增生骨髓象，粒系可见毒性变。骶尾部皮肤活检病理：符合纤维组织细胞瘤（真皮及皮下组织可见弥漫分布组织细胞，细胞呈梭形或泡沫样）。关节 B 超：左侧髌上囊内积液，左侧髌骨下段局部韧带局灶性改变，右膝关节未见明显异常。关节 MRI：左髌骨、股骨远端及胫腓骨近端骺软骨 T2WI 抑脂信号增高。左膝关节少量积液，左膝软组织略肿胀。肺部 CT：两肺间质改变伴少许肺泡渗出影。肝脏密度减低。腹部 B 超：肝质地欠佳，脾脏未见异常。

3. 诊疗经过

结合患者临床症状和实验室检查，考虑噬血细胞综合征、幼年型特发性关节炎、高脂血症，予布洛芬，泼尼松龙 35 mg 每天 1 次，辅以保肝治疗，泼尼松龙规律减量，至 2018 年 1 月停止，但之后患者炎症指标再次升高伴 Hb 下降，同时血脂持续升高。进一步完善基因检测，结果示 ABCG5 基因突变（与谷固醇血症相关）。治疗上严格控制胆固醇及植物固醇的摄入，同时予消胆胺、依泽替米贝等药物。经治疗患儿未再出现发热，炎症指标及肝肾功能、胆固醇均降至正常。

▶ 病例解析 ◀

本例患者反复双膝关节疼痛伴肝功能损害及血脂升高，外院多次就诊均未查明病因。在我院就诊时，通过仔细地询问病史、查体及对诊断和治疗的不断反思，发现了蛛丝马迹，从而及时进行基因学和代谢学检查。根据基因学结果 ABCG5 基因突变，进一步进行血胆固醇谱检查，得出了谷固醇血症的诊断，最终使患儿得到了及时的治疗。从该病例的诊治经验可以看出细致的病史询问和体格检查仍是临床医生极为重要的基本功。要重视基因学检查在早发病和罕见病中的应用。

本例精要

1. 定义

谷固醇血症又称植物固醇血症,是一种罕见的常染色体隐性遗传代谢病。由于谷固醇等植物固醇代谢障碍,血清谷固醇、豆固醇含量异常升高,引起黄色瘤、早发心血管疾病、溶血性贫血等病变,如不能有效控制,青壮年时期病死率很高。

2. 病因

正常情况下,植物固醇在小肠固醇内转运子 NPC1L1 的作用下被吸收,过量的植物固醇则在固醇外转运子 ABCG5 和 ABCG8 作用下主动排出。由于 *ABCG5* 或 *ABCG8* 基因突变导致谷固醇、豆固醇蓄积,无法排出,吸收量升高至正常的 50～200 倍。

3. 临床表现

(1) 高胆固醇血症和早发心血管疾病。

(2) 皮肤黄色瘤:青少年阶段即可出现黄色瘤,表现为无痛性隆起性结节,好发部位在手腕、跟腱、膝关节、肘部等肌腱附着点周围,极少会出现在眼睑和面部。

(3) 血液异常,如溶血性贫血、PLT 减少及异常出血等血液学改变。

(4) 其他,随着疾病进展,一些患者出现关节炎、关节痛、肝损害、轻度脾大等异常。

4. 诊断

典型的临床表现(如黄色瘤、早发心血管疾病)、血清谷固醇及豆固醇浓度升高、*ABCG5* 或 *ABCG8* 等位基因突变可以确诊。

5. 治疗

谷固醇血症的治疗包括药物治疗(如依折麦布和消胆胺)、饮食控制及肝移植,降低血液谷固醇及豆固醇含量,减轻黄色瘤,减少动脉粥脉硬化性心血管疾病的发生。

案例 5　寻找噬血细胞综合征背后的原因

长海医院风湿免疫科　高颖

病例介绍

1. 病史

患者,女性,19 岁。

因"四肢伸侧红斑伴高热 1 月余"于 2018 年 9 月入院。

患者 1 个月前(2018 年 8 月)被电瓶车碾压右足后出现足背红色瘀斑,随后逐渐进展为四肢伸侧多发暗红色斑疹;伴有高热,最高体温 40℃,无规律,伴盗汗;双侧踝、腕、膝、肘关节肿胀压痛,影响行走,无面部红斑、口腔溃疡、脱发、泡沫尿、视物模糊、雷诺现象、无力等,外院查血 WBC 12.8×10⁹/L、N% 95%、Hb 110 g/L、ESR 58 mm/h、CRP 98.1 mg/L,予亚胺培南西司他丁＋莫西沙星抗感染,仍发热 40℃左右。于是入我院行骨穿、结核 T 细胞检测(TB‐IGRA),未见异常;抗 Jo‐1 抗体(＋),诊断"未分化结缔组织病(UCTD)",予甲泼尼龙 40 mg 抗炎、前列地尔扩血管、沙利度胺调节免疫,发热及皮疹好转,甲泼尼龙减至 32 mg 每日一次口服出院。3 周后再次因发热入院。

既往有缺铁性贫血、WBC 减少病史,父系有血液病家族史(不详)。

2. 检查

查体:全身未触及肿大淋巴结;双下肺呼吸音弱,左下肺局部湿啰音;双下肢可见斑片状暗红色红斑,局部可见皮屑;双踝关节压痛,双下肢凹陷性水肿;四肢肌力Ⅴ级。

入院查:血 WBC 4.8×10⁹/L,嗜酸性粒细胞(E)% 9.3%,PLT 31×10⁹/L,Hb 115 g/L;尿蛋白(＋＋)、尿蛋白/尿肌酐 1.0 g/g。肝功能:ALT 206 U/L, AST 193 U/L,碱性磷酸酶(ALP)173 U/L, LDH 1 383 U/L, TG 2.27 g/L。铁蛋白＞2 000 μg/L;ESR 18 mm/h, CRP 158 mg/L, C3 0.64 g/L, C4 0.13 g/L, ANA(＋),抗 SSA 抗体(±);IL‐2R＞7 500 U/ml;肾功能(一)。胸部 CT:两肺多发小结节,颈根部及纵隔多发淋巴结影,双侧胸腔积液,心包积液。进一步完善骨髓穿刺检查(图 5‐1):粒系、红系轻度病态造血,噬血细胞骨髓象,伴外周血嗜酸细胞增多,淋巴细胞流式分群提示 NK 细胞比例仅为 1.2%。

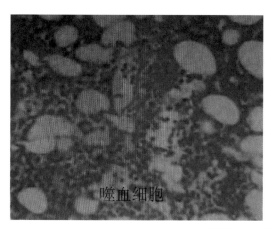
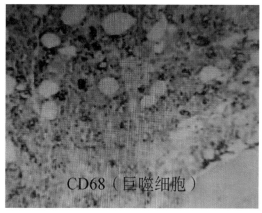

噬血细胞　　　　　　　　　　　　CD68（巨噬细胞）

图5-1　骨髓穿刺检查

3. 诊疗经过

结合患者临床表现和实验室检查,初步诊断系统性红斑狼疮、继发性噬血细胞综合征。但是系统性红斑狼疮的诊断需排除感染和肿瘤。治疗上先予地塞米松 30 mg/d、依托泊苷 100 mg/d,治疗 3 天,后改为环孢素 125 mg,1 天 2 次,2 周后随访血常规、炎症指标、纤维蛋白原较前改善不明显。进一步进行感染的排查,TB-IGRA(-),血培养示肠炎沙门菌(+),予左氧氟沙星＋头孢哌酮＋万古霉素抗感染;血新一代测序技术(NGS)检查回报:小韦荣球菌、唾液链球菌、轻型链球菌、副流感嗜血杆菌、奇异劳特罗普菌、毗邻颗粒链菌、结核分枝杆菌复合群感染;支气管镜检查:淋巴结呈液性表现。超声引导下经支气管针吸(EBUS-TBNA)取活检,病理提示为坏死组织(图 5-2),涂片提示抗酸杆菌(++++)。

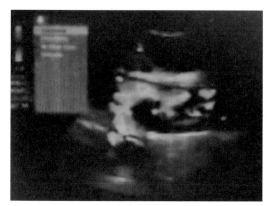
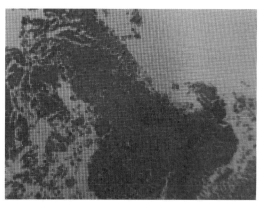

图5-2　淋巴结超声＋病理

最终修正诊断:混合感染(含分枝杆菌)继发肝肺综合征、继发性噬血细胞综合征。转入肺科医院接受异烟肼＋乙胺丁醇＋吡嗪酰胺＋阿米卡星四联抗结核治疗。随后又出现肺部金葡菌感染,PaO_2 下降,卡氏肺孢子虫感染可疑,予利奈唑胺＋磺胺甲基异噁唑＋卡泊芬净抗感染治疗,同时予甲泼尼龙(80 mg,每天 1 次)＋环孢素(125 mg,每天 2 次)＋丙种球蛋白治疗。复查 WBC $8.3×10^9/L$，PLT $80×10^9/L$，Hb 98 g/L，纤维蛋白原 5.12 g/L。

病例解析

当结核遭遇噬血细胞综合征，会增加诊断的难度。噬血细胞综合征引起的发热通常以高热为主，和结核低热、盗汗的临床表现不符合；肝肺综合征影响 NK 细胞和效应 T 细胞功能，而 TB-IGRA 需要效应 T 细胞释放 γ 干扰素（IFN-γ），因此这类患者外周血的 T 细胞可能无法对抗原做出反应，导致 TB-IGRA 假阴性。此时，我们需要通过多种检查手段（如血培养、NGS、组织学检查）来明确诊断。

本例精要

1. 定义

噬血细胞综合征是一种单核巨噬系统反应性增生的组织细胞病，主要是由于细胞毒性 T 细胞（CTL）及 NK 细胞功能缺陷导致抗原清除障碍，单核巨噬系统接受持续抗原刺激而过度活化增殖，产生大量炎症细胞因子而导致的一组临床综合征。

2. 病因

噬血细胞综合征主要分为原发性（遗传性）及继发性。前者为常染色体隐性遗传或 X 连锁遗传，存在明确基因缺陷或家族史。后者可由感染（主要为 EBV 感染）、恶性肿瘤、自身免疫性疾病、药物、获得性免疫缺陷（如移植）等多种因素引起。

3. 临床特征

发热、脾大、全血细胞减少、高甘油三酯、低纤维蛋白原、高血清铁蛋白，并可在骨髓、脾脏或淋巴结活检中发现噬血现象。

4. 实验室检查

多为全血细胞减少（PLT 减少更常见），高甘油三酯血症，转氨酶、铁蛋白升高，纤维蛋白原降低、NK 细胞数量及功能的降低，细胞因子可溶性 CD25 升高，骨髓可见噬血现象。

5. 诊断

现广泛使用国际组织细胞协会制定的《噬血细胞综合征诊断指南（2004）》，满足以下 2 条之一便可考虑噬血细胞综合征诊断：

（1）符合噬血细胞综合征的分子诊断：*PRF1*、*UNC13D*、*Munc18-2*、*Rab27a*、*STX11*、*SH2D1A* 或 *BIRC4* 等基因突变。

（2）满足以下 8 条中的 5 条诊断标准：①发热；②脾大；③血细胞减少（影响 2 系或 3 系外周血细胞）：Hb<90 g/L（新生儿：Hb<100 g/L），PLT<$100×10^9/L$，N<$1.0×10^9/L$；④高甘油三酯血症和/或低纤维蛋白原血症：空腹甘油三酯≥3.0 mmol/L（≥2.65 g/L），纤维蛋白原≤1.5 g/L；⑤骨髓、脾或淋巴结中发现噬血细胞现象而非恶变证据；⑥NK 细胞活

性减低或缺乏(根据当地实验室指标);⑦铁蛋白≥500 μg/L;⑧可溶性 CD25(sIL－2R)≥ 2 400 U/ml。

6. 治疗

家族性噬血细胞综合征预后差,疾病进展迅速,建议尽早行骨髓移植术。继发性噬血细胞综合征的治疗较为复杂。一方面必须针对原发疾病治疗,如血液/淋巴系统肿瘤需行化疗,感染相关噬血细胞综合征需抗感染治疗。在原发病治疗的同时应使用噬血细胞综合征治疗方案来控制病情的发展。目前国际上普遍采用《噬血细胞综合征诊断指南(2004)》方案治疗继发性噬血细胞综合征。该方案以地塞米松、依托泊苷及环孢素为基础,分为前8周的初始治疗期及维持治疗期,另外加以鞘内注射。急性期使用丙种球蛋白有助于缓解病情。

案例 6　多发性骨软骨瘤合并类风湿关节炎

上海光华中西医结合医院关节内科　秦盈盈

病例介绍

1. 病史

患者,男性,53 岁。

因"四肢多关节肿痛 30 余年,加重伴双下肢水肿 6 个月"入院。

患者于 30 年前(1984 年)无明显诱因下出现双手指、双腕、双膝关节肿胀疼痛,伴晨僵明显,外院曾查 RF、CCP(+),X 线片示双手腕符合类风湿关节炎表现(影像片未见),诊断为"类风湿关节炎",曾给予消炎止痛药及中药治疗,症状可缓解,后患者未规律随访,关节肿痛逐渐累及双肘、双肩、双髋、双膝、双踝等,左腕关节逐渐强直,患者未规律服药治疗,半年前出现多关节肿痛加重,伴双下肢水肿明显,无颜面水肿。为进一步诊治来我院就诊。

既往史无殊。

2. 检查

查体:双手尺偏,右手第 2～5 掌指关节、第 2～5 近端指间关节压痛,左手第 4 掌指关节、第 4 近端指间关节压痛,双腕肿胀压痛,活动受限,双肩压痛,双膝肿胀、压痛,浮髌试验(一),双踝压痛,双 4 字试验(一),双小腿重度凹陷性水肿。双下肢针刺觉减弱,病理反射未引出。

入院检查:血常规正常。ESR 21 mm/h, CRP 2.53 mg/L。肝功能:AST 64 U/L, γ-GT 569 U/L,余正常。肾功能:UA 700.3 μmol/L,电解质均正常。

IgM 型 RF 211.00 IU/ml, IgA 型 RF 80.56 IU/ml, IgG 型 RF 151.50 IU/ml,抗环瓜氨酸多肽抗体(CCP)510.00 RU/ml,抗核抗体(ANA)、抗可提取性抗原抗体(ENA)、抗双链 DNA 抗体、抗单链 DNA 抗体、葡萄糖磷酸异构酶(GPI)、抗心磷脂抗体、抗中性粒细胞胞质抗体(ANCA)、HLA - B27 均正常。

双下肢血管超声:右侧小腿肌内静脉丛(一支)血栓形成,双小腿皮下水肿,双下肢动脉硬化伴微小斑块形成,未见狭窄,双下肢深静脉未见明显栓塞表现。膝关节超声:双侧膝关节滑膜增生(轻微)伴积液。左腕 MRI(我院):左腕近缘、远端尺桡和第 1、5 掌指关节等轻微滑膜炎,少量积液。左腕月、三角骨和尺、桡骨等关节缘微囊斑。腕间隙未见狭窄。考虑腕关节类风湿关节炎(早期)。双手正位片报告(外院):双腕间隙狭窄,骨质破坏;双手腕符合类风湿关节炎表现(图 6-1)。

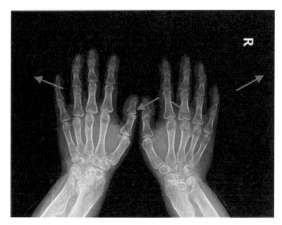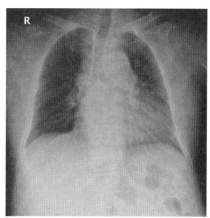

图 6-1　X 线检查

3. 诊疗经过

患者入院后完善上述检查,类风湿关节炎诊断明确。但是患者身材矮小、四肢短粗、异于常人,手腕 X 线与 MRI 所示关节改变不一致,类风湿关节炎似乎并不能解释这些异常。进一步完善双手正位片:双手诸指骨端及腕骨骨质疏松,双侧腕骨、尺桡骨远端及部分指掌骨骨端见多发小囊样影,双腕关节及部分近位指间关节间隙狭窄,关节面毛糙,近端指间关节周围及腕掌部软组织轻度肿胀。双手腕间隙狭窄,骨质变形;附见双侧尺桡骨远端变形轻度膨胀,宽基底骨性凸起,考虑多发性骨软骨瘤可能。同时完善了多个部位的 X 线检查,提示两侧肱骨上端、胫骨下端、股骨颈及股骨下端、左侧尺桡骨下端掌侧缘均可见骨性凸起或膨胀。最终诊断:多发性骨软骨瘤合并类风湿关节炎。予美洛昔康 7.5 mg、每天 2 次、口服＋甲氨蝶呤(MTX)10 mg、每周 1 次、口服(治疗期间曾出现 WBC 减少至 3.5×10^9/L,后予减量为 7.5 mg、每周 1 次)＋白芍总苷胶囊 0.6 g、每天 3 次、口服治疗,同时予消痹膏、芒硝外敷,中药汤剂口服通络止痛,利水消肿等治疗。患者关节痛改善,下肢水肿消退出院。

病例解析

患者中老年男性,慢性病程,急性加重,以对称性多关节肿痛伴晨僵起病,多年前外院查 RF、CCP 均阳性,结合典型 X 线表现,符合类风湿关节炎的诊断。未规律治疗和随访,近半年症状逐渐加重且出现双下肢水肿。此次我院就诊,查 RF、抗 CCP 阳性,关节 MRI 有滑膜炎表现,但关节间隙未见狭窄,而 X 线所示关节间隙狭窄明显。针对难以解释的关节影像学表现,以及患者四肢粗短的特征,对诊断产生了疑问:类风湿关节炎似乎不能解释上述现象。因此进一步完善了影像学检查,得出了多发性骨软骨瘤的诊断。明确多发性骨软骨瘤诊断后可知该患者双手 X 线片上所见的表现是由于合并多发性骨软骨瘤而导致的假象。类风湿关节炎是风湿科常见病,但当一元论难以解释疾病所有概貌时,我们应该时刻保持警惕,不满足于既有诊断,在诊疗过程中要考虑到合并其他疾病的可能性,从而制定出最合适的治疗方案。遗憾的是由于条件限制,该患者未进行基因学检查。

本例精要

1. 定义

多发性骨软骨瘤为骨软骨瘤的一种,占 10%～15%,大多为良性肿瘤,也被称为骨干续连症、遗传性畸形软骨、多发性软骨性外生骨疣。该病发病率约为 1/50 000,多见于儿童及 20 岁左右者,男女比例 1.5∶1。多数有显著的家族遗传病史,为常染色体显性遗传病。

2. 分型

骨软骨瘤可分为单发性与多发性两种,以单发性多见。多发性与遗传有关。最常发生于长骨的干骺端,以股骨下端及胫骨上端为最多见,其次是肱骨及腓骨,亦可发生于扁骨如髂骨、肩胛骨、锁骨、肋骨等处,偶可发生于脊椎横突。病变骨一般侵犯软骨内化骨,而不侵犯膜内化骨,如颅骨等。

多发性骨软骨瘤骨的大小和数量随骨骼的增长而增长,当骨骼发育停止时,其增长亦停止。当肿瘤体积很小时,患者可无症状;随着体积的增大,周围组织结构如神经等受压迫可产生症状,骨折可引起局部疼痛。由于肿瘤累及骨骺,因此患者大多身材矮小,平均身高低于正常 0.5～1.0 个标准差,10%～50% 的患者可存在约 2 cm 的下肢不等长。

3. 影像学特征

X 线特征(特点显著且具有诊断意义)为骨表面的突出肿物,其基底部骨皮质及骨松质与骨干的骨皮质及骨松质相延续。长骨干骺端的骨软骨瘤典型病变位于近关节处,呈蘑菇样带有骨基和表面规则光滑的"软骨帽"。肉眼可见一个软骨帽逐渐成熟为骨并形成蒂柄,从切面骨间隙可见红黄骨髓。在多发性骨软骨瘤的患者中,受累骨骼通常变短粗,尤其是干骺端明显,故另一具有诊断价值的特点是:颈短而宽并出现多个骨性赘生物。

MR 及 CT 有助于评估皮质髓腔是否连续及软骨帽的厚度。MR 上软骨特点是 T2 加权显示高信号影,而钙化灶则为低信号影;CT 可更清晰地显示蒂及邻近皮质是否有侵蚀破坏、帽是否钙化,某些程度上还可以显示软组织情况。

某些时候超声可以用于检测病变表面软骨帽的厚度。

4. 病理活检

组织学标准包括在软骨帽上有软骨细胞簇出现,这些软骨细胞平行,长方形或裂隙状排列,与正常的骨骺软骨相似。这种骨软骨瘤并不是覆盖于皮质上,而是一个不规则的袋状骨皮质。这种袋状骨皮质是纯粹骨组织,在皮质下面是松质骨,在骨皮质外面有一层软骨覆盖。

5. 基因检查

对于有遗传家族史的多发性骨软骨瘤患者,基因诊断对于新生儿的多发性骨软骨瘤诊断发挥重要作用。现有研究基本表明 85%～90% 多发性骨软骨瘤患者有 Ext 基因突变。已有 3 个致病基因位点被鉴定和克隆:$Ext1$、$Ext2$ 和 $Ext3$,分别位于 8q24、11p11 和 19p。$Ext1$ 和 $Ext2$ 都是肿瘤抑制基因,其编码的蛋白质作为糖基转移酶和催化生物合成的硫酸乙酰肝素(heparan sulfate,HS)。$Ext1$ 和 $Ext2$ 突变已确认可导致多发性骨软骨瘤。

6. 治疗

手术指征:影响干骺端塑形的瘤体应早期切除,防止畸形进一步发展,肿瘤本身发生骨折,发育已经停止,肿瘤继续生长,有恶变征兆(钙化增多,出现棉絮状阴影,基底骨质有破坏),随着瘤体的长大,对附近的神经、血管、肌腱、皮肤产生压迫症状。手术应完整切除软骨帽。

案例 7 系统性红斑狼疮合并喉结核

复旦大学附属华山医院风湿免疫科 陈琛

病例介绍

1. 病史

患者,女性,29 岁。

因"声嘶、咽痛 9 个月,乏力、咳白痰 1 个月"入院。

患者入院前 9 个月无明显诱因下出现声音嘶哑伴咽痛,无发热、咳嗽、咳痰等不适,未就诊。1 个月前出现乏力伴咳白痰,盗汗、消瘦明显,仍无发热、胸闷、胸痛等。外院拟诊"上呼吸道感染",予二代头孢菌素抗感染治疗无效。起病以来,体重下降 10 kg,现为行进一步诊治入院。

既往史:3 年前因双手盘状红斑,抗双链 DNA(dsDNA)抗体和抗 Sm 抗体阳性,C3 和 C4 下降,轻度贫血,诊断为系统性红斑狼疮,无肾、肺、心受累依据。糖皮质激素治疗:1 mg/(kg·d)起,1 年前起 1.5 片/天。余无殊。

2. 检查

神清,精神可,睑结膜苍白,贫血貌,右眼对光反射迟钝,指(趾)尖红斑。浅表淋巴未及肿大,心、肺、腹无殊。双下肢不肿,病理征(—)。

3. 诊疗经过

入院后完善血常规、尿常规+蛋白定量(—),B 型脑钠肽前体(NT-proBNP)1 722 pg/ml,补体正常,EBV、CMV、HIV、梅毒、GM(—),抗 dsDNA 抗体、抗核小体抗体、ANCA(—),脑电图、头颅 MR(—),浅表淋巴结 B 超(—)。喉镜(图 7-1):会厌、声门上、双侧杓状软骨、后联合、声门区黏膜水肿、粗糙、溃疡样改变,双侧声带运动对称、闭合可。胸部 CT(图 7-2):两肺多发病灶,局部支扩伴少许不张,树芽征。超声心动图:左室增大,左室整体收缩减弱[左室射血分数(LVEF)30%]。患者右眼对光反射迟钝,予完善眼科检查:右眼视神经萎缩,青光眼。颈部 MRI:黏膜增厚,STIR 高信号。结核感染 T 细胞检查(QFT)回报(+)。痰抗酸涂片:阳性×3 次。最终诊断:支气管结核,结核侵犯喉和心肌可能。予规范抗结核四联药治疗,维持激素 1.5 片/天。治疗 2 周后,声嘶、咽痛部分缓解,心功能也得到改善。

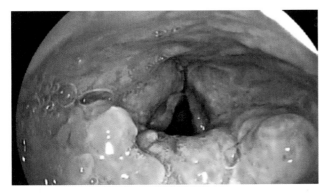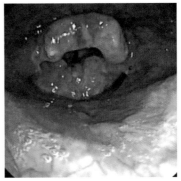

图 7-1　喉镜检查结果

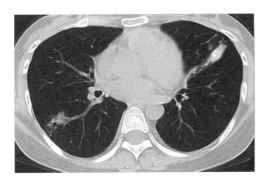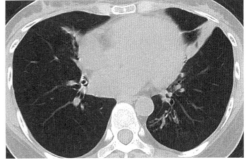

图 7-2　胸部 CT 检查结果

病例解析

　　患者为年轻女性,以声嘶、咽痛起病,逐渐出现乏力、咳痰,既往有狼疮病史,长期服用激素治疗。考虑的鉴别诊断有以下几点。

　　1. 感染

　　患者为年轻女性,慢性病程,长期服用激素,病程中虽无发热表现,但是有消瘦、盗汗症状,需考虑不典型病原体如分枝杆菌、真菌及慢性病毒感染可能,完善感染指标 EBV、CMV、HIV、梅毒、GM(-),但是 QFT(+),痰抗酸涂片 3 次阳性,结合患者胸部 CT 树芽征表现,考虑支气管结核,累及喉可能。予规范抗结核四联药治疗后症状得到部分缓解。

　　2. 狼疮喉累及

　　患者育龄期女性,狼疮病史 3 年,此次喉部溃疡需考虑狼疮喉部累及可能,但是入院后完善相关检查,评估狼疮疾病稳定,且狼疮喉部受累以局部病变多见,而该患者全喉弥漫病变,故暂不考虑。

3. 肿瘤

患者长期服用激素治疗,免疫力低下,颈部 MRI 示黏膜增厚伴 STIR 高信号,喉部溃疡需考虑淋巴瘤可能。患者浅表淋巴结未及肿大,需活检明确诊断。随着患者结核诊断的明确,抗结核治疗后症状好转,予暂缓喉活检,肿瘤暂不考虑。

4. 其他自身免疫性疾病

患者有右眼、喉受累,肉芽肿性多血管炎(GPA)需考虑,进一步完善 ANCA(-),耳、鼻检查均正常,亦无其他系统如皮肤、消化道、神经系统等受累证据,暂不考虑。

本例精要

系统性红斑狼疮是典型的系统性自身免疫性疾病。由于疾病本身和治疗等多方面的因素,增加了感染发生的概率,感染已经成为我国系统性红斑狼疮患者死亡的首要原因。我国是一个结核病高负担国家,临床实践中系统性红斑狼疮合并结核感染的病例很常见。结核感染后的临床表现、辅助检查特征和系统性红斑狼疮的表现很难区分,使得临床诊治系统性红斑狼疮合并结核感染非常困难。抗酸染色阳性和结核分枝杆菌培养阳性是诊断结核感染的"金标准"。

喉结核通常是肺外结核的表现,几乎均与肺部结核感染有关,是肺结核的并发症,原发者较少见。

1. 症状

喉结核的临床症状与喉部病变类型有关,主要有声嘶、咽痛、咳嗽等类似于慢性喉炎的表现;然而,发热、消瘦、乏力、盗汗等慢性全身中毒症状较少见。病变侵犯喉部多个部位的浸润水肿型结核或增生肥厚型结核,其临床症状相对较重,可出现全身症状,尤其是程度严重的咽喉疼痛,甚至影响到进食。

2. 分型

结核在喉镜下的表现多种多样,其病变类型取决于其发生部位。根据病变形态,将喉结核分为以下类型:①浸润水肿型:病变多侵犯会厌、杓会厌皱襞及杓间区,表现为黏膜弥漫性苍白水肿或充血水肿,黏膜表面有渗出。这些部位的黏膜下组织较疏松,受结核浸润后发生炎性肿胀,易误诊为急性会厌炎或喉部特殊感染性疾病。②增生肥厚型:表现为喉部软组织弥漫性增生,局部呈乳头样或肿块状突出;会厌喉面处黏膜较紧,黏膜下组织较少,此处病变易发生溃疡,出现坏死灶。③类慢性喉炎型:病变一般局限在一侧声带或以一侧声带为主,表现为声带慢性充血、肥厚。

3. 诊断与鉴别诊断

(1)诊断:镜下病变形态特点及范围,结核菌素试验(PPD 试验)的高阳性率,是喉结核诊断的最重要手段,喉部组织病理检查是确诊喉结核的主要依据。在临床实际中,由于喉镜下取材存在一定的局限性,如活检钳小、患者配合问题(咽反射敏感),以及活检部位选择不当，或组织水肿、炎性渗出、坏死组织影响取材深度等因素都将影响到病检结果，有时一次活检未能发现典型的结核结节，可能被误诊为慢性炎症。

（2）鉴别诊断：①喉部感染性疾病：当喉结核为浸润水肿型时，喉镜下常表现为会厌及披裂黏膜苍白或充血肿胀，容易误诊为急性会厌炎或喉部特殊感染（如喉部霉菌感染）。然而，浸润水肿型喉结核通常都继发于感染性肺结核，通过肺部 CT 或 X 线片可以鉴别。②喉肿瘤：当喉结核表现为增生肥厚性病变，特别是有溃疡坏死时，容易诊断为喉肿瘤，因为临床上喉肿瘤较喉结核常见，其鉴别诊断主要依靠喉部活检病理检查。③慢性喉炎：当结核病变局限在声带，其喉镜下的表现类似于声带慢性炎症，特别是肺部检查正常的原发性喉结核，极容易误诊为慢性喉炎。然而，结核一般只发生在一侧声带或以一侧声带病变为主，而慢性喉炎通常是发生在双侧声带，发声休息能改善嗓音。

案例 8　恶性肿瘤模拟血管炎

复旦大学附属中山医院风湿免疫科　崔晓萌

病例介绍

1. 病史

患者,男性,45 岁。

因"咳嗽、咳痰伴血尿 10 个月"于 2018 年 9 月入院。

患者于 10 个月前(2017 年 12 月)出现咳嗽、咳白色稀薄痰,不伴胸闷、胸痛、喘息、咯血等,于当地医院对症治疗后未见好转。6 个月前(2018 年 3 月)出现尿色加深,呈浓茶色,伴有发热(体温 39℃),不伴泡沫尿、血尿,无尿频、尿急、尿痛等不适。当地医院查血 WBC $7.2×10^9$/L,尿潜血(＋＋＋)(RBC 4 106.62 个/μl,非均一性),尿蛋白(＋＋),尿白细胞(＋);PCT 0.037 ng/ml, CRP 52.63 mg/L, ESR 48 mm/h;Scr 139 μmol/L,铁蛋白1 142.4 ng/ml; p - ANCA(＋);髓过氧化物酶(MPO)253.02 RU/ml。肺部 CT:①双肺间质性肺炎;②右侧胸膜局限性略增厚。支气管灌洗(右下肺):N(45％)、纤毛柱状上皮细胞(25％)、巨噬细胞(20％)、淋巴细胞(9％)及少量轻度核异质细胞(1％)。肾脏彩超:双肾实质回声增强。诊断"ANCA 相关性血管炎",予甲泼尼龙 500 mg×2 天,250 mg×1 天;吗替麦考酚酯(骁悉)500 mg, 1 天 2 次×7 天,辅以头孢曲松、莫西沙星抗感染,患者体温平,咳嗽和血尿较前好转,出院后予甲泼尼龙 48 mg,每天 1 次,口服。4 个月前患者出现发热伴咳嗽,最高体温 39.0℃,肺部 CT:双侧肺气肿、肺间质纤维化及右下肺间质性炎症。继续予甲泼尼龙 28 mg,每天 1 次,加用"抗炎"治疗,仍有咳嗽、咳痰,偶有发热。2 个月前患者咳嗽、咳痰加重,伴有气急,当地查血 WBC $16.8×10^9$/L, N％ 82.9％;CRP 67.44 mg/L;尿隐血(＋＋＋),尿蛋白(＋＋);肺部 CT:①双肺间质性肺炎,较前进展;②纵隔稍大淋巴结及右侧胸膜局限性增厚,较前相仿。支气管灌洗(右中肺)病理诊断:涂片中见少量中-重度核异质细胞,予以抗感染、改善气道反应性、止咳化痰等对症支持治疗后出院。现患者仍有咳嗽、咳白色黏稠痰液,伴有气急,夜间不能平卧,为进一步诊治收入我院。

疾病史无殊;有吸烟史 20 年,1 包/天;其父因肺纤维化去世。

2. 检查

入院后查血常规:Hb 101 g/L, WBC $12.71×10^9$/L, N％ 78.4％。尿常规:蛋白

（＋），尿隐血（＋＋＋＋）。血气分析：PaO$_2$ 60.0 mmHg，SpO$_2$ 91.0%。肝、肾功能：总蛋白 54 g/L，白蛋白 30 g/L，Scr 114 μmol/L；ESR 95 mm/h，CRP 47.5 mg/L，PCT 0.17 ng/ml；ANA 颗粒 1：320；p-ANCA（＋），MPO 141.3 RU/ml；呼吸道九联、结核感染 T 细胞斑点（T-SPOT）试验、G 试验（－）。痰培养：肠球菌属（＋＋），草绿色链球菌（＋＋）。肿瘤标志物：糖类抗原（CA）242 29.7 U/ml，癌胚抗原（CEA）13.4 ng/ml；CA19-9 74.3 U/ml，CA12-5 312.4 U/ml，CA15-3 238.9 U/ml，CA72-4＞300.0 U/ml，细胞角质蛋白 19片段抗原 21-1（CYFRA21-1）25.3 ng/ml，神经元特异性烯醇化酶（NSE）16.8 ng/ml，人附睾蛋白 4 2 267.0 pmol/L，鳞癌相关抗原（－），甲胎蛋白（－）。痰找脱落细胞：涂片见少量异型细胞。肺部高分辨率 CT（HRCT）：双肺间质性肺炎，双侧胸膜肥厚（图 8-1）。进一步完善肺穿刺，病理示黏液腺癌（图 8-2）。基因检测示 K-ras 基因突变。

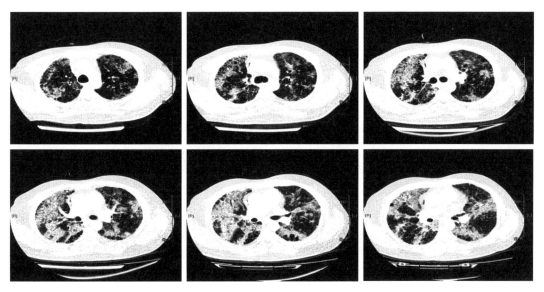

图 8-1　胸部 CT 检查结果

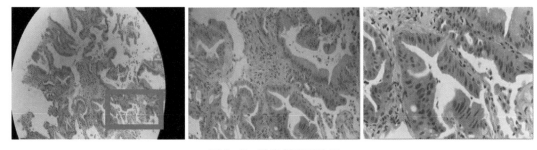

图 8-2　肺穿刺病理结果

3. 诊疗经过

　　综合临床表现和检查结果，诊断为肺癌（黏液腺癌，K-ras 基因突变），恶性肿瘤模拟血管炎。予转肺科进一步治疗。

病例解析

患者为中年男性,慢性病程,反复咳嗽咳痰伴血尿,p-ANCA 阳性,MPO 升高,伴肺部间质性改变、蛋白尿、血尿(非均一性),为典型 ANCA 相关性血管炎肺、肾受累的表现,故外院诊断为"ANCA 相关性血管炎",予甲泼尼龙冲击治疗、霉酚酸酯免疫抑制治疗,辅以抗感染治疗,症状好转后出院。但此后反复出现发热、咳嗽、咳痰,且症状逐渐加重,出现气急、不能平卧,痰培养示肠球菌和草绿色链球菌,两次在支气管灌洗液中找到异型细胞,进一步完善肺穿刺提示黏液腺癌,最终根据病理明确诊断。该病例经常规血管炎治疗后短期有效,但病情很快恶化,尤其是前两次支气管灌洗液找到异型细胞时,应想到恶性肿瘤的可能。对于反常或者不典型血管炎样表现的患者,常规治疗无效、持续进展或短暂稳定后又持续加重,不应放松对恶性肿瘤的警惕性,病理学诊断是"金标准"。对于难以鉴别的患者,应该行病理学检查进行鉴别,以免延误诊断和治疗。

本例精要

肿瘤可以模拟各种原发性系统性血管炎的临床表现。2012 年恶性肿瘤模拟血管炎被归于"可能病因的血管炎"。皮肤白细胞破碎性血管炎和结节性多动脉炎是最常见的肿瘤相关血管炎类型。

1. 病因

恶性肿瘤模拟血管炎表现的可能机制:①循环免疫复合物清除障碍导致毛细血管前小静脉内皮细胞损伤;②肿瘤细胞作为"移植物",针对血管内皮产生免疫反应;③肿瘤细胞和内皮细胞表达共同抗原,产生的免疫球蛋白不但损害了肿瘤本身,也损伤了血管内皮细胞;④肿瘤细胞作为致敏原并激发宿主发生超敏性血管炎;⑤肿瘤细胞分泌不同的细胞因子造成血管损伤。

2. 临床表现

血管炎样的表现包括:①游走性血栓性静脉炎;②弥散性血管内凝血(DIC);③直接侵犯血管;④高凝促血栓形成等,肿瘤相关血栓栓塞的发生率占 1%～11%。

3. 治疗

激素和免疫抑制剂治疗无效或仅有一过性疗效,按照原发性系统性血管炎进行正规治疗,而病情持续进展恶化是需要重新审视诊断的重要提示。多部位、多次重复活检,结合免疫组化和基因重排等病理分析手段的应用,对于临床表现不典型、治疗反应欠佳的患者尤为重要。

案例 9 复发性多软骨炎

上海交通大学医学院附属第九人民医院 艾香艳

病例介绍

1. 病史

患者,男性,70 岁,退休工人。

因"反复咳嗽伴气喘 8 个月,关节疼痛 3 个月"于 2018 年 5 月 10 日入院。

患者入院前 8 个月无明显诱因出现反复咳嗽、咳白色泡沫痰,伴喘息、间歇性发热、声音嘶哑,伴双侧胸壁疼痛,无皮疹。辗转多家医院呼吸科就诊,间断予多种抗生素抗感染治疗,效果欠佳。3 个月前出现双手小关节及右膝关节疼痛,为求进一步诊治,于 2018 年 5 月 10 日收入我科。近 8 个月体重下降约 15 kg。

既往史:3 年前左耳外伤。个人史、婚育史、家族史无特殊。

2. 检查

入院查体:T 36.5℃,P 74 次/分,R 20 次/分,BP 115/85 mmHg。神清,气稍促、口唇无发绀,左耳郭稍增厚,全身浅表淋巴结未扪及肿大;双侧胸壁压痛,两肺呼吸音粗,吸气相喘鸣音,心、腹(一);双手小关节压痛,右膝关节轻度肿胀、压痛,双下肢无水肿。

完善检查:血常规:Hb 99.0 g/L,WBC、PLT 均正常;CRP 18.92 mg/L,ESR 42 mm/h,PCT 0.12 ng/ml,铁蛋白 862.58 ng/ml;大小便常规、肝肾功能、电解质、心肌酶、凝血功能、补体、免疫球蛋白、抗- HIV、梅毒、乙肝、丙肝、痰培养、TB、RF、抗 CCP、抗链球菌溶血素 O(ASO)、HLA - B27、风湿十项、ANCA 均阴性。心电图:未见异常。胸部 CT:未见明显渗出及实变,但可见气管壁增厚、管腔狭窄(图 9-1)。右膝关节 MRI:退变,关节腔积液,髌骨软化症。超声心动图:左房增大,主动脉增宽、轻度主动脉瓣反流。

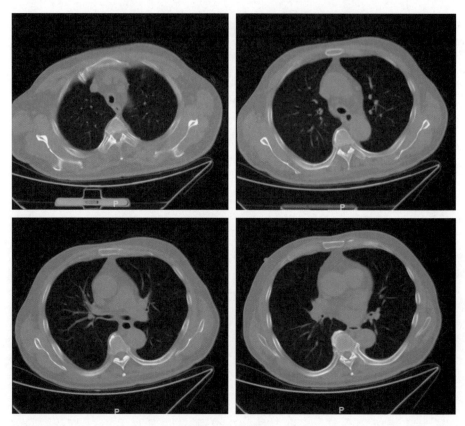

图 9 - 1　胸部 CT

病例解析

　　患者为老年患者,慢性病程,以咳嗽、咳痰、气喘起病,逐渐出现关节疼痛,实验室检查多项炎症指标升高。需考虑的诊断和鉴别诊断有以下几点。

　　1. 感染

　　患者为老年男性,咳嗽、咳痰、气喘伴间断发热,多项炎症指标升高,感染不能除外,但外院多次予抗感染治疗均无效,实验室未找到病原学依据,故暂不考虑。

　　2. 肿瘤

　　患者为老年男性,慢性病程,有贫血、多关节痛伴胸壁压痛,需与多发性骨髓瘤鉴别。但 MM 多伴有尿蛋白异常、高钙血症、骨损害、肾功能不全的表现,该患者目前无上述表现,故暂不考虑。患者有咳嗽、咳痰伴气喘、声嘶,胸部 CT 见气管壁增厚、狭窄,喉部肿瘤不能除外,需进一步完善检查。

　　3. 自身免疫性疾病

　　患者为老年男性,咳嗽、咳痰伴声嘶、关节痛,GPA 需考虑,但是患者肺部未见结节样、空洞样改变,无肾脏、眼耳鼻受累,ANCA 抗体(一),暂不考虑。

综上所述,喉部肿瘤暂不能排除,因此进一步完善喉镜检查(一)。气管镜检查:双肺气管及两侧各叶段支气管具有不同程度水肿,伴有纵行皱襞,管腔明显狭窄,右侧中叶管腔狭窄严重,支气管镜不能通过,呼气时双下叶支气管管腔壁塌陷,各级管腔内大量黏液样分泌物,未见活动性出血及新生物(图 9-2)。PET/CT:左侧耳郭、双侧甲状软骨、勺状软骨、气管软骨、肋软骨及周围软组织对称性放射性摄取增高,考虑多发骨软骨炎可能。

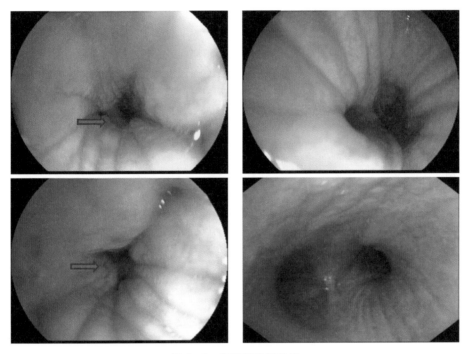

图 9-2　气管镜检查结果

最终诊断:复发性多软骨炎。予甲泼尼龙 40 mg,每天 1 次,口服、甲氨蝶呤 10 mg,每周 1 次,口服、环磷酰胺 0.8 g,每 4 周 1 次,静滴;辅以化痰、抑酸、防治骨质疏松治疗。后患者规律药物治疗,2018 年 9 月甲泼尼龙减至 16 mg,每天 1 次,关节疼痛及胸壁疼痛完全缓解,气促较前明显好转,仍有咳痰,痰量较前减少,无发热。复查 CRP 12～23 mg/L,ESR 22～31 mm/h。患者此后未规律药物治疗,自行停用环磷酰胺,仍口服甲氨蝶呤 10 mg,每周 1 次＋甲泼尼龙 12 mg,每天 1 次,仍有反复咳嗽、咳痰的症状。

本例精要

1. 定义

复发性多软骨炎是一少见的累及全身多系统的疾病,具有反复发作和缓解的进展性炎性破坏性病变,累及软骨和其他全身结缔组织,包括耳、鼻、眼、关节、呼吸道和心血管系统等。临床表现为耳、鼻、呼吸道软骨炎，并伴有眼、耳前庭等器官受累症状。多关节炎和血管受累也比较常见。

2. 诊断

复发性多软骨炎的诊断一般是基于临床特征，不一定做组织病理检查。Mc Adam 等提出下述诊断标准：对称性耳软骨炎，非破坏性、血清阴性多关节炎，鼻软骨炎，眼炎，呼吸道软骨炎，耳蜗或前庭功能障碍。符合其中至少 3 项可以成立诊断。如果临床表现不确定，必须除外其他原因导致的软骨炎，尤须除外感染性疾病。须做活检和培养或其他必要的试验，以除外梅毒、麻风、真菌或其他细菌感染。

气管和支气管的狭窄可用放射成像和 CT 技术确定。CT 扫描是安全、快捷、准确的首选的检查。典型的表现，可见到支持性软骨结构增厚和塌陷而致的呼吸道管腔狭窄影。

复发性多软骨炎起病形式多种多样，早期误诊率高，导致治疗延误；复发性多软骨炎以呼吸系统受累为首发表现者不多，呼吸科医生遇到气道狭窄的患者应该考虑到复发性多软骨炎可能，尽快完善相关检查。常规检查不能确定诊断者，可借助 PET/CT；气道受累通常提示预后不良，早期诊断、早期干预对于改善预后非常重要。

3. 治疗

轻症者：小剂量激素、非甾体抗炎药、秋水仙碱、氨苯砜（不良反应多）。严重者：大剂量激素＋免疫抑制剂（环磷酰胺、甲氨蝶呤、硫唑嘌呤、环孢素 A、霉酚酸酯等）。难治性：生物制剂如白介素（IL）- 6 拮抗剂、肿瘤坏死因子（TNF）- α 抑制剂、抗 CD20、IL - 1 抗体，其中 IL - 6 拮抗剂及 TNF - α 抑制剂证据较多。干细胞移植已有成功报道。

案例 10 SAPHO 综合征

上海市光华中西医结合医院风湿免疫科 沈逸

病例介绍

1. 病史

患者,男性,62 岁。

因"反复关节红、肿、热、痛 20 年,再发伴加重 2 周"于 2019 年 7 月 29 日入院。

患者 20 年前进食海鲜后左足第 1 跖趾关节出现红、肿、热、痛。查血尿酸 570 μmol/L,经治疗 3 天后关节症状缓解。此后关节肿痛反复发作,呈非对称性,受累部位包括双侧第 1 跖趾关节、左踝关节,发作时关节红肿热痛,3～7 d 后症状可缓解,缓解期关节无肿痛。2015 年起关节肿痛发作频率增加。2016 年起开始服用非布司他 20 mg,每天 1 次。2017 年起双踝关节交替肿痛,发作时服用秋水仙碱后疼痛略有减轻,肿痛持续时间长。入院前 2 周患者饮荤汤后左踝关节肿痛再次发作,疼痛持续,可忍受,行走稍有影响。为进一步诊治遂来我科就诊。

既往史:高血压病 20 余年,糖尿病史 30 余年。吸烟史 40 年,饮酒史 40 年,已戒酒 6 个月。

2. 检查

查体:左踝关节肿胀、压痛,局部皮肤无明显发红,双 4 字试验(一),直腿抬高试验(一),滚轴试验(一)。

检查:血常规(一)。尿常规:pH 值 5.5,WBC 2～3 个/HP, RBC 1～2 个/HP; CRP 44.5 mg/L, ESR 40 mm/h;肝功能、电解质、血脂正常;Scr 53.7 μmol/L, UA 387.7 μmol/L;中段尿培养(一);免疫球蛋白、补体、ANA、抗 ENA、RF、抗 CCP、HLA - B27 均阴性。

X 线:双手、双足轻度骨质疏松。骨盆关节缘轻度骨质增生。双踝关节轻度退变(图 10 - 1)。左腓骨下端外缘骨皮质欠光滑、邻近软组织肿胀。颈椎、胸椎、腰椎退行性变。双能 CT:左踝关节及跟骨骨质增生,左腓骨远端多发小游离体,无痛风结晶(图 10 - 2)。超声:左侧踝关节滑膜增生(轻度)伴积液(少量),血流信号 0 级。心电图:窦性心律,完全性右束支阻滞,左前分支阻滞,ST - T 改变。腹部超声:脂肪肝趋势,餐后胆囊壁毛糙,左肾结晶。超声心动图：左房稍增大，左室舒张功能减退，射血分数（EF）66%。

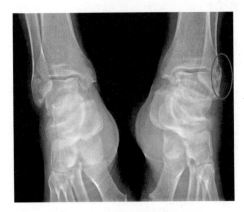

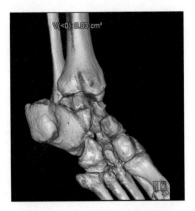

图 10-1 双踝 X 线检查结果　　　　图 10-2 双能 CT 检查结果

3. 诊疗经过

综合临床表现和实验室检查，诊断为：痛风性关节炎；2 型糖尿病；高血压 2 级，中危。予依托考昔、洛索洛芬、秋水仙碱止痛，碳酸氢钠碱化尿液，辅以胰岛素＋二甲双胍降糖，美托洛尔减慢心率。患者左踝关节肿痛稍减轻但仍持续，因此再次仔细询问病史、体检，患者于 2016 年起出现双手掌心、双足底淡黄色小脓疱及脱屑，伴瘙痒，每于天气潮湿时加重（图 10-3）；2019 年 3 月起右胸锁、第 1 胸肋部疼痛局部肿胀，自服双氯芬酸钠等药物好转。查体：右胸锁关节、第 1 胸肋部肿胀、压痛。胸锁关节 MRI：右第 1 胸肋关节炎及胸骨柄体关节炎，伴骨髓水肿，右侧轻微胸锁关节炎，双侧胸锁关节骨质增生（图 10-4）。同位素全身骨扫描：全身骨骼平面显像示右侧第 1 前肋、胸骨上段及下段颈椎异常显像剂浓聚灶。SPET/CT 显像结合全身骨平面显像：右侧第 1 前肋与胸骨联合处、胸骨和颈胸椎退行性变。根据 2003 年诊断标准，患者本次关节痛再次加重考虑 SAPHO 综合征。予洛索洛芬（60 mg，每天 3 次）＋甲氨蝶呤（12.5 mg，每周 1 次），用药 2 周后足底皮疹明显消退，左踝关节、胸锁及第 1 胸肋关节肿痛明显减轻，ESR、CRP 下降。

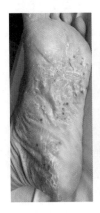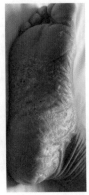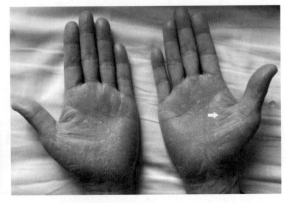

图 10-3 双手、双足底表现

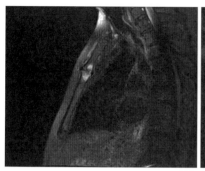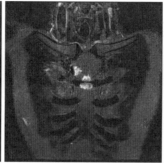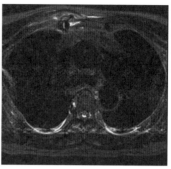

图 10-4　胸锁关节 MRI 检查结果

病例解析

（1）患者为老年男性，有长期饮酒、吸烟史，有高血压病、糖尿病，反复多关节红、肿、热、痛发作 20 余年，曾有尿酸升高，发作时予秋水仙碱止痛治疗可好转，根据 2015 年诊断标准，痛风性关节炎诊断明确。

（2）患者在规律降尿酸治疗的基础上再次反复发作左踝关节疼痛，且止痛治疗后效果欠佳，疼痛时间延长，双能 CT 未见尿酸盐结晶，让我们不禁对诊断产生疑问：患者是否在痛风性关节炎基础上合并其他疾病。因此通过仔细询问病史、体检，发现了端倪。患者有掌跖脓疱、胸壁痛，进一步完善关节 MRI 及骨扫描提示胸肋关节及胸锁关节炎，最终 SAPHO 综合征诊断明确，予甲氨蝶呤治疗后好转。

（3）对于临床上常见疾病经正规治疗后症状不改善者要突破常规思维定式，不拘泥于既有疾病的框架，抓住与经典病程的不同之处，详细的病史询问和细致的体格检查仍是临床医生最重要的基本功。

本例精要

SAPHO 综合征简称滑膜炎、痤疮、脓疱病、骨肥厚、骨髓炎综合征。

SAPHO 综合征发病年龄以青年和中年多发。发病年龄最小 10 岁，最大 59 岁。男女比例各家报道不一。患者常有骨关节肿痛，最常累及的是胸锁关节、胸肋关节、肩关节、髂骨、耻骨等。主要症状为前胸壁的疼痛和肿胀，常呈双侧性，天气潮湿和寒冷时加重。病程长久后胸肋锁骨连接处融合，骨肥厚可压迫邻近的神经血管结构，有时需外科手术处理。实验室检查通常为非特异性的。皮肤损害可表现为掌跖脓疱病、化脓性汗腺炎或重症痤疮（聚会性痤疮或暴发性痤疮）。

1. 检查

实验室检查可见 CRP 增高，RF 阴性。WBC 和 ESR 可正常或稍高，ANA（＋），HLA-B27 约 30% 阳性。X 线检查：早期可无明显改变，随着病情进展可见到胸锁关节和胸肋关节不规则侵蚀,骨皮质肥厚。还可累及腕关节、颈、胸、腰、骶,表现为相邻的 2～4 个椎体弥漫性增生。骶髂关节病变常不对称。

2. 诊断与鉴别诊断

(1)诊断:根据症状、体征、典型滑膜炎、痤疮、脓疱病、骨肥厚、骨髓炎等表现,SAPHO 综合征不难诊断。

(2)鉴别诊断:SAPHO 综合征应注意与银屑病性关节炎、强直性脊柱炎、瑞特综合征和硬化性骨髓炎等相鉴别。有人认为脊柱关节病虽与 SAPHO 综合征有许多相似之处,但两者应予区分。SAPHO 综合征表现为骨炎和硬化,而非真正的关节炎。骶髂关节炎在 SAPHO 综合征中约 50% 为单侧性,而在脊柱关节病中通常为双侧性。骨髓炎在 SAPHO 综合征中常见而在脊柱关节病中不常见。

3. 治疗

由于 SAPHO 综合征相对良性的病程以及其病因不明,因此目前的治疗以对症治疗为主,首选非甾体抗炎药治疗。部分炎症反应重且非甾体抗炎药疗效不明显者,可短期使用中小剂量皮质激素;外周关节滑膜炎明显或皮损明显者,可试用甲氨蝶呤;合并炎症性肠病者可试用柳氮磺吡啶。

案例 11　系统性红斑狼疮合并骶髂关节结核

上海交通大学医学院附属第六人民医院风湿免疫科　陈淼

病例介绍

1. 病史

患者,女性,23 岁。

因"右臀部疼痛半年,加重伴发热 1 个月"入院。

患者在半年前无明显诱因下出现右臀部疼痛,久坐或久站后加重,于当地医院就诊,右髋关节 X 线片未见明显异常,自服止痛片后好转。近 1 个月患者右侧臀部疼痛加重,活动受限,伴乏力,伴间断发热,体温最高 38.2℃,当地医院予"头孢"抗感染无效。不伴畏寒、寒战、咳嗽、咳痰。因发热至我院感染科就诊,于 2019 年 7 月收入院。

近 3 个月体重下降约 5 kg。既往史无殊。

2. 检查

查体:推车入病房,T 37.6℃,触及双侧腹股沟淋巴结,直径约 1.5 cm,活动好,无触痛。右侧髋关节活动受限,左侧髋关节活动正常,下蹲不能完成。

检查:血常规:WBC $5.6×10^9$/L, PLT $395×10^9$/L, Hb 100 g/L。尿常规:隐血(＋－),蛋白(＋－)。ESR 120 mm/h, CRP 85 mg/L, PCT(－);血培养(－);HLA - B27(＋);CA12 - 5 75.6 U/ml。骨盆 X 线:右侧骶髂关节面稍欠光整,关节间隙无明显狭窄,双侧髋关节间隙正常。

3. 诊疗经过

患者为年轻女性,右臀部疼痛伴晨僵起病,HLA - B27(＋),炎症指标升高,放射学有骶髂关节面毛糙,消炎止痛药部分有效,因此脊柱关节病不能除外。患者有发热、炎症指标明显升高、单侧关节病变、尿常规异常,因此感染不能除外。进一步完善肺部 CT:两肺多发粟粒样结节,左肺上叶舌段斑片模糊影,左侧叶间裂少量积液,左侧少量胸腔积液(图 11 - 1)。骨盆 CT:右侧骶髂关节面稍欠光整,关节面下骨质不均匀,部分硬化,关节间隙无明显狭窄,双侧髋关节间隙正常(图 11 - 2)。骨盆增强 MRI:右侧骶髂关节髂骨面骨髓水肿,右侧关节面下骨质见片状 T1WI 低、T2WI 高信号,周围软组织肿胀,右侧骶髂关节前缘见小囊性灶(图 11-3)。PET/CT:右侧骶髂关节骨代谢异常活跃,其余骨骼骨显像未见异常。超声心动图:少量心包积液,各瓣膜未见明显异常。PPD:弱阳性。血培养 3 次(一),G试验、GM 试验、T-SPOT、结核抗体(一)。患者有低热、体重下降、肺部多发粟粒样结节、关节侵蚀破坏,PPD 试验弱阳性,综合考虑结核感染可能大。但是患者多次复查尿常规均提示蛋白阳性,IgG 20.7 g/L,有胸腔积液、心包积液,这些似乎不能全用结核感染解释。考虑患者为育龄期女性,多系统受累,进一步完善自身抗体:抗核抗体 1:3 200(核颗粒型);抗 ENA谱:抗 U1RNP/Sm 抗体弱阳性,抗 dsDNA 565.6 IU/ml。补体正常。24 h 尿蛋白定量 0.23 g。肾小球滤过率:轻度下降(左侧 75 ml/min,右侧 105 ml/min)。最终诊断:系统性红斑狼疮、骶髂关节结核、肺结核可能。予泼尼松(15 mg,每天 1 次)+羟氯喹(0.2 g,1 天 2 次),同时予诊断性抗结核治疗:异烟肼、利福平、吡嗪酰胺、乙胺丁醇。3 个月后复查 ESR、CRP 及 IgG 恢复正常,抗 dsDNA 滴度下降。肺部表现及骶髂关节 MRI 均有改善。

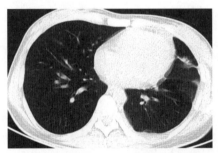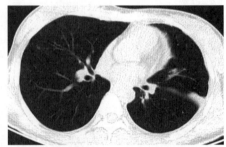

图 11-1 胸部 CT(2019 年 7 月 23 日)

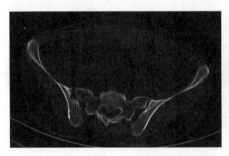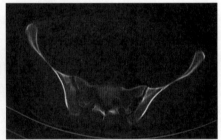

图 11-2 骨盆 CT(2019 年 7 月)

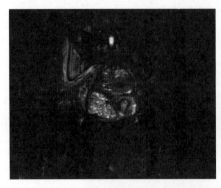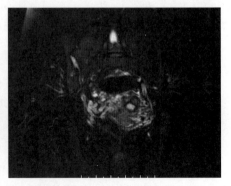

图 11-3 骨盆 MRI(左图 2019 年 7 月 23 日,右图 2019 年 10 月 25 日)

病例解析

患者年轻女性,慢性起病,单侧臀部疼痛,HLA-B27(+),首先考虑脊柱关节病可能,但是骨盆 MRI 提示右侧髂骨区广泛骨髓水肿(跨关节面)且合并周围软组织肿胀,该表现与脊柱关节炎不符,需考虑关节感染可能。结合患者肺部病变表现,考虑肺结核、骶髂关节结核。在完善检查的过程中发现患者浆膜腔积液、尿蛋白阳性等系统损害表现,经过免疫学检查考虑系统性红斑狼疮继发骨结核。

本例精要

系统性红斑狼疮患者结核感染风险是正常人的 7～15 倍,最常见的是肺结核,其次是骨结核(脊柱)。危险因素:淋巴细胞减少、糖皮质激素、合并狼疮肾炎、疾病本身。骨关节结核占所有结核病的 3%～5%,其中骶髂关节结核约占 10%。起病隐匿,症状不典型,多表现为腰背痛或臀部疼痛,易被漏诊、误诊。放射学早期无异常,后期表现为关节侵蚀、关节间隙假性增宽,MRI 可发现早期病变,如骨髓水肿、软组织肿胀或脓肿。确诊需要骨活检。治疗:三联或四联抗结核,外科治疗。

案例 12 狼疮性心肌炎

上海交通大学医学院附属仁济医院风湿科 陈洁

病例介绍

1. 病史

患者,女性,43 岁。

因"反复发热 1 个月"于 2019 年 9 月 30 日入院。

患者入院前 4 周无明显诱因出现反复发热,最高体温达 40℃,伴有畏寒、多关节痛、雷诺现象,于当地行抗感染治疗效果欠佳。2 周前于外院住院查 ESR 32 mm/h, CRP 75.1 mg/L, PCT 0.136 ng/ml,血宏基因组二代测序(mNGS)阴性。胸部 CT 示左肺及右肺下叶炎症,两侧胸膜增厚。升级抗感染后疗效差,复查 CT 出现双侧胸腔积液。1 周前外院查抗核糖体 P 蛋白(Rib - P)、抗 SSA 阳性,C3 0.3 g/L, C4 0.4 g/L, IgG 19.36 g/L,肌炎特异性自身抗体(MSA)阴性;胸腔积液为渗出液,Schirmer 试验阴性;外院考虑 UCTD,予甲泼尼龙 40 mg/d 治疗,但仍有间断发热。于 2019 年 9 月 30 日入我科。

既往史及家族史无殊。

2. 检查

查体:T 37.8℃, P 98 次/分,R 24 次/分,BP 90/60 mmHg。神清,精神可,两肺呼吸音粗,干湿啰音不明显,心律齐,未及病理性杂音,余查体阴性。

入院查血常规、肝肾功能、PCT、cTnI、BNP(一),CRP 32.86 mg/L。

电解质:钠 129 mmol/L,钾、氯(一)。自身抗体:ANA 均质型 1:160,抗染色质、抗 SSA、抗 RNP、抗 Sm 均阳性,抗心磷脂抗体(ACL)、ANCA、抗 CCP 阴性,Coombs 试验阴性。

胸部 CT(外院 9 月 15 日):两肺下叶渗出,两侧胸腔积液伴两下肺膨胀不全。超声心动图(外院 9 月 17 日):肺动脉瓣少量反流,二、三尖瓣少量反流,心脏各房室大小正常,左室收缩功能正常。心电图:正常范围(本院 9 月 29 日)。

3. 诊疗经过

结合临床表现和实验室检查结果诊断为系统性红斑狼疮。予甲泼尼龙 40 mg,每 12 h

一次,治疗后热峰下降,但仍有发热,且有胸闷、多汗,BP 在(80~90)/(60~70) mmHg,予地塞米松 7.5 mg、每 8 h 一次及补液支持治疗。次日体温平,但是病情突然急转直下,患者出现尿少、四肢末梢湿冷,HR 102 次/分,BP (70~85)/(50~65) mmHg,血 WBC 14.33×10^9/L,CRP 20.1 mg/L,D-D 2 420 ng/ml,cTnI 0.094 ng/ml,BNP 1 172.0 pg/ml,继续予地塞米松治疗,并予丙种球蛋白 20 g 冲击,同时予血管活性药物治疗。但病情无明显好转,心肌标志物持续升高。听诊心音顿挫,肺部干湿啰音不明显。肺部 CT:两肺多发渗出、实变及条索灶;两肺下叶部分不张,两侧胸腔积液;心影增大,心包积液,肺动脉干增宽。心电图:HR 129 次/分,窦律,肢体导联低电压,胸导联 R 波递增不良。急诊超声心动图:心包积液 1.5~1.7 cm;左室心肌均匀性肥厚;室间隔 15 mm,左室舒张末内径 39 mm,收缩末内径 33 mm,左心室射血分数(LVEF)55%,左心房内径(LA)25 mm,平均肺动脉压 13 mmHg,下腔静脉 24 mm。

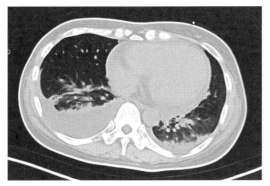
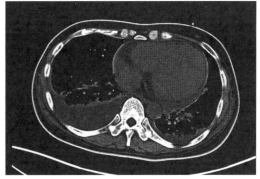

图 12-1 胸部 CT 检查结果

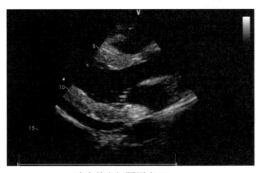
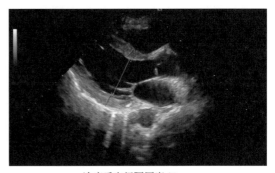

治疗前室间隔厚度 15 mm　　　　　　　　治疗后室间隔厚度 10 mm

图 12-2 超声心动图检查结果

考虑诊断:系统性红斑狼疮心脏受累(心包积液、爆发性心肌炎)、心源性休克。予调整治疗:地塞米松(30 mg,每 12 h 一次)+静脉注射丙种球蛋白(20 g,每天 1 次)治疗原发病,血管活性药物维持等对症治疗,但治疗效果差,于是启动静动脉体外膜氧合(VA-ECMO)循环支持,以期为原发病治疗赢得时间。患者血流动力学很快得到稳定,症状得到改善,BNP 和 cTnI 接近正常。9 天后脱机,并且加用利妥昔单抗治疗原发病,病情得以缓解。

病例解析

患者中年起病,病程1个月,发热突出,伴有关节痛、雷诺综合征,抗感染治疗欠佳,炎症指标升高,有双侧胸膜炎、胸腔积液,ANA、抗染色质、抗SSA、抗RNP、抗Sm阳性伴补体下降,激素治疗有一定效果,系统性红斑狼疮诊断明确。但患者在病程中逐渐出现泵衰竭的表现,伴心肌标志物升高,心电图和超声心动图异常,因此考虑系统性红斑狼疮累及心肌伴心源性休克。但经过积极内科治疗效果欠佳,于是启动了ECMO后症状和指标得到了改善。

系统性红斑狼疮危象可以表现为爆发性心肌炎,重症系统性红斑狼疮患者的首发表现可以是心肌病变,需警惕,心肌受累证据如心肌损伤指标、心电图和超声心动图等是重要预警信号。当出现严重心力衰竭时,ECMO可为患者原发病的治疗和康复赢得时间。

本例精要

狼疮性心肌炎罕见,5%~10%系统性红斑狼疮患者可出现,其中以心源性休克为特征的爆发性心肌炎约占狼疮性心肌炎的10%。但是病变可逆,70%狼疮性心肌炎患者预后良好。急性期内,仍有4%~10%狼疮性心肌炎患者出现心室收缩功能严重下降或恶性心律失常。

1. 病因

对于狼疮性心肌炎的发病机制,目前尚无统一的定论,大部分学者认为是因为免疫复合物浸润,引起心脏的小血管炎、栓塞,从而导致心肌细胞坏死、心肌纤维化,进而参与了心肌炎的发生和发展。

2. 症状

狼疮性心肌炎患者的临床症状常较隐匿,对于无症状的系统性红斑狼疮患者仍应注重心脏方面的查体及常规心电图和超声心动图的检查,对疑似狼疮性心肌炎的患者可采用一些新的成像方式,如心脏MRI进行诊断。

3. 治疗

狼疮性心肌炎普遍依靠经验治疗,如口服或静脉应用激素及环磷酰胺。但也有报道称,大剂量的静脉应用丙种球蛋白及血浆置换有一定效果。

手术在治疗狼疮性心肌炎合并心源性休克的患者中取得了良好的疗效。

ECMO时机:在多种药物、主动脉内球囊反搏(IABP)等内科治疗下,血流动力学仍不稳定(SBP≤80 mmHg,心脏收缩功能下降、反复休克等),可启动ECMO治疗。

案例 13　系统性红斑狼疮合并青春期巨乳症

上海长征医院风湿免疫科　耿旭强　吴歆

病例介绍

1. 病史

患者,女性,13 岁。

因"双乳进行性增大 7 个月"于 2019 年 7 月 12 日入院。

患者入院前 7 个月(2018 年 12 月)月经初潮后出现双乳无痛性快速增大,右侧为著,2019 年 1 月双乳已至脐平面,2019 年 7 月 12 日至我院就诊。

既往史:2017 年 4 月无明显诱因出现持续腰痛、发热,最高体温波动在 38.5～39.5℃,热型不规则。2017 年 7 月 13 日就诊于上海市儿童医学中心,入院查:ANA 1∶1 000、抗 dsDNA 强阳性;抗 Sm 抗体、抗心磷脂抗体阴性,C3 0.57 g/L、C4 0.07 g/L、血清总补体活性(CH50)21 U/ml, 24 h 尿蛋白 2 230 mg,尿红细胞 40 个/HP,尿白细胞 24 个/HP,ESR 47 mm/h,血常规(一)。肾穿刺活检:狼疮肾炎Ⅳ型。予甲泼尼龙(40 mg, 1 天 1 次×10 d)＋环磷酰胺(250 mg)冲击治疗,续贯泼尼松 25 mg、1 天 2 次,环磷酰胺 8 次(累积 6 g)。后定期随访,病情稳定,至 2018 年 12 月予泼尼松减量至 15 mg, 1 天 2 次＋羟氯喹 0.1 g, 1 天 2 次。

月经规律,量、色无异常,末次月经 2019 年 7 月 6 日。

2. 检查

查体:双乳不对称性增大,右侧为著,直径 20 cm 左右,至脐平面以下,右乳皮肤破溃,可及多发结节。

入院检查:尿蛋白定量 530 mg/24 h,尿红细胞 12 个/HP; C3 0.69 g/L, CH50、C4(一)。性激素:催乳素(PRL)49.04 ng/ml,雌二醇(E2)、睾酮、孕酮、卵泡刺激素、黄体生成素均(一)。垂体 MRI＋增强:未见明显异常。双侧乳腺 MRI:双侧乳房过大,考虑多发纤维腺瘤可能。

3. 诊疗经过

结合上述结果,排除乳腺恶性肿瘤,考虑纤维腺瘤可能,因巨乳影响生活,且乳腺皮肤破溃,有手术指征,于 2019 年 7 月 16 日行全麻下"双乳全切＋重建术"。术后病理:镜下见大量间质增生,可见腺管组织增生,雌激素受体(ER)表达阳性,PRL 受体表达阴性。

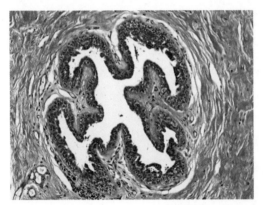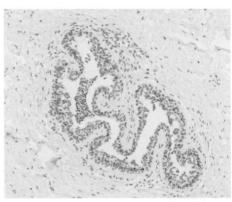

图 13 - 1 乳腺病理检查结果

最终根据病理结果,排除肿瘤、纤维腺瘤后,诊断为:系统性红斑狼疮合并青春期巨乳症。术后切口恢复较好,乳房增大未有复发,复查 PRL 8.19 ng/ml。系统性红斑狼疮用药:泼尼松(40 mg,1 天 1 次)＋羟氯喹(0.1 g,1 天 2 次)。

病例解析

本例患者在系统性红斑狼疮基础上出现了双乳激增的现象,最终通过病理明确了诊断,引起该患者巨乳症的原因可能有以下几点。

1. 药物性因素

患者控制狼疮病情的环磷酰胺与泼尼松都曾有文献报道可能与巨乳症的发生相关。其中环磷酰胺可能通过中枢及外周机制升高泌乳素水平从而促进乳腺组织及脂肪组织的生长。但本患者药物使用时间与巨乳症发生时间并不匹配。泼尼松也有两例个案报道。但本患者发病前后并无泼尼松加减量病史。

2. 与系统性红斑狼疮病情相关——乳腺局部泌乳素升高

(1)泌乳素具有免疫调节功能,可以促进 T 淋巴细胞、B 淋巴细胞和 NK 细胞的增殖,可能导致免疫耐受的破坏。也可通过促进表达 MHCⅡ类抗原递呈细胞和共刺激分子的表达而促进自身免疫。

(2)30％～40％的系统性红斑狼疮患者合并高泌乳素血症,且泌乳素水平与疾病活动相关及 dsDNA 水平相关。

(3)Liza 等发现在特发性巨乳症患者中存在血清泌乳素不高,而乳腺局部泌乳素水平升高的现象,提示泌乳素在乳腺组织存在自分泌、旁分泌可能。

(4)乳腺组织中局部升高的泌乳素,与系统性红斑狼疮患者高表达的泌乳素同为巨泌乳素(分子量 150 kDa),而正常泌乳素为 23 kDa。

　　患者术前泌乳素水平高、术后降低,提示我们是否存在这样一种可能:在狼疮病情基础上,患者乳腺组织自分泌、旁分泌的泌乳素,在青春期复杂激素环境的变化下,造成了患者巨乳症的发生。

本例精要

1. 定义

巨乳症是一种罕见良性乳房疾病,是指乳房体积增大超过正常的 2 倍及以上或单侧乳房至少需切除 1.5 kg 以上的乳腺组织。

2. 分型

国际目前公认的巨乳症分类多采用 Dancy 在 2008 年提出的分类,根据病因可分为特发性、内分泌激素相关性和药源性三大类。

(1) 特发性巨乳症:BMI≥30 kg/m^2 的巨乳症发病可能与肥胖有关,而 BMI<30 kg/m^2 者无明确的发病因素,特发性巨乳症通过缩乳手术就可以取得良好的预后。

(2) 内分泌相关性巨乳症主要分为青春期与妊娠期巨乳症:它们的发生可能与性激素及垂体激素关系密切,通常表现为进行性不间断性乳房增大,复发可能性大,通常全切治疗。

(3) 药源性:文献报道青霉胺、氨硫脲、泼尼松及环孢素 A 等药物可导致巨乳症。

3. 治疗

青春期巨乳症的治疗仍然以手术切除为首选方案。

(1) 一项 meta 分析提示青春期巨乳症行缩乳术术后巨乳的复发率可达 39.8%,故青春期巨乳症推荐首选乳房全切＋重建术。

(2) 亦可诊断性辅以激素拮抗剂(如溴隐亭、孕酮、三苯氧胺)治疗。

(3) 注意减重、心理治疗,尤其是乳房全切患者的心理及未来生活所可能受到的影响,应该引起家庭、医护、社会的共同关注。

案例 14　抗合成酶综合征

上海交通大学医学院附属新华医院　张小艳

病例介绍

1. 病史

患者,女性,65 岁。

因"反复发热、双下肢水肿伴四肢肌肉酸痛 1 年余"于 2019 年 5 月 3 日入院。

患者于入院前 1 年(2018 年 3 月)受凉后开始出现发热、咳嗽、咳痰,体温高达 38℃,多于午后及夜间为高,痰为黄脓痰,同时伴有乏力、咽部不适、流涕、活动后气促症状,经抗生素治疗后患者发热及咳嗽好转,但仍有气促,遂至我院呼吸科住院治疗,ESR、CRP、WBC 轻度升高,PCT(-);ANA、抗 dsDNA、抗 ENA、ANCA、RF、抗 CCP 均正常。支气管镜:两下肺支气管炎症,支气管灌洗液结果未提示肿瘤及感染。肺功能:肺通气功能呈轻度限制性障碍,肺弥散功能中度降低,气道阻力正常。诊断:间质性肺病,肺部感染,双侧少量胸腔积液。予以泼尼松 25 mg、每天 1 次、口服,体温正常,咳嗽咳痰、气促症状缓解后出院,呼吸科门诊定期随访。4 个月前出现双下肢及双手凹陷性水肿,3 个月前出现双下肢散在红斑,不突出皮面,踝关节周围皮肤发硬,不伴瘙痒。皮肤科考虑"湿疹",外用药膏效果欠佳。2 个月前反复发热,最高体温 38℃,同时出现四肢酸痛,伴指间关节僵硬,活动受限。入院查体:双手背及手指肿胀,手指关节活动轻度受限,双手皮肤发紫,双踝关节周围皮肤硬,双下肢水肿(++)。检查:WBC 12.60×10^9/L, CRP 47 mg/L, ESR 89 mm/h,铁蛋白 1160 μg/L, CK 694 U/L, 24 h 尿蛋白 612.30 mg, ANA、抗 ENA 均阴性,涎液化糖链抗原 6(KL-6)745 μ/ml(105～435 U/ml)。入院后患者反复发热,体温波动在 37.0～39.1℃,血培养、PCT 检查未见异常。予甲泼尼龙 20 mg,每天 1 次,静脉滴注,予环磷酰胺 0.4 g 冲击治疗一次,后热平出院。出院后规律口服泼尼松 25 mg,每天 1 次,未监测体温,为行环磷酰胺冲击于 2019 年 5 月 3 日入院。

既往史:高血压 5 年;甲状腺功能低下,予左甲状腺素钠片 50 μg、每天 1 次替代治疗。

2. 检查

查体:T 37℃, P 72 次/分,R 20 次/分,BP 130/80 mmHg。神志清,呼吸平稳,全身皮

肤无黄染。浅表淋巴结未及肿大。唇无绀,颈静脉无怒张,甲状腺无肿大。两肺呼吸音粗,两下肺可闻及 Velcro 啰音。HR 72 次/分,律齐,心音有力,未及病理性杂音。腹平软,无压痛,肝脾肋下未及,双肾区无叩痛。双下肢水肿(-)。神经系统未及异常。

本次入院胸部 CT(图 14-1):两肺间质性炎症,与前片(2019 年 3 月 22 日)大致相仿。

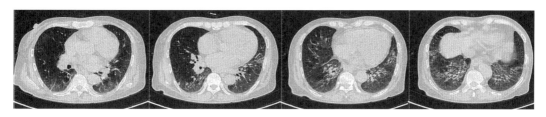

图 14-1　胸部 CT 检查结果

2019 年 3 月住院期间检查结果如下。超声心动图:①心包积液(少量);②室间隔基底部稍增厚;③轻度二尖瓣反流;④左房扩大;⑤轻微-轻度三尖瓣反流,估测肺动脉收缩压为 46 mmHg;⑥左室舒张功能减退;⑦左室收缩功能正常。肺部高分辨率 CT(HRCT)示:两肺间质性炎症,心脏饱满,心包积液,两侧胸腔积液。大腿肌肉 MRI:左侧大腿前外侧肌肉信号异常。肾脏穿刺病理:肾小球轻微病变,局灶肾小管损伤。左下肢皮肤活检:界面型血管周围炎症,考虑本片结缔组织病可能性存在,硬皮病依据尚不足,建议结合临床,并特染以除外胫前黏液水肿等局灶黏蛋白沉积性疾病。右手背皮肤活检:考虑光反应性疾病伴黏蛋白沉积,提示结缔组织病可能性。

3. 诊疗经过

入院后患者反复发热,多次查血培养、痰培养、PCT、GM 试验均未见明显异常,且先后予头孢曲松钠、头孢哌酮钠舒巴坦钠、亚胺培南西司他丁钠抗感染治疗后体温仍反复波动、高峰值无明显下降。基本排除感染,结合肺部 CT 考虑间质性肺炎。

病例解析

间质性肺炎的诊断需鉴别为原发性还是继发性,如果是继发性,要明确具体原因。

1. 特发性(原发性)间质性肺炎

主要表现为活动性呼吸困难,渐进性加重,常伴干咳,全身症状不明显,可以有不适、乏力和体重减轻等,但很少发热,75% 有吸烟史。该患者有反复发热、肌痛和下肢水肿,与上述表现不符,暂不考虑。

2. 继发性间质性肺炎

患者为老年女性、反复发热、皮疹、关节痛、肌肉酸痛,炎症指标升高,多发性肌炎不能排除,因此进一步完善肌炎抗体示:抗 Mi-2β 抗体 IgG(+),抗 PL-7 抗体 IgG(++),抗 Ro-52 抗体 IgG(+++)。因此抗合成酶综合征诊断明确。

治疗上予甲泼尼龙(40 mg,每天 1 次,静脉滴注)+环磷酰胺(0.4 g,立即使用),体温逐渐恢复正常,皮疹、关节肌肉疼痛、水肿等消失。出院时口服泼尼松 50 mg,每天 1 次,后规律随访治疗,环磷酰胺 0.8 g,每月 1 次冲击治疗,累积剂量 4.4 g,泼尼松逐渐减量至 10 mg,每天 1 次,口服,病情稳定。半年后复查胸部 CT,肺部间质性病变较前明显吸收(图 14 - 2)。

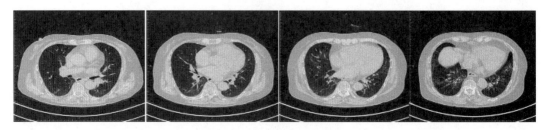

图 14 - 2　胸部 CT 检查结果

本例精要

1. 临床表现

抗合成酶综合征临床表现为肌炎、间质性肺疾病、多关节炎、"技工手"、发热及雷诺现象,但部分抗合成酶抗体综合征并不会出现上述所有症状。许多研究发现间质性肺疾病是最常见的表现。间质性肺疾病是抗合成酶综合征发病率和病死率的主要决定因素,抗合成酶综合征合并间质性肺疾病可表现为急性呼吸窘迫综合征(ARDS)和难治性呼吸衰竭,可于临床中任何时间发生。

2. 诊断

2010 年 Su-Yun J 等推出抗合成酶综合征的正式诊断标准。必须有抗氨基酰 tRNA 合成酶(ARS)抗体的存在,再加上 1 个或多个以下的临床表现:肌炎、间质性肺疾病、关节炎、技工手、雷诺现象和/或不可解释的发热。

3. 治疗

除治疗肌炎外,还应强调对间质性肺疾病的治疗,主要是糖皮质激素和免疫抑制剂,激素能够抑制炎症、免疫反应及抑制增殖过程,对炎症为主的早期间质性肺疾病有效,通常作为首选药物。激素联合免疫抑制剂治疗可以达到疾病最大控制,主要包括硫唑嘌呤、甲氨蝶呤、环磷酰胺、环孢素等。

案例 15　干燥综合征合并成人 Still 病

长海医院风湿免疫科　张菊

病例介绍

1. 病史

患者,青年女性。

因"反复高热伴口干 1 个月余"入院。

患者入院前 1 个月无明显诱因出现发热,发热无规律,持续时间不定,最高体温 40.5℃,伴畏寒,有咽痛、口干,双肩、双肘、双膝疼痛,一过性皮疹,热退疹消。无头疼,无胸闷、咳嗽,无腹痛、腹泻等不适。外院多次查 WBC 高,最高 WBC 19.2×10^9/L, N% 86%,CRP 68 mg/L,血清淀粉样蛋白 A(SAA)398 mg/L, ALT 131 U/L, AST 197 U/L, γ-GT 217 U/L。自身抗体:抗核抗体(+),抗 SS-A、抗 RO-52(+),抗线粒体抗体 M2 弱阳性,血培养(-),伤寒抗体(-),甲状腺功能正常,肿瘤标志物正常。CT:双侧少量胸腔积液,脂肪肝,脾大,腹主动脉周围小淋巴结,盆腔积液。腮腺 B 超:双侧腮腺回声改变(干燥综合征?)。先后给予头孢菌素、青霉素、莫西沙星、哌拉西林他唑巴坦抗感染,泼尼松抗炎等治疗 10 天,仍有反复发热,遂至我院治疗。

2. 检查

查体:T 38.5℃, P 105 次/分,R 20 次/分,BP 85/64 mmHg;正常面容,心、肺、腹检查无明显异常;双肩压痛,双肘压痛,双膝肿胀、压痛。

完善相关检查:WBC 13.44×10^9/L, N 11.10×10^9/L, N% 82.6%, Hb 117 g/L, PLT 158×10^9/L; ALT 133 U/L, AST 212 U/L, γ-GT 153 U/L; ESR 61 mm/h, CRP 212 mg/L, PCT 0.53 ng/ml; IgG 19.1 g/L, RF 30 IU/ml,血清铁蛋白(SF)>2 000 μg/L,抗核抗体胞浆型阳性,抗 SSA 阳性,抗线粒体 M2 阳性,抗 RO-52(+++),抗线粒体 BPO(+++)。血培养阴性,T-SPOT 阴性,巨细胞病毒 IgM 抗体阳性,巨细胞病毒 DNA 弱阳性(CT:24.88);IL-2 受体 1281 U/ml, IL-6 11.3 pg/ml, TNF-α 14.2 pg/ml。凝血功能:D-二聚体 2.26 μg/ml,纤维蛋白降解产物(FDP)11 μg/ml,凝血酶原时间(PT)14.5 s,国际标准化比值(INR)1.12。进一步完善骨穿及骨髓细胞流式:骨髓淋巴细胞各群表型未

见明显异常。PET/CT：全身多浆膜积液，多发淋巴结肿大伴代谢增高，脾脏增大伴代谢增高，全身骨质代谢弥漫性增高，结合临床，考虑自身免疫性疾病可能，淋巴瘤待排；双下肺条索灶，胆囊炎；双侧肩关节周围软组织代谢增高，考虑炎症。

3. 诊疗经过

该患者反复高热 1 个月，多关节痛，皮疹（热退疹消），多次 WBC＞15×10⁹/L，咽痛，淋巴结肿大，肝功能异常，排除感染及肿瘤，成人 Still 病诊断明确。予甲泼尼龙 40 mg，1 天 2 次治疗，由于多种病毒阳性，予更昔洛韦抗病毒，辅以保肝、保胃等支持治疗。但患者仍有发热，每日下午体温最高达 39.5℃，伴胸闷明显，甲泼尼龙增加至 40 mg，每 8 h 一次，丙种球蛋白 10 g×3 天，治疗后体温控制。

该患者虽经积极治疗后体温得到控制，但是多种自身抗体阳性让我们不禁产生疑问，是不是同时合并其他自身免疫性疾病？考虑到患者有抗 SSA 抗体及抗 RO-52 抗体强阳性，因此进一步完善腮腺 ECT：两侧腮腺功能中度降低，左侧甲状腺下极局限放射性浓聚增高。眼科会诊：泪膜破裂时间 3 s，考虑干眼症。唇腺活检阳性。因患者有多个淋巴结肿大，进一步完善左侧腹股沟淋巴结活检示反应性增生。因此，根据诊断标准，该患者干燥综合征诊断明确。予加用环孢素（50 mg，1 天 2 次）＋羟氯喹（0.2 g，1 天 2 次）＋白芍总苷（0.6 g，1 天 2 次），甲泼尼龙改为早 24 mg＋中 16 mg＋晚 16 mg。

病例解析

本例患者因发热起病，病程中有皮疹、关节痛、咽痛、WBC 升高及肝功能异常，根据日本标准，成人 Still 病可诊断。该患者口干明显，抗 SSA 抗体、RO-52 阳性，有干眼症，唇腺活检阳性，干燥综合征诊断明确。那么该患者发热、皮疹和关节痛是否可以用干燥综合征来解释呢？因为美国成人 Still 病的标准要排除 ANA 和 RF 阳性才可诊断；而且日本标准中需排除其他风湿性疾病才可诊断成人 Still 病。因此在干燥综合征明确后，成人 Still 病的诊断是否成立值得深思。

国外也有病例报道 RF 阳性的患者，初始诊断为类风湿关节炎，而后确诊为成人 Still 病的。此外，2011 年 7 月 21 日发表的一篇文章就明确指出：成人 Still 病患者 PET/CT 检查显示血管有完全不同的表现，这提示我们，成人 Still 病可能不是一个单一疾病，而是一种疾病群，其潜在的病理有待被新的技术发现。

本例精要

成人 Still 病（adult onset Still disease，AOSD）是一组病因不明的临床综合征，主要以高热、一过性皮疹、关节炎、关节痛、咽痛和白细胞计数升高为临床表现，常伴有肝、脾、淋巴结肿大。本病缺乏直接的诊断依据，更多的是通过排除诊断、鉴别诊断等手段来辅助诊断，一般需排除其他疾病才可诊断，结合本病例，目前该患者成人 Still 病及干燥综合征均诊断明确,为本病例特殊之处,这两个疾病虽有矛盾之处,但成人 Still 病合并其他风湿疾病也有个案报道。风湿免疫疾病复杂多样,症状往往不够典型,这提醒我们,在今后的随访中,需密切关注该患者的病情变化,警惕该患者的疾病转归可能。

案例 16 ANCA 相关性血管炎合并 IgG4‑RD

复旦大学附属中山医院风湿免疫科 刘云

病例介绍

1. 病史

患者,女性,35 岁。

因"体检发现肺部阴影 1 年,活动后头晕 10 个月"入院。

患者于入院前 1 年(2018 年 7 月)体检时胸部 CT 示两肺炎症,左肺下叶结节灶(图 16‑1),无发热、咳嗽、咳痰、咯血,ESR、T‑SPOT 均阴性,予抗感染治疗后复查胸部 CT 示左肺下叶炎性结节。主动脉弓及升主动脉弓管壁增厚明显,大动脉炎可能。1 个月后出现活动后头晕、乏力,无黑矇、晕厥,我院门诊查血常规、ESR、CRP、免疫球蛋白均正常,p‑ANCA(+),MPO 25.4 RU/ml(参考值<20 RU/ml)。于是收治入院。起病以来一般情况可。

既往史:平素偶有腰背痛;同父异母弟弟有强直性脊柱炎。

2. 检查

查体:T 37.2℃,BP 109/76 mmHg;未及血管杂音及脉搏减弱;心、肺、腹未及明显阳性体征。

实验室检查:血、尿常规(一),24 h 尿蛋白(一);肝肾功能、出凝血试验、炎症指标(ESR、CRP、SAA)、病原学检查(呼吸道九联、G 试验、GM 试验、疱疹病毒、巨细胞、风疹病毒)均阴性;免疫球蛋白、IgG4(一);p‑ANCA(+),MPO 45.6 RU/ml,余抗体均阴性。

3. 诊疗经过

为了明确肺部结节的性质,完善了左肺穿刺检查,病理可见大量淋巴细胞和浆细胞浸润,免疫组化结果显示 IgG4$^+$/IgG$^+$>40%;IgG4$^+$约 50 个/高倍镜视野(HPF)。患者入院前 1 个月有左侧腮腺肿大,曾做穿刺检查,免疫组化示 IgG4 阳性浆细胞沉积(约 40 个/HPF)。根据 2011 年日本发布的 IgG4 相关性疾病(IgG4‑RD)分类标准,该患者 IgG4‑RD 高度疑似。患者偶有腰背痛,且有 AS 家族史,因此完善骶髂关节 MRI 示:双侧骶髂关节炎[HLA‑B27(一)]。患者胸部 CT 提示主动脉弓管壁增厚,进一步完善全身动脉血管成像(MRA):右侧锁骨下动脉、双侧颈总动脉及左锁骨下动脉管壁增厚伴右侧锁骨下和椎动脉管腔狭窄(图 16 - 2)。根据 2018 年美国风湿病协会(ACR)分类标准,大动脉炎诊断明确。予泼尼松(25 mg,每天 1 次)＋甲氨蝶呤(15 mg,每周 1 次)治疗 2 个月,2018 年 11 月 5 日复查胸部 CT 示肺部结节消失(图 16 - 1),泼尼松逐渐减至 15 mg,每天 1 次。

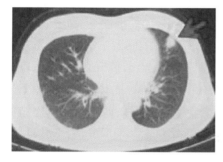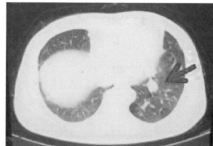

治疗前

2018 年 7 月 12 日

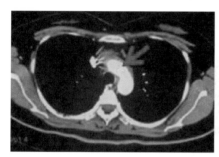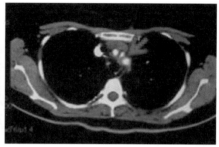

治疗后

2018 年 11 月 5 日

图 16 - 1　胸部 CT

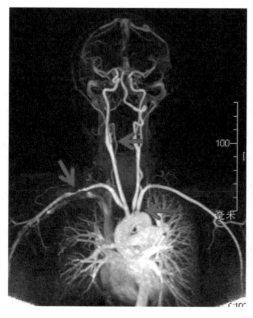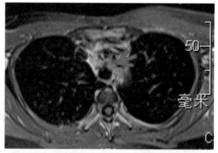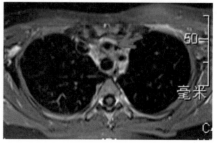

图 16 - 2　全身血管 MRA

2018 年 11 月至 2019 年 4 月复查 IgG4、CRP、ESR 均无明显异常,病情稳定,激素逐减量至泼尼松 5 mg、每天 1 次＋甲氨蝶呤 10 mg、每周 1 次。2019 年 4 月 28 日复查肺部 HRCT:肺部病变相仿,主动脉弓管壁增厚。考虑仍有血管壁增厚。2019 年 4 月 29 日予环磷酰胺 0.2 g 静脉治疗,停用甲氨蝶呤。5 月份未随访。

2019 年 6 月病情急速恶化:发热、咳嗽、气急、肉眼血尿,伴食欲缺乏、神萎,再次入院,Hb 进行性下降(由 122 g/L 降至 88 g/L),ESR 39 mm/h,CRP 92.3 mg/L,尿常规:蛋白(＋＋),RBC 80/HP,RBC 异形率 75%,24 h 尿蛋白定量 1.73 g,肝肾功能正常,D-二聚体 7.20 mg/L,p-ANCA(＋),MPO 148 RU/ml,抗 GBM 抗体阴性。血气分析:PaO_2 48 mmHg,SpO_2 86%。复查胸部 CT:两肺散在炎症,纵隔、两侧腋窝淋巴结肿大,主动脉弓管壁增厚(图 16-3)。肺动脉 CTA:右上肺动脉分支栓子形成,右下肺动脉分支纤细萎缩(图 16-4)。

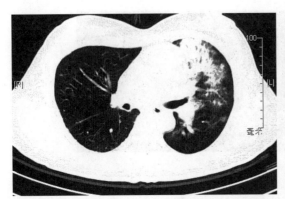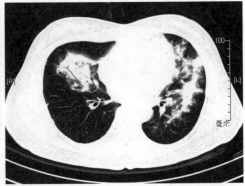

图 16-3　胸部 CT(2019 年 6 月 11 日)

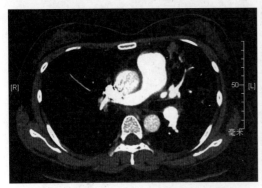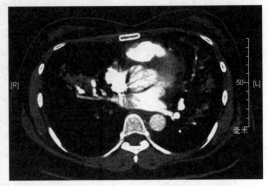

图 16-4　肺动脉 CTA(2019 年 6 月 11 日)

考虑合并Ⅰ型呼吸衰竭、肺动脉栓塞、肺部感染可能,予抗感染治疗 4 天效果不佳。

病例解析

患者为年轻女性,慢性病程,急性加重,主要表现为发热、咳嗽、气急伴肉眼血尿;炎症标志物升高,血色素进行性下降,尿蛋白阳性,胸部 CT 示两肺散在炎症,抗感染治疗效果欠佳。既往有 IgG4 - RD 病史,诊断和鉴别诊断需考虑以下几点。

1. 肺部感染

患者此次急性起病,发热、咳嗽,胸部 CT 提示散在炎症,多种炎症指标升高,但抗感染治疗效果欠佳,且病原学检查均阴性,故暂不考虑。

2. IgG4 - RD 肺部累及

患者既往有 IgG4 - RD 病史,经治疗后肺部病变吸收,此次再次出现肺部病变伴肾脏病变,需考虑复发可能。但是 IgG4 - RD 肺部病变通常表现为结节、空洞、胸腔积液,肾脏以小管间质改变为主,而且一般无明显发热等症状,而该患者肺部以渗出改变为主,肾脏表现为小球源性蛋白尿和血尿,因此暂不考虑。

3. 其他风湿病肺部累及

患者 1 年前起病时有 ANCA 抗体阳性(p - ANCA 和 MPO),且该病累及肺部出现肺泡出血时可出现渗出改变,肾脏也以小球病变为主,根据 2017 年显微镜下多血管炎(MPA)分类标准,排除肉芽肿性血管炎(GPA)和嗜酸性肉芽肿性多血管炎(EGPA)后,可诊断。如能有病理证实将更有说服力,遗憾的是患者拒绝了肾穿刺检查,但治疗上并不影响。

最终诊断:ANCA 相关性血管炎,弥漫性肺泡出血,肺栓塞,重叠综合征(ANCA 相关性血管炎重叠 IgG4 - RD)。给予甲泼尼龙冲击治疗 500 mg、每天 1 次×5 天,丙种球蛋白 20 g、每天 1 次×5 天冲击,辅以抗感染、低分子肝素抗凝、护胃、补钙等治疗,第二天体温平,血尿、气急好转。1 周后加用利妥昔单抗 200 mg 1 次、环磷酰胺 200 mg,每周 2 次治疗,咳嗽、胸闷、血尿进一步改善,复查 ESR、CRP 明显下降,肺部 CT 较前改善(图 16 - 5、图 16 - 6)。

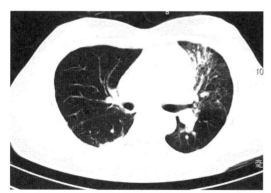
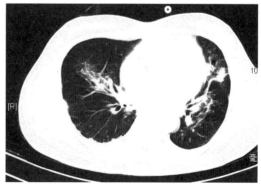

图 16 - 5　胸部 CT(2019 年 6 月 25 日)

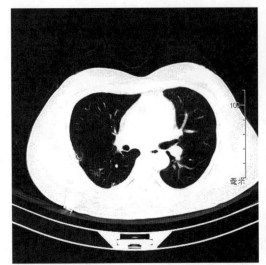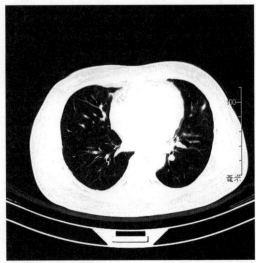

图 16 - 6　胸部 CT(2019 年 8 月 25 日)

本例精要

关于 ANCA 相关性血管炎与 IgG4 - RD 的关系,二者是相互独立的两种疾病还是在发病机制上有联系的一种独特的疾病亚型,不同学者看法不同。

有一种观点认为二者相互独立,ANCA 相关性血管炎重叠 IgG4 - RD 是一种新型的重叠综合征,诊断上需要同时满足两种疾病的诊断标准。治疗上需要更加积极,常规使用糖皮质激素＋环磷酰胺可以诱导缓解,但容易复发,利妥昔单抗对复发及难治性病例十分有效。

也有学者认为二者是在发病机制上存在某种关联的一种疾病,支持该观点的理由:ANCA 相关性血管炎尤其是 GPA 中的 ANCA 通常是 IgG1 和 IgG4 型;血清 IgG4 水平与 ANCA 相关性血管炎的疾病活动性相关;随着 ANCA 相关性血管炎治疗缓解,只有 IgG3 型 ANCA 显著性下降,而 IgG1 和 IgG4 型反而会有所增高;同时具有 IgG4 - RD 和 ANCA 阳性的患者可能更容易发展为全身性 ANCA 相关性血管炎。IgG4 型的 ANCA 在 ANCA 相关性血管炎中可能发挥了独特的致病作用,但具体机制需进一步研究。

此外,还有学者认为可能存在一种特殊类型的血管炎——IgG4 型血管炎,可以同时累及大血管(主动脉弓及分支)、中等血管(肺动脉)以及小血管(肾脏)。

案例 17 感染性心内膜炎模拟血管炎

上海交通大学医学院附属瑞金医院风湿免疫科 王凡

病例介绍

1. 病史

患者,女性,25 岁。

因"反复发热、咳嗽 10 月,胸闷、胸痛 6 天,大咯血 4 天"入院。

患者入院前 10 个月(2015 年 3 月)因干咳伴发热,最高体温 39.7℃,于外院诊断"社区获得性肺炎",广谱抗生素治疗,疗效不佳;肺结核证据不足,隐球菌、曲霉菌抗体轻度偏高;后诊断"隐源性机化性肺炎(COP)",予泼尼松 20 mg、每天 1 次治疗,疗效不佳。2015 年 8 月至 2015 年 10 月间因间断发热、胸痛,于外院就诊,胸部 CTA 示:①两肺感染性病变,两侧胸腔积液;②CTA 左肺动脉分支内见充盈缺损影;抗心磷脂 IgM 64.8 MPL/ml,考虑"抗磷脂综合征(APS)? 肺动脉栓塞,肺部重症感染",予甲泼尼龙 36 mg、每天 1 次,华法林,硫酸羟氯喹以及抗感染治疗后好转。2015 年 12 月出现臀部酸痛、双下肢出血点、鼻衄,查 INR 3.58,发现轻度动脉导管未闭,双侧髋关节腔积液,右侧明显,治疗同前。6 天前出现咳嗽、胸闷胸痛,4 天前出现大咯血,现为进一步诊治入院。

2. 检查

WBC 12.37×10⁹/L, N% 91.3%, Hb 73 g/L;APTT 43.1 s, PT 35.4 s, INR 2.87;ESR 121 mm/h, CRP 68 mg/L;肺支抗体(＋),乙型流感 IgM(＋),ASO 307 IU/ml, RF 305 IU/ml, c-ANCA 1:40(＋),蛋白酶 3(PR3)151.16 RU/ml;ANA、抗 ENA、抗 dsDNA、aPL(－)。超声心动图:动脉导管未闭;肺动脉异常回声 8 mm×24 mm,房间隔缺损、肺动脉高压。

3. 诊疗经过

入院后予止血、经验性抗感染(莫西沙星 0.4 g、每天 1 次＋伏立康唑 0.2 g、每 12 h 一次)治疗。患者 c-ANCA、PR3 抗体阳性,伴肺部高密度影及空洞,考虑 GPA 明确,同时 aPL IgM 阳性,有肺栓塞病史,根据悉尼标准,APS 不能排除。针对 GPA 予甲泼尼龙 80 mg、每天 1 次静脉滴注治疗,后患者停止咯血。

为了明确患者肺部病变及咯血原因(感染、自身免疫性疾病还是二者兼有)以及心脏手术时机,组织了全院会诊。

肾脏科:目前考虑 GPA,建议激素冲击治疗。先治疗自身免疫病、控制感染后择期心脏手术。

心内科:患者感染、自身免疫病控制不佳,抗凝中,再发肺栓塞可能大,择期手术。

呼吸科:外院小剂量激素疗效不佳,激素加量后肺部好转,ANCA 相关血管炎可能,建议激素加量;肺部曲霉感染不除外,肺栓塞可能。

最终多学科讨论认为:该患者 ANCA 相关血管炎可能,合并感染不除外。

那么感染和血管炎又有什么关系呢?

患者有先天性心脏病(房间隔缺损、动脉导管未闭)、肺动脉异常回声(8 mm×24 mm),同时 PR3、aPL 抗体阳性,有肺栓塞,综合考虑感染性心内膜炎模拟血管炎可能。继续多次血培养,同时加强抗感染治疗(加用万古霉素 1.0 g、每 12 h 一次,继续予莫西沙星、伏立康唑抗感染),甲泼尼龙抗炎。5 天后血培养回报:链球菌阳性。SPECT/CT:肺通气与灌注显像基本匹配,肺栓塞低度可能。复查超声心动图:异常回声缩小为 10 mm×7 mm(图 17-1)。提示抗感染有效。最终真相浮出水面:青年女性、先心病史、慢性病程、反复发热,曾有"肺栓塞",此次出现咯血,PR3 161.58 RU/ml、c-ANCA(+)、aPL IgM 64.8,血培养链球菌阳性,超声心动图示肺动脉赘生物,最终诊断亚急性感染性心内膜炎(SBE)。经足量、足疗程抗生素治疗,激素逐渐减量,赘生物逐渐缩小,1 年后(2017 年 7 月 3 日)复查超声心动图未见异常回声(图 17-1)。肺部影像学(图 17-2)也逐渐好转,炎症指标逐渐恢复正常。

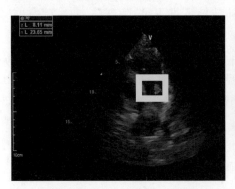

2016-03-16 8 mm×24 mm

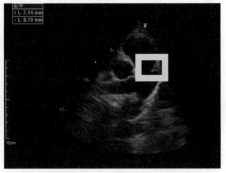

2016-03-31 7 mm×10 mm

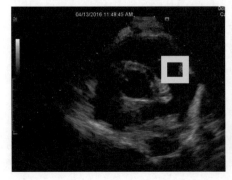

2016-04-13 4 mm×6 mm

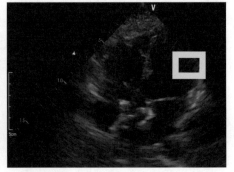

2017-07-03 未见异常回声

图 17-1 超声心动图检查结果

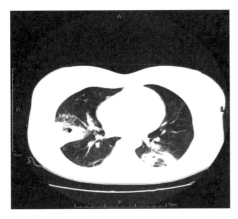
2016 - 03 - 06

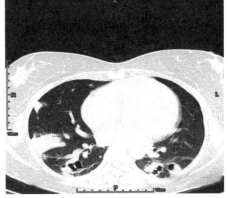
2016 - 03 - 24

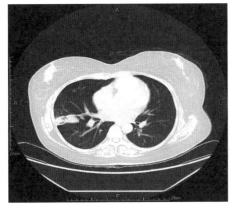
2016 - 04 - 13

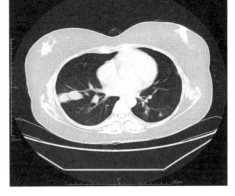
2016 - 04 - 26

图 17 - 2　胸部 CT 检查结果

2016 年 9 月 20 日于心外科行 PD 结扎术,2016 年 12 月 3 日于风湿科评估病情稳定后停用激素。2017 年 6 月 26 日行房缺修补术。术后定期随访,未复发。

病例解析

该患者为青年女性,慢性病程 9 月余,本次因咳嗽、胸闷胸痛 6 天,大量咯血 4 天入院,实验室检查提示 WBC、CRP、ESR、ASO 明显升高,ANCA 阳性,胸部 CT 提示斑片状渗出影,超声心动图提示动脉导管未闭、肺动脉异常回声、房间隔缺损、肺动脉高压,诊断与鉴别诊断需要考虑以下几点。

1. 感染性疾病

患者为青年女性,最初以发热、咳嗽、胸闷、胸痛起病,病程中有乏力、咯血,炎症指标 WBC、CRP、ESR、ASO 明显升高,需考虑感染性疾病,外院予以莫西沙星、伏立康唑、甲泼尼龙抗炎、抗感染后患者症状持续不好转,超声心动图提示肺动脉异常回声,血源性感染不能除外。完善血培养提示草绿色链球菌阳性，升级抗生素，予以万古霉素、莫西沙星、伏立康唑抗感染，甲泼尼龙抗炎后患者胸闷、胸痛、咯血症状较前好转，复查超声心动图示肺动脉异常回声较前缩小，符合亚急性感染性心内膜炎。

2. 结缔组织疾病

患者青年女性，慢性病程，反复发热、咳嗽、咳痰、咯血，ANCA 阳性，aPLs 阳性，需与结缔组织疾病（ANCA 相关性血管炎、抗磷脂综合征等）仔细鉴别，但患者血栓证据不明确，同时血培养提示草绿色链球菌阳性，故最终考虑为 SBE。若有患者出现低滴度的 ANCA 阳性，需警惕感染性疾病。

本例精要

感染性心内膜炎（IE）是一种可以模拟血管炎的感染性疾病，起病隐匿，临床表现复杂多样，发热、心脏杂音等在发病初期可不典型且缺乏特异性，较易漏诊。超声心动图对 IE 的诊断有重要作用，对于疑似感染性心内膜炎首选经胸超声心动图（TTE）；高度疑似感染性心内膜炎但 TTE 正常者推荐经食管超声心动图（TEE）。血培养是感染性心内膜炎确诊的主要方法之一，感染性心内膜炎最常见的致病菌是草绿色链球菌，其次是葡萄球菌。

感染可以引起血管炎，在感染性疾病尤其是感染性心内膜炎中可以出现 ANCA 阳性，并出现血管炎的临床表现如肾炎、鼻窦炎等，易被误诊为原发性系统性血管炎。因此 ANCA 阳性无法鉴别原发性血管炎与肿瘤/感染模拟血管炎。感染性疾病中 ANCA 的产生与中性粒细胞胞外诱捕及分子模拟机制等相关。感染性疾病患者血清中可检测到低滴度 ANCA，但随着感染控制，ANCA 可转阴，极少会出现 ANCA 介导的进行性的不可逆性组织损伤。

大多数感染模拟血管炎患者在病原体清除后，自身免疫耐受可恢复，病情可完全缓解。如病原体未被及时清除，自身免疫耐受持续紊乱，ANCA 持续生成，将导致典型原发性血管炎的临床表现，在合理抗感染的基础上需加激素或免疫抑制剂治疗，本例在万古霉素、莫西沙星、伏立康唑及外科治疗后仍需定期复查随访。

案例 18 肝肺综合征

复旦大学附属华山医院风湿免疫科 张晓雲

病例介绍

1. 病史

患者,女性,43 岁。

因"活动后呼吸困难 2 年"入院。

患者于 2018 年出现活动后发绀明显。2019 年起发绀加重,上 2 层楼梯可出现憋喘、呼吸困难,仍未及时就诊。2020 年 3 月 31 日患者突发呼吸困难加重,出现急性呼吸衰竭,于外院行气管切开术,收入 ICU,多科会诊予综合治疗后患者病情稳定。出院后继续泼尼松 30 mg 每天 1 次口服,辅以家庭氧疗。此次再发呼吸困难加重收入我科。

既往史:8 年前诊断为"系统性红斑狼疮",予泼尼松口服治疗,服药不规律。2018 年查自身免疫性肝病抗体见抗可溶性肝抗原抗体/肝胰抗体(＋),完善相关检查后诊断为自身免疫性肝硬化失代偿期。

2. 检查

体格检查:神清,精神可,面色暗沉,口唇发绀。心肺无殊。腹平软,无压痛、反跳痛,肝脏肋下未及,脾肋下约三指,质韧,无压痛。双手可见杵状指(图 18-1)。双下肢远端肌力Ⅳ级,余肢体肌力Ⅴ级。双侧上臂及大腿肌肉酸痛,双下肢无明显水肿。

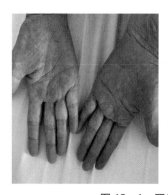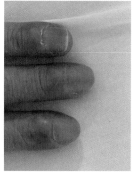

图 18-1 双手杵状指

血气分析：pH 值 7.472，PaO_2 41.0 mmHg，$PaCO_2$ 25.0 mmHg，SpO_2 72.8%，HCO_3^- 18.1 mEq/L，肺泡-动脉氧分压差 80.6 mmHg。血常规：WBC 2.81×10^9/L，PLT 53×10^9/L。C3 0.38 g/L，C4 0.10 g/L；尿常规（一）；TB 24.4 μmol/L，白蛋白 31.2 g/L；PT 延长 2 s，INR 1.2；ANA 颗粒型 1：3200，胞浆颗粒型 1：1000；抗 SS-A/抗 Ro-52、抗 SS-B/抗 Ro-60 均阳性；抗可溶性肝抗原/抗肝胰抗原阳性；dsDNA（一）；

超声心动图（一）。腹部超声：肝脏呈弥漫性改变，肝硬化可能，门静脉内多个低回声团块，性质待定。上腹部 CT 平扫＋增强：肝、脾肿大，门脉高压，食管胃底静脉曲张，门脉左支肝硬化伴食管静脉曲张（中度）。

胸部 CT：两肺纹理增多，两肺下叶炎症，治疗后短期复查；纵隔内及双侧腋窝多发小淋巴结；附见脾大（图 18-2）。

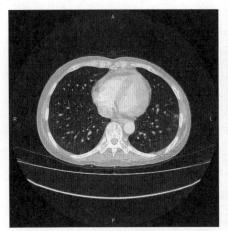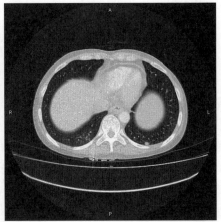

图 18-2　胸部 CT 检查结果

病例解析

患者系统性红斑狼疮、自身免疫性肝硬化、脾功能亢进诊断明确，呼吸困难原因待查。评估狼疮活动指数（SLEDAI）2 分，基本无活动；自身免疫性肝硬化，代偿期（Child-Pugh 分级 A 级）。患者为中年女性，慢性病程，有系统性红斑狼疮和自身免疫性肝病肝硬化病史，反复活动后胸闷、发绀，表现为严重低氧血症。需考虑的诊断和鉴别诊断如下：

1. 肺动脉高压

患者有结缔组织病系统性红斑狼疮病史多年，反复低氧血症，需考虑肺高压。完善超声心动图示静息状态下未见明显异常（肺动脉收缩压 20 mmHg）。功能诊断：左心收缩功能正常，左心舒张功能正常。此病暂不考虑。

2. 肺动脉栓塞

患者反复低氧血症、发绀，完善肺动脉 CTA 示右上肺动脉局部密度不均，余肺动脉及其分支形态、走行如常,未见明显异常密度影,管腔未见明显扩张或狭窄。亚段以下肺栓塞不能除外。

3. 系统性红斑狼疮肺累及

系统性红斑狼疮累及肺部如间质性肺炎、肺动脉高压、肺梗死等均可引起低氧血症,但是目前评估下来患者系统性红斑狼疮尚稳定,且超声心动图和胸部 CT 检查已排除上述病变可能。

4. 肝肺综合征

患者有慢性肝病病史,主要表现为呼吸困难、发绀、杵状指,血气分析示低氧血症、肺泡-动脉氧分压差明显增加,进一步完善对比增强经胸超声心动图(CE-TTE)为阳性(图18-3)。因此根据诊断标准,患者肝肺综合征明确。

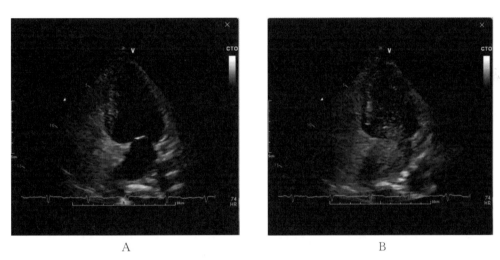

图 18-3　A.注射后第 1～5 心跳周期,患者右心房及右心室可见大量微泡,左心房及左心室无;
B.注射后第 6 心跳周期起,患者左心房及左心室出现大量微泡显影

最终患者诊断为:肝肺综合征,极重度;Ⅰ型呼吸衰竭;自身免疫性肝硬化,代偿期;脾功能亢进;系统性红斑狼疮;等待肝移植。

本例精要

1. 定义

肝肺综合征是在慢性肝病和/或门脉高压的基础上出现肺内血管异常扩张、气体交换障碍、动脉血氧合作用异常,引起以低氧血症为主的相关临床症状和一系列病理生理改变。主要表现为排除原发心肺疾患后的三联征——基础肝脏病、肺内血管扩张和动脉血氧合功能障碍。肺气体交换障碍导致的动脉血液氧合作用异常-肺泡气-动脉血氧分压差上升、低氧血症,是肝肺综合征的重要生理基础。肝肺综合征是终末期肝病的严重肺部并发症,终末期肝病成人患者肝肺综合征的发病率为 4%～47%,儿童患者发病率为 9%～20%。

2. 临床表现

典型表现为劳力性或静息时呼吸困难,进展期杵状指、发绀以及弥漫性毛细血管扩张症;25%的患者出现斜卧呼吸和直立性低氧血症。肺功能测试通常显示一氧化碳扩散能力下降。常用的筛查手段有动脉血气分析、CE‐TTE、肺通气灌注扫描。

3. 诊断

根据临床表现,有慢性肝病基础,尤其是肝硬化大量腹水患者,具有严重低氧血症($PaO_2<50$ mmHg)应怀疑肝肺综合征。$PaO_2<70$ mmHg 是诊断肝肺综合征的必备条件;直立性缺氧是诊断肝肺综合征敏感特异的指标。

2016 年国际肝移植学会实践指南提出以下 3 条诊断标准:①患有肝脏疾病(通常是干肝硬化合并门静脉高压)。②CE‐TTE 阳性(从外周手臂静脉注射 10 ml 生理盐水,在对右心进行微泡造影后,≥3 个心跳周期后左心可见微泡显影)。③动脉血气结果异常:肺泡动脉血氧梯度≥15 mmHg(若年龄＞64 岁,则肺泡动脉血氧梯度≥20 mmHg)。

欧洲呼吸学会,将肝肺综合征依据低氧血症程度进行分级:轻度,$PaO_2≥80$ mmHg;中度,PaO_2 60～79 mmHg;重度,PaO_2 50～59 mmHg;极重度,$PaO_2<50$ mmHg。

4. 治疗

肝肺综合征的治疗是在原发病治疗的基础上以对症支持治疗为主,迄今尚无肯定有效的药物疗法。治疗上应吸氧,并维持 $SpO_2>88$%。在该病发展成重度和极重度之前,可考虑肝移植,这是被证明的唯一有效的方法。肝肺综合征目前尚未发现有效的治疗药物,生长抑素、吲哚美辛、诺氟沙星、雾化吸入左旋精氨酸甲酯、阿司匹林以及血浆置换等都已用于小规模临床试验,但无明确获益。经颈静脉肝内门体分流术(TIPS)降低门静脉压对肝肺综合征的疗效尚存争议。

案例 19 强直性脊柱炎重叠皮肤血管炎

复旦大学附属中山医院厦门医院风湿免疫科 周彬彬

病例介绍

1. 病史

患者,男性,28 岁。

因"腰背痛 8 年,加重伴皮疹 2 年余"入院。

患者于入院前 8 年出现双膝关节疼痛,右下肢为著,后出现反复腰背痛,夜间为著,伴晨僵,活动后好转,就诊当地医院行相关检查(报告未见),诊断"强直性脊柱炎",予中药治疗(具体不详),自觉症状好转。4 年前发作虹膜炎 1 次。2 年前腰背痛加重,双下肢出现红色皮疹,考虑为皮炎,予外用药物磺胺嘧啶银乳膏、重组牛碱性成纤维细胞生长因子、依沙吖啶治疗后好转,遗留瘢痕。近半年症状加重,伴活动受限,弯腰困难,颈部活动稍受限,下肢再次出现皮疹。外院查 ESR 76 mm/h, CRP 14.2 mg/L,自身抗体 ANA(＋),抗 SSA 抗体(＋),抗 SSB 抗体(＋),否认口干、眼干,皮损药物外敷换药后好转,予复方风湿宁片、塞来昔布及乙哌立松治疗,疼痛缓解欠佳。为进一步诊治入院。

既往史无殊。

家族史:母亲有"关节炎"史。

2. 检查

查体:神清,精神可,生命体征平稳,心、肺、腹查体(一);双下肢可见硬币大小盘状皮疹,高出皮面,伴色素脱失(图 19-1)。

血、尿、粪常规(一);肝肾功能(一);ESR 65 mm/h, CRP 13 mg/L; IgG 19.35 g/L, IgE 704 g/L, IgA、IgM(一),补体(一);ANA 1:320,抗 SSA 抗体、抗 SSB 抗体(＋),HLA-B27(＋), RF、抗 CCP(一)。感染指标:T-SPOT、呼吸道九联、G 试验、支原体、EBV、HIV、乙肝病毒、真菌均(一)。肿瘤标志物正常。

心电图:窦性心动过缓(HR 55 次/分)。胸部 CT(一);超声心动图(一)。

脊椎 X 线:颈椎、胸椎未见明显骨质异常,下段腰椎轻度退变。

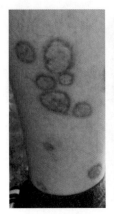
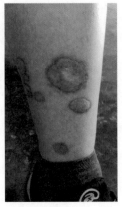

图 19-1 双下肢皮疹

骶髂关节正位(前后位):双侧骶髂关节炎;双侧骶髂关节呈硬化改变,关节间隙基本消失,骨密度明显增加(Ⅳ级)(图 19-2)。

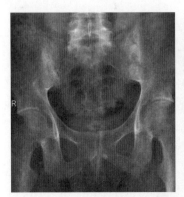
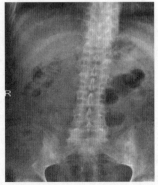

图 19-2 骶髂关节 X 线片

膝关节正、侧位 X 线:双膝关节未见异常。

皮肤活检病理结果(图 19-3):(右下肢)表皮增生,上皮脚下延,真皮层及皮下可见血管炎、神经炎及附属器周围炎,抗酸染色未查见阳性菌,考虑炎症性病变。

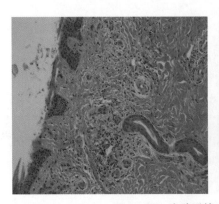
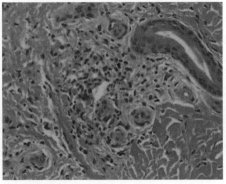

图 19-3 皮肤活检病理(2020 年 8 月 14 日)

3. 诊疗经过

根据患者临床表现和检查,患者符合 1984 年纽约标准,强直性脊柱炎诊断明确。患者皮疹结合病理结果,皮肤血管炎诊断明确。因为 ANA、抗 SSA 抗体、抗 SSB 抗体阳性,进一步完善眼科检查,结果示 Schimer 试验(一)、角膜染色(一)、唾液流率 6 ml/15 min,排除了干眼症,而且患者无口干、眼干症状,所以干燥综合征证据不足。最终诊断为强直性脊柱炎、皮肤血管炎和自身抗体异常。予注射用重组人Ⅱ型肿瘤坏死因子受体-抗体融合蛋白(25 mg、每 2 周一次)+甲氨蝶呤(10 mg、每周 1 次)+塞来昔布(0.2 g、每天 1 次)治疗,患者腰背痛明显缓解,皮疹未复发,炎症指标也降至正常。

病例解析

该患者同时有强直性脊柱炎、皮肤血管炎以及抗 SSA/抗 SSB 抗体阳性,那这三者间有什么联系呢?

1. 强直性脊柱炎与皮肤血管炎

(1) 强直性脊柱炎患者皮肤血管炎少见,相关文献大多为生物制剂或免疫抑制剂诱发的血管炎。停用相关药物后皮疹明显减退(甲氨蝶呤、依那西普、戈利木单抗)。该患者无免疫抑制剂及生物制剂用药史,暂不考虑该诊断。

(2) 皮肤血管炎可能是强直性脊柱炎的关节外表现,皮肤血管炎可能与强直性脊柱炎患者活动炎症期细胞因子和自身抗体对血管内皮的损伤有关。该患者每次腰背痛加重时均伴有下肢皮疹的出现。

2. 强直性脊柱炎与抗 SSA 抗体阳性

(1) 强直性脊柱炎患者继发干燥综合征患病率较高(7%~10%);ANA 阳性可能是强直性脊柱炎继发干燥综合征的高危因素;柳氮磺吡啶的应用亦有可能致唾液分泌减少以及 ANA 阳性。

(2) 年轻强直性脊柱炎患者抗 SSA 抗体、抗 SSB 抗体阳性率更高。

3. 皮肤血管炎与抗 SSA 抗体、抗 SSB 抗体阳性

(1) 抗 SSA 抗体不具有疾病特异性,可以在多种自身免疫性疾病及非自身免疫性疾病中检出。

(2) 伴有抗 SSA 抗体阳性的干燥综合征患者更容易出现皮肤血管炎;皮肤血管炎可能是干燥综合征患者出现干燥症状之前的第一个临床症状;系统性红斑狼疮患者中抗 SSA 抗体阳性患者发生皮肤血管炎的风险是阴性患者的 1.63 倍。文献提示抗 Ro 抗体是皮肤血管炎的独立、有效的血清学标志物;抗 SSA 抗体阳性的类风湿关节炎患者较阴性患者血管炎、血细胞减少更为突出。

(3) 抗 Ro(SSA)抗体与某些腺体外特征有显著相关性,包括血管炎、紫癜、血液学异常等。

伴有抗 SSA 抗体阳性的强直性脊柱炎较单纯强直性脊柱炎患者可能更容易出现皮肤血管炎。

本例精要

（1）强直性脊柱炎合并血管炎较为少见，皮肤血管炎可能与强直性脊柱炎患者活动炎症期细胞因子和自身抗体对血管内皮的损伤有关，两者间联系有待进一步研究及临床病例积累。

（2）强直性脊柱炎患者中干燥综合征的患病率较高，故而在临床实践中，需要询问强直性脊柱炎患者是否存在干眼症和口干症，争取早诊断、早治疗。

案例 20 系统性红斑狼疮脑病

上海交通大学医学院附属瑞金医院风湿免疫科 唐子寒

病例介绍

1. 病史

患者,男性,58 岁。

因"进行性认知能力减退伴下肢无力 2 个月"入院。

患者入院前 2 个月(2020 年 5 月)开始无明显诱因出现记忆力减退,头颅 MRI 提示"两半卵圆中心脑白质病变",考虑脑动脉供血不足,予改善循环治疗。1 个月前因记忆力、运算、反应能力持续减退,吐词减少,双下肢无力,性格改变,于当地完善头颅 MRI 提示"两侧小脑、脑室周围及半卵圆区脑白质病变"。为进一步诊治,于 2020 年 7 月至我院进一步就诊。近 2 个月食欲缺乏,反复呃逆,1 个月内体重下降 10 kg。

既往史:高血压史 20 年;30 年前有输血史;否认中毒史及有害物质接触史。

2. 检查

查体:T 36.8℃,BP 135/88 mmHg;神志模糊,言语不清,定向力、计算力、记忆力差;双瞳孔直径 3 mm,对光反射存在;全身未见皮疹,全身浅表淋巴结、肝、脾未及肿大。四肢肌力Ⅳ级,肌张力正常;四肢腱反射(+);病理反射(−);脑膜刺激征(−);直立行走不能,眉心征(+)。

3. 诊疗经过

入院查血常规:WBC、PLT 正常范围,RBC $3.89×10^9$/L, Hb 113 g/L;Coombs 试验(±);尿常规(−);CRP 13.24 mg/L, ESR 63 mm/h;T-SPOT(−);ANA 1∶320,均质型,抗核糖体 P 蛋白抗体阳性,抗心磷脂 IgM 抗体 42.9 MPL,抗 β2GP1 抗体阳性,LA(−),抗 dsDNA 抗体(−);抗 CCP IgG 33 RU/ml;C3 0.60 g/L, C4 0.06 g/L;免疫固定电泳(−)。行腰椎穿刺:脑脊液检查未及阳性结果[脑脊液压力、常规、NGS(−),自身免疫性脑炎抗体、副肿瘤综合征抗体、中枢脱髓鞘抗体均阴性]。头颅 MRI:双侧半卵圆中心对称性脑白质病变;双侧基底节区多发腔隙灶(图 20-1)。头颅磁共振波谱分析(MRS):半卵圆中心病灶 NAA 峰明显降低,胆碱峰增高(图 20-2)。全身 PET/CT:腹膜后多发淋巴结显示,部分增大伴代谢异常增高。

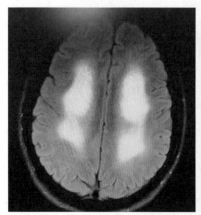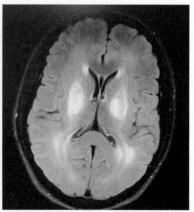

图 20-1　头颅 MRI

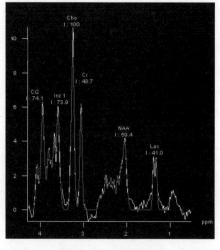

图 20-2　头颅 MRS

病例解析

　　患者为中年男性,亚急性起病,认知功能减退,言语障碍,双下肢无力,有双侧脑白质病变。该患者 ANA 1∶320,符合 2019 年 ACR 分类标准中系统性红斑狼疮的入组标准,同时有 aPL(＋),C3、C4 降低,核糖体 P 蛋白阳性,神经系统症状,那么在诊断狼疮脑病前需要排除感染、肿瘤及其他可引起神经系统症状的疾病。

　　因此,我们组织了多学科专家会诊,综合各学科专家意见,需鉴别以下疾病。

1. 中毒

　　患者无毒物接触史,暂不考虑中毒。

2. 中枢神经系统感染

患者中年男性,亚急性病程,外周血炎症指标升高,进行性认知障碍,需鉴别由病毒、真菌引起的颅内感染。患者血、尿常规,T-SPOT,脑脊液压力、常规、NGS 未见异常,排除神经系统感染。

3. 自身免疫性脑炎

患者脑脊液自身免疫性脑炎抗体阴性,不支持该诊断。

4. 淋巴瘤

患者头颅 MRS 提示 NAA 峰降低,胆碱峰升高,PET/CT 示多发淋巴结显示,结合目前检查结果淋巴瘤不能除外;为排除淋巴瘤,考虑行头颅 PET/MRI 检查。

2020 年 7 月 23 日完善头颅 PET/MRI:双侧额顶叶脑白质内、双侧放射冠-半卵圆中心、双侧基底节区及小脑半球见对称性片状异常信号灶,代谢未见异常增高(图 20-3)。

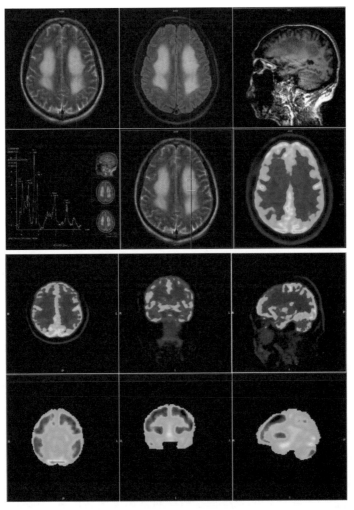

图 20-3　头颅 PET-MRI

为进一步明确脑白质病变性质,患者至我院功能神经外科行脑活检。2020 年 7 月 25 日完善脑活检(图 20 - 4):少数淋巴细胞浸润,部分淋巴细胞围绕血管分布,免疫组化染色(—)。

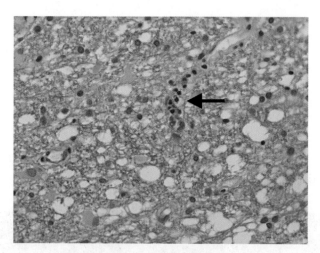

图 20 - 4　脑活检病理

最终诊断:系统性红斑狼疮、狼疮脑病(SLEDAI 评分 18 分,重度活动),予甲泼尼龙 500 mg,每天 1 次×5 天,患者出现不能对答及四肢不能自主运动,考虑疗效欠佳。根据 2019 年欧洲风湿病学大会(EULAR)指南推荐及相关病例报道,对于难治性狼疮及神经狼疮,利妥昔单抗有显著疗效。因此我们对该患者使用了利妥昔单抗 500 mg,每周 1 次× 4 次,患者症状逐渐好转,可简单对答,四肢自主运动恢复。

本例精要

系统性红斑狼疮患者常表现出神经系统受累的症状,称为系统性红斑狼疮脑病或神经精神性狼疮。系统性红斑狼疮的神经系统表现多样,通常有非特异性症状,如头痛和认知障碍,但也可能有器质性病变,如癫痫、横贯性脊髓炎和脑卒中等。目前认为这些症状是微血管病变和血栓形成、自身抗体和炎症介质介导的炎症反应等共同促进狼疮脑病发病的结果。系统性红斑狼疮脑病的诊断是临床一重大挑战,且目前无统一标准,需要排除其他病因,结合临床表现和辅助检查共同评估。治疗主要包括对于神经系统症状的对症治疗。例如,治疗癫痫发作的抗癫痫药,以及针对精神症状的抗焦虑、抗抑郁药等,以及根据病情评估给予免疫抑制治疗,甚至还需要抗凝治疗,但目前需要进一步深入研究系统性红斑狼疮脑病的免疫发病机制和可能的靶向药物来提高系统性红斑狼疮脑病的诊治能力。

系统性红斑狼疮脑病患者的免疫抑制治疗通常用大剂量激素、环磷酰胺、霉酚酸酯和硫唑嘌呤治疗,病情危重、免疫抑制剂治疗效果欠佳时,可以考虑血浆置换、丙种球蛋白冲击治疗等。

　　利妥昔单抗是一种作用于表达 CD20 的 B 细胞的人鼠嵌合单克隆抗体,近年来在多种免疫性疾病的临床研究中均取得良好疗效,利妥昔单抗似乎对难治性系统性红斑狼疮脑病的效果显著。一项研究对 10 例难治性系统性红斑狼疮脑病患者进行了利妥昔单抗的疗效评估,这些患者在临床体征和症状以及放射学检查方面都有了显著和快速的改善;利妥昔单抗对系统性红斑狼疮脑病患者的回顾性研究也是有效且相当安全的;另外利妥昔单抗可能有益于其他炎症性神经系统疾病,如视神经脊髓炎、脑炎和眼阵挛-肌阵挛综合征等。

案例 21　PAMI 综合征

上海儿童医学中心风湿免疫科　许雪梅

病例介绍

1. 病史

患者,女性,8 岁。

因"游走性关节肿痛 5 年余,再发左肘关节肿痛半月"入院。

患儿从出生后 3 个月开始反复呼吸道感染;3 岁时陆续出现左侧近端指间关节、踝关节、膝关节、髋关节、左侧肘关节肿痛,多为单侧。外院曾使用糖皮质激素治疗,病情改善。6 岁时因左髋关节痛,诊断"左股骨头无菌性坏死",行骨钻孔减压术,术后恢复良好。现再发左肘关节肿痛,于 2018 年 8 月 21 日就诊我院。

既往史及个人史均正常。父母非近亲结婚,身体健康。

2. 检查

体格检查:一般情况可,生命体征平稳。头颈部、心肺(一);肝脏肋下 2 cm,质软;脾脏肋下 3 cm,质中;左肘关节肿胀、疼痛;肛门生殖器、神经系统(一)。

入院查血常规:WBC 3.66×10^9/L, N 0.52×10^9/L, Hb 93 g/L, PLT 359×10^9/L;炎症指标:CRP 80 mg/L, ESR 92 mm/h, LDH 2 076 U/L,铁蛋白正常;心功能、肝功能、肾功能、电解质、PCT、病原学、自身抗体/RF/抗 CCP 均阴性;多次行多部位骨穿均未见异常。双手、双膝 MRI:骨髓弥漫性异常信号,T1WI 低信号,T2WI 高信号。

3. 诊疗经过

结合患者症状、体征(反复关节肿痛 5 年)和实验室检查结果(排除感染、肿瘤,炎症指标高,自身抗体阴性),考虑幼年型特发性关节炎可能;但是患儿关节 MRI 改变、肝脾大、中性粒细胞减少与幼年型特发性关节炎表现不相符合。需要考虑的是多于成人发病的费尔蒂(Felty)综合征(一种少见但严重的血清反应阳性类风湿关节炎,伴有中性粒细胞减少和脾肿大),但结合患儿关节 MRI 表现、RF/抗 CCP 阴性,予排除。一方面考虑到强烈的自身炎症反应,予泼尼松治疗;另一方面考虑患儿起病年龄小(<3 岁)、自身炎症反应强烈,完善全外显子组基因测序以排查是否存在自身炎症性疾病。基因检测结果显示:

PSTPIP1 基因存在新生杂合突变(c. 748G＞A，p. E250K)，按照 ACMG 变异分类标准，可以归类为致病性变异。复习相关文献，诊断为 PSTPIP1 相关的髓样相关蛋白血症性炎症综合征，即 PAMI 综合征。治疗上，使用泼尼松 2 mg/(kg·d)，逐渐减量，2 个月后加用注射用重组人 II 型肿瘤坏死因子受体抗体融合蛋白(0.4 mg/kg，每周 2 次)治疗，糖皮质激素总疗程 6 个月。注射用重组人 II 型肿瘤坏死因子受体抗体融合蛋白初始疗效好，患儿关节炎、肝脾大改善，炎症指标下降，但中性粒细胞减少持续存在；后期患儿炎症指标高、反复出现感染，故在使用 20 个月后更换为托法替布治疗，初始第 1 个月剂量为每次 2.5 mg、每日 2 次口服，监测肝肾功能等指标，调整用药剂量。第 2 个月剂量为早 5 mg、晚 2.5 mg 口服，第 3 个月剂量为每次 5 mg、每日 2 次口服。使用托法替布 3 个月后，患儿感染频次显著降低，炎症指标下降，但中性粒细胞减少持续存在。随访至今，已使用托法替布 7 个月余。

病例解析

该例患儿起病年龄小，反复关节肿痛、肝脾肿大、中性粒细胞减少、炎症指标高，MRI 提示骨髓弥漫性异常信号，容易误诊为幼年型特发性关节炎。对于幼年型特发性关节炎，全身型常有反复发热、与热消长的皮疹，肝脾淋巴结肿大，实验室检查 WBC 增多伴中性粒细胞增多，PLT 常升高，ESR 加快；其他类型幼年型特发性关节炎患者主要以关节肿痛为主要表现，一般肝脾不大，炎症指标高，WBC 常升高，以中性粒细胞为主。该患者以关节肿痛、肝脾大为主要临床表现，实验室检查炎症指标高，WBC 减少，尤其是中性粒细胞明显降低，因此幼年型特发性关节炎诊断存在疑问。对于低年龄，尤其是小于 3 岁起病的幼年型特发性关节炎，要警惕自身炎症性疾病，需借助基因检测来明确诊断。因此我们对该例患儿及时完善了全外显子组基因测序，结果提示 *PSTPIP1* 基因新生杂合突变，最终明确诊断，使患儿得到了及时的治疗。

本例精要

PAMI 综合征患者有"一小两大三低"的特点：起病年龄小，据报道起病最小年龄为 28 周(早产儿)，中位年龄 13 个月；肝脏、脾脏增大；WBC、Hb、PLT 计数低。关节症状常见，如关节炎、关节痛、关节肿胀和晨僵等。除外关节表现、血液系统受累、肝脾淋巴结肿大、反复感染、炎症指标高，患者还可表现有皮肤病变、生长迟缓。另外一项显著的实验室检查特征是血浆锌、钙卫蛋白浓度显著升高。该患者在诊断后检测全血锌浓度正常，考虑可能与使用糖皮质激素和注射用重组人 II 型肿瘤坏死因子受体抗体融合蛋白治疗有关。也有相关文献报道在治疗后血锌可降低，但未降至正常。血钙卫蛋白我院无法检测。

PSTPIP1 基因突变存在基因型-表型相关性。与 PAMI 综合征相关的报道有 *PSTPIP1* 基因错义突变(c. 748G＞A，p. E250K 或 c. 769G＞A，p. E257K)，即 *PSTPIP1* 基因第 748 位或 769 位核苷酸碱基由鸟嘌呤突变为腺嘌呤，导致编码蛋白发生

错义突变,即 PSTPIP1 蛋白的第 250 位或 257 位的谷氨酸(E)突变为赖氨酸(K)。对 PAMI 综合征患者来说,血液检测通常显示非常高水平的锌和钙卫蛋白(MRP8/MRP14)。该血液指标不只是用来确诊,在今后的治疗中还可以用来监测治疗的效果。钙卫蛋白是一种来源于中性粒细胞和巨噬细胞的含钙蛋白,本身就是急性细胞炎症的标志物,同时也可以作为配基激活免疫细胞表达一系列的促进细胞炎症的细胞因子。突变的 PSTPIP1 蛋白本来就是一个具有重要的调节免疫细胞功能、可刺激 IL‐1 表达的蛋白,所以这些紊乱的免疫功能,应该可以追溯到这个关键的蛋白身上。

治疗有糖皮质激素、生物制剂(阿达木单抗、依那西普、英夫利昔单抗、IL‐1 受体拮抗剂、IL‐17 拮抗剂、IL‐6 受体拮抗剂)、免疫抑制剂(环孢素、他克莫司、霉酚酸酯、甲氨蝶呤、柳氮磺吡啶、硫唑嘌呤)、秋水仙碱及其他非甾体抗炎药、皮肤外用药等;有学者提出糖皮质激素作为一线治疗,也是最常用的单药治疗,文献报道主要联合生物制剂、免疫抑制剂、非甾体类抗炎药物治疗。以上治疗并非对所有患者有效,也并非持续有效。皮肤症状、关节炎、贫血和全身炎症均有所改善;部分患者肝脾肿大经治疗后消失。虽然 PAMI 综合征的许多症状对治疗有反应,但迄今为止,尚未发现任何方法能有效治疗 PAMI 患者的中性粒细胞减少的问题。因此,反复感染仍是一个持续存在的问题,对这样的情况,可能需要预防性使用抗生素。新近文献报道,对 5 例 PAMI 综合征患者(4 例疾病无法控制、1 例发生骨髓增生异常综合征)进行了造血干细胞移植(4 例全供体嵌合、1 例混合供体嵌合),末次随访(中位时间 2.2 年),5 例患者免疫功能恢复,均无 PAMI 综合征相关症状。由此,在一些 PAMI 综合征患者中,常规抗细胞因子和免疫抑制治疗无缓解,异基因造血干细胞移植可能是治愈 PAMI 综合征血细胞减少和严重自身炎症的有效选择。

案例 22　表现为胸主动脉瘤的大动脉炎

长海医院风湿免疫科　高洁

病例介绍

1. 病史

患者,女性,24岁。

因"反复胸背部疼痛7个月"入院。

患者入院前7个月开始反复出现左上腹疼痛,为持续性钝痛,无呕血、黑便,无腹胀、腹泻。2019年12月18日外院CTA:胸主动脉下段动脉瘤,局部管壁增厚,壁间血肿? 遂至我院血管外科,行局麻下胸主动脉夹层腔内隔绝术,术中造影提示降主动脉瘤,于降主动脉远端放置22 mm×80 mm及20 mm×80 mm支架各1枚。当时ESR 129 mm/h,术后予泼尼松30 mg、每天1次口服。出院后患者仍有胸背部疼痛,2020年3月24日于当地查ESR 85 mm/h,CRP 100.45 mg/L,于2020年4月入住我科。

2. 检查

入院查体:颈部无明显杂音,双侧上肢及下肢血压无明显差异,心、肺、腹无明显异常。

实验室检查:ESR 62 mm/h,CRP 63.30 mg/L;免疫球蛋白、RF、自身抗体均阴性。乙肝、结核 T-SPOT 均阴性。腹部彩超、胸部CT、超声心动图、主动脉CTA、头颅MRA均未见明显异常。

3. 诊疗经过

结合患者ESR、CRP升高,考虑炎性胸主动脉瘤、大动脉炎可能,胸主动脉瘤术后。予泼尼松(40 mg、每天1次)+托珠单抗(400 mg、每月1次)+羟氯喹(0.2 g、1天2次)治疗,2个月后(2020年6月)患者ESR、CRP均明显下降,胸背痛消失。4个月后(2020年8月)激素减至15 mg,每天1次,患者ESR、CRP再次升高(ESR 39 mm/h,CRP 93.6 mg/L),但无明显胸背痛,考虑激素减量所致可能,予泼尼松加至30 mg,每天1次,继续予托珠单抗400 mg、每月1次。同时患者出现右眼视物模糊,无畏光、流泪,无头痛、呕吐,外院OCT检查:右眼网膜水肿,网膜结构水肿。左眼黄斑结构大致正常。2020年11月眼科会诊考虑黄斑水肿,视网膜静脉阻塞,予右眼局部注射抗 VEGF 药物(雷珠单抗),视力有恢复,同时换用英夫利昔单抗。

病例解析

患者为青年女性,以胸痛、降主动脉瘤起病,病程中出现视物模糊,眼科检查提示视网膜血管炎,ESR 和 CRP 升高,激素、托珠单抗治疗有效,患者大血管炎诊断明确,需要鉴别引起血管炎的原因:

1. 多发性大动脉炎

患者为年轻女性,以胸痛起病,病程中出现视物模糊,多种炎症指标升高,血管造影提示胸主动脉和视网膜血管炎症,根据 2018 年 ACR 更新的多发性大动脉炎分类标准,大动脉炎高度疑似。

2. 巨细胞性动脉炎

巨细胞性动脉炎通常可引起颈外动脉分支受累,导致头痛、失明等症状,且巨细胞性动脉炎也引起大血管病变,该患者有胸主动脉瘤伴右眼视物模糊,因此需鉴别。但是巨细胞性动脉炎通常发病年龄>50 岁,头痛多年,根据 1990 年 ACR 分类标准,不符合该诊断,暂不考虑。

3. 白塞病

患者大血管、微血管均有受累,且大血管病变主要表现为动脉瘤,因此需要与白塞病鉴别。但是患者并无口腔、生殖器溃疡,无结节红斑、假性毛囊炎等,根据 2014 年白塞病分类标准无法诊断。

4. 感染性血管炎

常见的感染的病原体包括猪霍乱沙门菌、结核分枝杆菌、梅毒螺旋体、肺炎克雷伯菌、真菌等。绝大多数患者伴有发热、感染毒血症状,血液培养或血清病原体抗体检查有助于诊断。该患者虽有炎症指标升高,但无发热等症状,且感染相关指标均阴性,故不考虑。

5. IgG4 相关性疾病

IgG4 - RD 可以累及血管出现动脉瘤样改变,多见于 50 岁以上男性患者,可伴有腹主动脉、冠状动脉、升主动脉瘤样扩张或周围软组织包绕,患者外周血 IgG4 升高,该患者为年轻女性,外周血 IgG4 正常,暂不考虑。

综上所述患者最终诊断为大动脉炎、炎性胸主动脉瘤,视网膜血管炎。

本例精要

大动脉炎是一种主要累及主动脉及其分支的系统性大血管性血管炎。大动脉炎多见于 40 岁以下的年轻女性,在日本、中国、韩国、印度等亚洲人群以及墨西哥等中南美洲发病率较高。

1. 临床表现

大动脉炎临床表现包括系统性炎症症状(全身症状)及病变血管狭窄或闭塞后导致的局部缺血症状和体征。疾病活动期可出现乏力、发热、体重下降、盗汗、关节肌肉酸痛等全身症状,部分患者还可出现胸背痛和颈部疼痛。局部缺血症状为上肢或下肢跛行、脉搏减弱或消失(包括肱动脉、桡动脉、颈动脉及足背动脉)、高血压、双臂血压不对称、动脉血管杂音(颈动脉、锁骨下动脉、胸主动脉和腹部动脉)和头晕,甚至出现视力减退和脑卒中。

2. 诊断

血管造影是大动脉炎诊断的传统"金标准"。但由于其具有创伤性、放射性和无法对管壁炎症进行评价,目前被其他影像学检查所替代,如 CTA、MRA、PET/CT、超声等。

3. 治疗

治疗的药物分为 3 类:糖皮质激素、细胞毒性药物和针对炎症细胞因子的生物靶向药物。糖皮质激素是大动脉炎治疗的基础用药。近年来,生物靶向药物被尝试应用于难治性、复发性大动脉炎以及糖皮质激素依赖者的诱导缓解治疗。

对于血管狭窄引起的高血压、肢体缺血、脏器灌注不足、动脉瘤等,当疾病经内科药物治疗控制稳定后,可考虑外科干预。

据报道大动脉炎中视力受损的发生率在 $8.1\%\sim68\%$,尤其是在病程晚期,主要是继发于颈动脉受累导致的慢性缺氧。导致视力受损的病变包括小血管扩张、微动脉瘤、动静脉交叉、视网膜缺血和视网膜病,其中视网膜病变占 35%,也是研究最多的。发病机制主要与颈动脉受累引起的视网膜低灌注以及视网膜动脉受累引起高血压视网膜病变有关。大动脉炎相关视网膜病变缺乏有效治疗手段,有病例报道表明抗血管内皮(细胞)生长因子(VEGF)治疗可以在一定程度上改善视力。

案例 23　播散性解脲支原体感染和反应性关节炎

上海交通大学医学院附属仁济医院风湿科　叶延

病例介绍

1. 病史

患者,女性,50 岁,车间工人。

因"反复多关节肿痛 8 个月,加重伴发热 1 个月"入院。

患者于 2019 年 11 月无明显诱因下出现右胸锁关节疼痛,未予重视。2020 年 3 月起逐渐出现多关节肿痛,累及右肩、双踝、左腕、右膝关节,并伴有活动受限。入院前 1 个月症状加重,并出现发热,最高体温 39.4℃。WBC 11.6×10^9/L, CRP 54.7 mg/L, ESR 112 mm/h,右踝关节 MRI:踝关节积液。右肩关节 MRI:关节腔及周围滑囊、腱鞘多发积液。PET/CT:多关节炎,未见肿瘤。予以中药外敷、双氯芬酸钠消炎止痛,激素抗炎,头孢菌素、莫西沙星抗感染等治疗,效果不佳。病程中无咳嗽、咳痰,无头晕、头痛,无眼炎、皮疹、口腔溃疡、晨僵、结节红斑、腹痛、腹泻等。为进一步诊治于 2020 年 7 月入院。

既往史:1 年前行胸腺瘤切除及放疗。否认其他慢性病。

2. 检查

查体:T 38.1℃, P 103 次/分,R 20 次/分,BP 113/62 mmHg。

神清,精神萎,轮椅推入,全身浅表淋巴结无肿大,右胸壁可见两条 2 cm 手术瘢痕,双肺呼吸音粗,未闻及明显干湿啰音,心律齐,无杂音,腹平软,全腹无压痛、反跳痛。左腕关节、右踝关节、右膝关节肿胀压痛。

检查:血常规:WBC 12.86×10^9/L, Hb 89 g/L, PLT 378×10^9/L; ESR 110 mm/h, CRP 80.2 mg/L, PCT 0.19 ng/ml;尿常规(—);肝肾功能(—);HLA - B27、RF、抗 CCP、ANA、抗 ENA、抗 dsDNA、ANCA、补体、传染病指标(肝炎病毒、HIV、梅毒)及感染相关指标(血培养、G 试验、LPS、T - SPOT)均阴性。右膝关节 MRI:右膝关节腔及髌上囊积液。

骶髂关节 MRI:右骶髂关节炎。

3. 诊疗经过

患者入院后完善相关检查,抽取右膝关节积液,为淡黄色、黏稠、浑浊液体,WBC $7\times$

10^9/L,多核为主(90%),关节液涂片＋培养(细菌、真菌、结核):未见异常。考虑反应性关节炎、胸腺瘤切除术后,予泼尼松5 mg、每天3次口服,抑制炎症反应,依托考昔消炎止痛、抗感染治疗后热平,但仍有反复关节肿痛,予甲泼尼龙(40 mg、每天1次、静脉滴注)＋依托考昔＋抗生素足疗程治疗后停用。就在我们准备为患者制定下一步诊治方案的时候,某天早晨患者突发神志错乱、意识模糊、短暂癫痫发作,后出现昏迷。完善头颅MRI和脑脊液检查均未见异常,排除了颅内肿瘤和感染可能,同时发现血氨明显升高达1848 μmol/L(正常值9～30 μmol/L)。再次完善关节腔穿刺,仍为黄色、黏稠、浑浊液体,WBC 44×10^9/L,多核为主(80%),关节液涂片＋培养(细菌、真菌、结核):未见异常。完善关节液NGS检查:解脲支原体阳性(序列数1452,该菌为条件致病菌,定植于泌尿及生殖系统中,能够分解尿素产生氨)。最终诊断:播散性解脲支原体感染,高血氨脑病,反应性关节炎,胸腺瘤术后。治疗上予甲泼尼龙减量至30 mg,每天1次、静脉滴注,左氧氟沙星(0.5 g,每天1次)＋多西环素(0.1 g,1天2次)抗感染,辅以血液灌流、降血氨、灌肠、营养支持等治疗。后患者苏醒,1周内血氨降至正常,关节肿痛基本缓解,炎症指标也在1个月后降至正常。出院后予依托考昔(60 mg、每天1次)＋左氧氟沙星(0.5 g、每天1次)＋多西环素(0.1 g、1天2次)口服。

病例解析

患者为中老年女性,慢性病程,既往有胸腺瘤病史,属于免疫缺陷人群,以反复多关节炎伴发热起病,炎症指标高,虽然多次血培养、关节培养均阴性,非甾体抗炎药、激素疗效不佳,但是抗生素治疗有效,反应性关节炎基本明确。反应性关节炎临床并不少见,但是对于常规抗感染治疗后关节疼痛不能缓解的患者要警惕非典型病原体感染的可能,积极寻找感染的病原菌,对症下药。但是常规微生物培养手段并未找到感染的证据,最终通过二代测序技术明确了感染原因。

患者在治疗过程中出现了昏迷,经检查排除颅内占位与感染,同时发现了血氨的升高,那么对于没有基础肝病的患者出现高氨血症要积极寻找血氨升高的原因。在疾病治疗过程中出现的难以解释的症状时,我们首先要考虑一元论。NGS的阳性为我们解开了关节痛和高血氨的谜团。

该患者在明确感染病原体后给予敏感抗生素治疗,再辅以激素和非甾体抗炎药抗炎止痛治疗,症状和指标得到迅速改善。因此,对于常规培养阴性,而临床表现高度提示感染的患者,要借助NGS。

本例精要

1. 定义

反应性关节炎是一种发生于某些特定部位(如肠道和泌尿生殖道)感染之后而出现的关节炎。近年发现,包括细菌、病毒、衣原体、支原体、螺旋体等在内的绝大多数微生物感染后均可引起反应性关节炎,是临床上常见的关节炎之一;然而经典的反应性关节炎仅指某些特定的泌尿生殖系或胃肠道感染后短期内发生的一类外周关节炎,而赖特(Reiter)综合征为经典反应性关节炎中的经典。

2. 发病率

该病多发生于 18~40 岁青年男性,国外发病率为 0.06％~1％,国内尚无相关的流行病学数据报道。也可见于儿童及老年人。男女发病率无明显不同。本病无地域差异,可发生于世界各地。

3. 病因

反应性关节炎的发病还与 HLA-B27 有密切的相关性,肠道及泌尿生殖道感染引起的反应性关节炎多与易感基因 *HLA-B27* 有关,而链球菌、病毒、螺旋体导致的反应性关节炎一般无 HLA-B27 因素参与。

4. 临床表现

临床表现包括:全身症状如发热、体重下降、倦怠无力和大汗;非对称性分布的寡关节炎,呈现伴关节周围炎的腊肠样指(趾)。主要累及膝、踝等下肢大关节。受累关节呈热、肿胀、剧痛和触痛。膝关节常有明显肿胀及大量积液。泌尿生殖道炎症:典型患者是在性接触或痢疾后 7~14 天发生无菌性尿道炎。此外,还有皮肤黏膜表现及眼部症状如结膜炎、急性前色素膜炎、角膜炎、角膜溃疡、表面巩膜炎、视神经和球后神经炎等。

5. 实验室检查

实验室检查可发现血常规:WBC 计数升高,ESR 和 CRP 升高。有泌尿生殖道症状者可作培养。HLA-B27 阳性与中轴关节病变有关,对诊断本病有辅助价值。放射学检查并非诊断的必要条件,但是对于患者的评价仍非常重要。

6. 诊断

目前多沿用 1996 年 Kingsley 与 Sieper 提出的反应性关节炎的分类标准:

(1) 外周关节炎:下肢为主的非对称性寡关节炎。

(2) 前驱感染的证据:①如果 4 周前有临床典型的腹泻或尿道炎,则实验室证据可有可无;②如果缺乏感染的临床证据,必须有感染的实验室证据。

(3) 排除引起单或寡关节炎的其他原因,如其他脊柱关节炎、感染性关节炎、莱姆病及链球菌反应性关节炎。

(4) HLA-B27 阳性、反应性关节炎的关节外表现(如结膜炎、虹膜炎、皮肤、心脏与神经系统病变等)或典型脊柱关节炎的临床表现(如炎性下腰痛、交替性臀区疼痛、肌腱端炎或虹膜炎)不是反应性关节炎确诊必须具备的条件。

7. 治疗

目前尚无特异性或根治性治疗方法。与其他炎性关节病一样,治疗目的在于控制和缓解疼痛,防止关节破坏,保护关节功能。常有药物包括非甾体抗炎药、糖皮质激素、慢作用抗风湿药、生物制剂。抗生素的治疗存在争议。

案例 24　银屑病合并系统性红斑狼疮

上海交通大学医学院附属第六人民医院风湿免疫科　张华

病例介绍

1. 病史

患者,男性,64 岁。

因"双手、腕关节肿痛 1 个月,双踝、足趾肿胀 1 周"入院。

患者入院前 1 个月无明显诱因下出现双手拇指、第 2 指、双腕肿胀伴疼痛、晨僵;1 周前出现双踝、右足第 3 趾肿痛、颜面水肿。病程中患者有面部散在红斑,日晒后加重,有咳嗽、咳白色黏痰,活动后气急,双手指遇冷发白,双上肢酸痛。现为行进一步诊治入院。

既往史:高血压;20 年前前额、耳郭后、下肢皮肤出现散在红斑,上覆银白色鳞屑。

2. 检查

颜面水肿,两颊散在红斑;手指指甲顶针样凹陷,左足第 1 趾趾甲分离;双手指皮肤颜色较深,皮温低;下肢皮肤红斑,上覆银白色鳞屑,刮除鳞屑后可见点状出血(Auspitz 征);双手拇指指间关节、第 2 指远端指间关节、双腕关节、双踝关节肿胀、压痛,左足踇趾、右足第 3 趾腊肠趾(图 24 - 1);HR 90 次/分,律齐;双下肺呼吸音极低,未闻及干湿啰音,四肢肌力正常。

入院后查:血 WBC $5.1×10^9$/L, Hb 102 g/L, PLT $98×10^9$/L, N% 83.6%;ESR 65 mm/h, CRP 21.8 mg/L, SAA 107 mg/L;白蛋白 29 g/L,白蛋白/球蛋白比例 0.9,AST 47 U/L,尿酸 436 μmol/L,肌酸激酶(CK)719 U/L, LDH 439 U/L, D-D 1.49 mg/L, Scr、24 h 尿蛋白(−);IgG 19.10 g/L, IgA 4.45 g/L, C3 0.66 g/L, NT-proBNP 716.3 pg/ml。抗 ANA 抗体(核颗粒型)1∶10 000、抗 dsDNA 弱阳性、抗 dsDNA 抗体(定量)248.55 IU/ml、抗 U1-RNP/抗 Sm 阳性(++);Coombs 试验、肿瘤标志物、甲状腺功能、T-SPOT、HIV、梅毒、乙肝、RF、抗 CCP、ANCA 阴性。

甲状腺超声:左侧甲状腺结节。腹部超声:胆囊结石,胆囊壁胆固醇沉着。脊柱正侧位:颈椎退变,胸椎退变,腰椎退变,稍侧弯,骨质疏松。双手 X 线:双手退变。浅表淋巴结超声:①左侧锁骨下淋巴结、双侧腹股沟区淋巴结可见,形态稍饱满,皮髓质结构欠清;

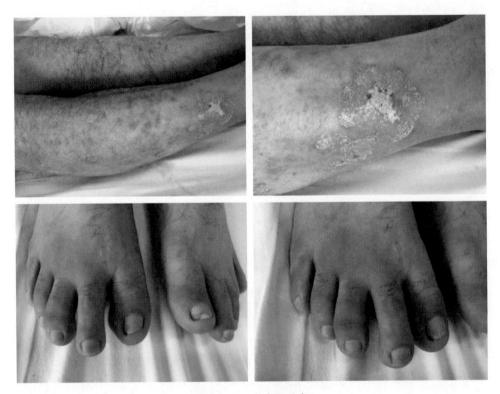

图 24 - 1　皮疹和趾炎

②右侧锁骨下、双侧腋下未见明显肿块及形态饱满的淋巴结。

关节超声：双手屈肌腱腱鞘炎；双侧腕关节滑膜炎，双腕部指总伸肌腱腱鞘炎。

超声心动图：主动脉瓣反流（轻度），二尖瓣反流（轻微-轻度），三尖瓣反流（轻度）。胸部 CT 报告：两侧胸腔积液伴两下肺膨胀不全，两下肺间质性改变；两上肺胸膜下小结节；两下肺少许条索灶；心包少量积液；纵隔多发淋巴结（图 24 - 2）。

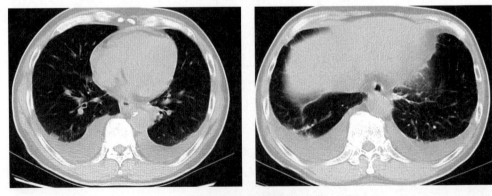

图 24 - 2　胸部 CT 检查结果(2018 年 11 月)

皮肤病理（右小腿）：皮肤组织，上皮脚延伸，局部区域表皮变薄，真皮乳头上移，乳头内小血管扩张，小血管周围慢性炎症细胞浸润（图 24 - 3）。

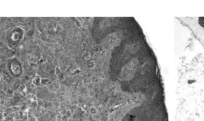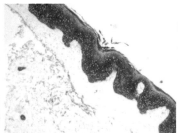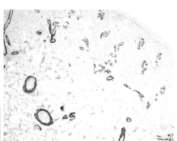

图 24-3　皮肤病理检查结果

免疫组化结果(M18-7439):CD3(一),CD20(一),CD5(一),CD79α(上皮,+),CK(上皮,+),CD34(血管,+),SMA(血管,+),Ki-67(3%,+)。

病例解析

患者为老年男性,亚急性病程,多系统病变,以皮疹、关节痛起病,病程中有光过敏、咳嗽咳痰,20 多年前即有颜面及下肢鳞屑样皮疹,查体有两颊散在红斑、腊肠趾、指甲顶针样凹陷、下肢皮肤红斑伴鳞屑,实验室检查多种自身抗体阳性,影像学检查提示关节炎、胸腔积液、心包积液、肺间质性改变。综合临床症状、体征和实验室检查结果,诊断为:系统性红斑狼疮(ANA 阳性、浆膜腔积液、关节炎、低补体、抗 dsDNA 或抗 Sm 抗体阳性)、银屑病关节炎(银屑病皮损、指甲病变、足趾肿胀、RF 阴性)、斑块型银屑病。

治疗上予泼尼松(20 mg,每天 1 次)+甲氨蝶呤(10 mg,每周 1 次)+环磷酰胺(0.6 g,每月 1 次),激素逐渐减量,后续调整免疫抑制剂剂量,甲氨蝶呤(7.5 mg,每周 1 次)+环磷酰胺(0.8 g,每月 1 次),炎症指标逐渐下降至正常,随访胸部 CT(2019 年 1 月):两肺间质性病变(非特异性间质性炎症,NSIP),右肺中叶胸膜下微小结节(图 24-4)。关节肿痛及皮疹缓解,无明显胸闷、气急。

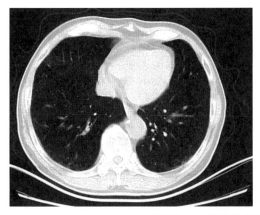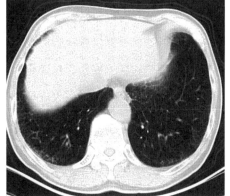

图 24-4　随访胸部 CT(2019 年 1 月)

本例精要

系统性红斑狼疮是一种累及全身多个系统的自身免疫性疾病,银屑病是一种常见的原因不明的慢性、复发性、炎症性皮肤病,这两种疾病出现在同一患者并不多见。寻常型银屑病及系统性红斑狼疮的发生与自身免疫功能紊乱有关,而且有遗传因素的参与及其他诸多因素的作用。

银屑病和系统性红斑狼疮的急性起病期均可出现红斑、丘疹鳞屑样皮疹,组织学上也缺乏特征性改变,鉴别比较困难。对于形态学和组织学难以鉴别的病例,可通过皮疹是否对光过敏及直接免疫荧光检测狼疮带进行初步鉴别,如有光过敏且狼疮带检测阳性的银屑病样皮损患者应考虑到系统性红斑狼疮,并尽早进行血清学检查。

当银屑病合并系统性红斑狼疮时,治疗应该谨慎,寻找平衡点。一方面,治疗系统性红斑狼疮的抗疟药的使用会加重银屑病皮疹,糖皮质激素减量过程中可能诱发银屑病皮损加重或红皮病型银屑病;另一方面,银屑病的治疗如光疗可能会加重系统性红斑狼疮,TNF-α抑制剂的使用可能会诱发药物狼疮。甲氨蝶呤是可以同时治疗系统性红斑狼疮、银屑病和银屑病关节炎的药物。糖皮质激素和免疫抑制剂对系统性红斑狼疮和银屑病均有治疗作用,故本例患者经泼尼松、甲氨蝶呤和环磷酰胺治疗后,取得了良好的疗效。

案例 25　ANCA 阳性的肺出血-肾炎综合征

上海市第十人民医院肾脏风湿科　刘欣颖　秦岭

病例介绍

1. 病史

患者,女性,63 岁。

因"肉眼血尿 16 天,无尿伴咯血 3 天"入院。

患者于入院前 16 天无明显诱因出现肉眼血尿,伴尿频、排尿困难、尿量减少(具体尿量不详),当时无腰痛、发热、呕吐、黑便等。于外院医院就诊,查血常规:WBC 11.12× 10^9/L, N% 78.3%, Hb 100 g/L, RBC 3.79× 10^{12}/L; CRP 131.2 mg/L。尿常规:浓茶色,尿蛋白(++),尿 RBC 满视野,尿隐血(+++),尿 WBC 5~7/HP,尿微量白蛋白>200 mg/L;考虑尿路感染,予以左氧氟沙星 0.5 g、每天 1 次,静脉滴注 3 天,肉眼血尿无好转;遂至上海市第九人民医院就诊,2020 年 1 月 23 日检查:Scr 311 μmol/L,尿蛋白(+),尿隐血(+++),尿 RBC 30~40 个/HP,尿 WBC 5~8 个/HP,考虑尿路感染,予以氨曲南静脉滴注 6 天,无好转。治疗过程中出现无尿,24 h 尿量<100 ml,伴发热,最高体温 38℃,伴咳嗽咳白色黏液痰,痰中带血,伴气促,夜间不能平卧,面部及双下肢水肿,大便为黑色糊状,无畏寒寒战、恶心呕血、腹痛胸痛等。为进一步诊治,2020 年 1 月 31 日于我院急诊就诊,查血常规:WBC 21.1× 10^9/L, N% 94%, Hb 70 g/L。肾功能:血尿素氮(BUN) 42.77 mmol/L, Scr 1 227 μmol/L, eGFR 2.56 ml/(min・1.73 m²),尿常规:尿蛋白(+++),RBC 12~15 个/HP,WBC(-)。胸部 CT 提示双肺多发炎症性改变。为进一步诊治,急诊以"急性肾损伤"收入我科。发病以来,患者精神萎,食欲差,睡眠差,二便如上述,体重无明显改变。

既往史:高血压病史 1 个月。腔隙性脑梗死病史,右肺结节手术史[病理提示非肿瘤(报告未见)];2019 年 12 月 9 日因鼻出血于上海市第九人民医院行鼻出血激光烧灼术。

2. 检查

查体:T 37.4℃,P 108 次/分,R 26 次/分,BP 137/88 mmHg;神清,气喘,端坐呼吸,肺部可闻及细湿啰音,中上腹压痛、无反跳痛,四肢活动可,双下肢水肿(+)。

入院查血常规：WBC 16.17×10⁹/L，RBC 2.34×10¹²/L，Hb 50 g/L，PLT（一）；ESR 73 mm/h，CRP＞200 mg/L，PCT 3.22 ng/ml；粪 OB（＋＋）。尿常规：尿蛋白（＋＋＋），RBC 15～20/HP；D-二聚体 7.04 μg/ml；生化：白蛋白 29.2 g/L，BUN 32.92 mmol/L，Scr 699 μmol/L；免疫球蛋白正常范围；C3、C4、RF、κ、λ：正常范围；ANA（±），抗 ENA、抗心磷脂抗体、P-ANCA、MPO-ANCA 均阴性，c-ANCA（±），PR3-ANCA 401 RU/ml，抗 GBM 316 RU/ml；心肌标志物：肌钙蛋白 T（cTnT）0.030 ng/ml，肌红蛋白（Mb）359.5 ng/ml，肌酸激酶同工酶（CK-MB）7.15 ng/ml，BNP 818 pg/ml。铁代谢：血清铁（一），不饱和铁结合力 8.5 μmol/L，总铁结合力 23.4 μmol/L，转铁蛋白 1.3 g/L，转铁蛋白饱和度 63.7%，铁蛋白 1 141 ng/ml；血气（一）；乙肝/丙肝/梅毒/HIV（一），柯萨奇病毒（一），TORCH（一），呼吸道九联检（一），EBV（一）。骨穿：粒系增生活跃，类白血病反应。胸部 CT：右肺上叶前段术后改变，右肺多发及左肺下叶后基底段多发炎症性病变（图 25-1）。

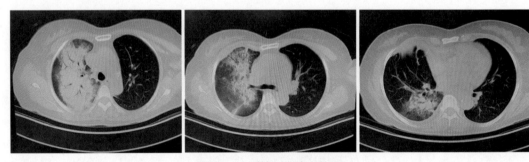

图 25-1　胸部 CT 检查结果

3. 诊疗经过

结合临床表现和实验室检查，诊断为：急进性肾小球肾炎原因待查（肺出血肾炎？ANCA 相关性血管炎？）、肺部感染、重度贫血、心功能不全（NYHA Ⅳ级）。予甲泼尼龙冲击治疗，环磷酰胺（累计 0.8 g）抑制免疫，同时予双膜血浆置换（DFPP）＋连续肾脏替代治疗（CRRT），先后予替考拉宁、亚胺培南西司他丁钠＋氟康唑抗感染；辅以丙种球蛋白、白蛋白、红细胞输注。经治疗后病情好转，PR3-ANCA 及抗 GBM 滴度下降，予出院。出院后继续甲泼尼龙（16 mg，每天 3 次、口服）＋环磷酰胺（每 2 周一次、静脉滴注），以及规律血透。

> **病例解析**

患者为中老年女性，急性起病，以"急进性肾小球肾炎"起病（血尿、蛋白尿、水肿、高血压、无尿、肾功能急剧下降），同时伴咯血、发热、Hb 进行性下降，肺部多发病变，自身抗体 c-ANCA（＋）和抗 GBM 阳性。该病例急进性肾小球肾炎诊断明确，予抗炎、免疫抑制及血液净化治疗后病情得到控制。

结合患者肺部症状、体征和 c‑ANCA 及抗 GBM 抗体双阳性,考虑急进性肾炎由 ANCA 相关性血管炎和肺出血肾炎综合征引起可能性大,但由于未能行肾穿刺进一步明确,故无法确诊,但这两种疾病治疗原则相同:在抗炎及营养支持的前提下,双膜血浆置换＋肾脏替代治疗(RRT)＋激素＋环磷酰胺的综合治疗有一定效果,虽然患者无法摆脱透析,但肺部感染及咯血症状得到了控制,PR3‑ANCA 以及抗 GBM 抗体滴度明显下降。

文献报道抗 GBM 抗体和 ANCA 抗体双阳性的患病率并不低。ANCA 阳性的肺出血肾炎综合征的患病率 20%～40%,ANCA 相关性血管炎的抗 GBM 抗体阳性的患者占 8%～14%。但是对于抗 GBM 抗体和 ANCA 抗体双阳性的患者的预后,目前来自中国、美国和欧洲的临床研究的结论并不一致。来自中国的队列研究发现:抗 GBM 抗体和 ANCA 抗体双阳性的患者 1 年生存率明显低于肺出血肾炎综合征患者;而来自欧洲的研究发现,抗 GBM 抗体和 ANCA 抗体双阳性的患者的表型和生存率与肺出血肾炎综合征类似,肾脏生存率低于 ANCA 相关性血管炎,患者生存率三者之间无明显差别。来自美国的一个研究则报道抗 GBM 抗体和 ANCA 抗体双阳性的患者与肺出血肾炎综合征患者之间的存活率无明显差异。

本例精要

本病例提示我们:

(1) 临床上以"急进性肾小球肾炎"起病的患者抗 GBM 抗体和 ANCA 抗体双阳性的并不少见,对于此类患者要积极治疗。

(2) 在抗炎及营养支持的前提下,双膜血浆置换/联合肾脏替代治疗(RRT)＋激素＋环磷酰胺/生物制剂等的综合治疗是主要的治疗手段,但要具体问题具体分析,根据病人的情况给予个性化的治疗方案。

(3) 对于此类患者,尽早肾活检明确肾脏病理情况有助于治疗方案的制定和医生对于预后的判断。

案例 26 系统性硬化症重叠系统性血管炎

复旦大学附属华山医院风湿免疫科 梁敏锐

病例介绍

1. 病史

患者,女性,64岁。

因"双手雷诺现象9年,指硬化8年,双侧腓肠肌疼痛1个月"入院。

患者于9年前(2010年3月)出现双手雷诺现象,未重视。8年前出现咳嗽、指端硬化、雷诺现象加重,查抗 Scl-70 抗体(+),胸部 HRCT 见双肺间质性改变,超声心动图估测肺动脉收缩压39 mmHg,故诊断为系统性硬化症(SSc),当时予以激素联合环磷酰胺治疗。2013年停用激素及环磷酰胺(环磷酰胺累计剂量为8.0 g),2016年复查胸部 HRCT 见双肺间质性改变范围较前增大,未予重视。2019年2月出现发热伴咳嗽、牙龈炎及尿频尿急,予以左氧氟沙星抗感染治疗后,体温平,但出现双下肢腓肠肌疼痛,呈持续性,伴活动受限,晨重暮轻。为行进一步诊治,于2019年3月入我科治疗。

2. 检查

查体:指硬化自远端累及至双手掌指关节,无指端溃疡或凹陷性瘢痕,全身未见毛细血管扩张,无皮下钙化或结节,无张口受限。心律齐,无杂音,双下肺 Velcro 啰音,四肢肌力Ⅴ级,双下肢腓肠肌轻压痛,关节活动可,无关节挛缩。

完善血常规:Hb 109 g/L, WBC、PLT 在正常范围内。尿常规:WBC 19.3 个/μl; ESR 61 mm/h, CRP 13.00 mg/L; RF 24.60 IU/ml, IgG 16.40 g/L;肝肾功能、凝血功能、电解质、肌酶、心肌标志物、补体及 IgA/IgM/IgE(−)。ANA(+),核均质型1:1000,颗粒型1:3200,抗 Ro-60(+++),抗 Ro-52(+++),抗 Scl-70(+++);p-ANCA(+),抗 MPO 抗体154.1 RU/ml, c-ANCA(−),抗 PR3 抗体(−)。炎性肌病相关抗体(抗 Mi-2α/β、抗 TIF-γ、抗 MDA5、抗 NXP2、抗 SEA1、抗 Ku、抗 Pm-Scl-100、抗 Pm-Scl-75、抗 Jo-1、抗 SRP、抗 PL-7、抗 PL-12、抗 EJ、抗 OJ)均阴性。胸部 HRCT 见双肺间质性改变(UIP)(图26-1)。甲襞毛细血管镜下表现为毛细血管形态正常,数目略低,部分充盈不全(图26-2)。肌肉 MRI 平扫+STIR 序列:双侧大、小腿肌肉内多发异常信

号,炎性病变可能(图 26-3)。肌电图(EMG)、神经传导速率(NCV)未见异常。

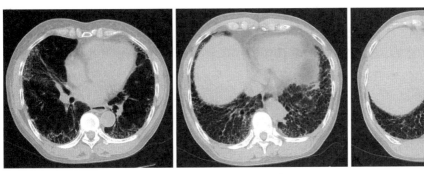

图 26-1 胸部 HRCT

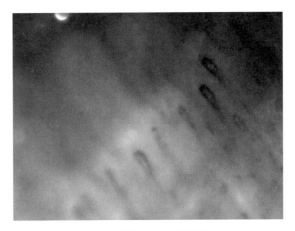

图 26-2 甲襞毛细血管镜下改变

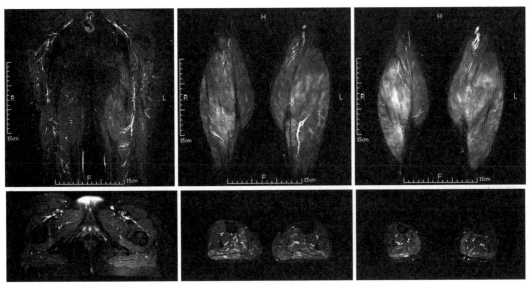

图 26-3 下肢肌肉 MRI-STIR 序列

3. 诊疗经过

初步诊断：SSc（局限皮肤型）；间质性肺病（UIP）；腓肠肌疼痛；SSc 骨骼肌受累？左氧氟沙星相关？复杂性下尿路感染。予以泼尼松 20 mg、每天 1 次起始抗炎，吡非尼酮抗纤维化治疗；停用左氧氟沙星，更换为法罗培南治疗尿路感染；予硝苯地平控释片治疗雷诺现象，辅以辅酶 Q10、维生素 B_2 对症治疗。

出院后规律随访，但患者仍有发热、腓肠肌疼痛，ESR、CRP 及 MPO - ANCA 均无明显下降。2019 年 7 月开始出现双足麻木，复查 EMG，结果提示右侧腓肠神经、左侧腓浅神经轴索损害可能。

更正诊断：重叠综合征：SSc（局限皮肤型），MPO - ANCA 相关血管炎；间质性肺病（UIP）；周围神经病；骨骼肌受累。予加用霉酚酸酯 0.75、1 天 2 次。2020 年 4 月随访 ESR 和 CRP 已降至正常，MPO - ANCA 滴度下降为 62.9 RU/ml，患者腓肠肌疼痛和双足麻木已明显好转。

病例解析

患者为老年女性，双手雷诺现象起病，逐渐出现指端硬化、咳嗽，Scl - 70（+），甲襞毛细血管襻减少，胸部 HRCT 见间质性肺疾病，SSc 诊断明确，予激素＋环磷酰胺免疫抑制治疗、吡非尼酮抗纤维化治疗。SSc 的病理改变以血管病和纤维化为突出表现，部分可出现血管周炎性浸润。该患者此次因发热伴腓肠肌疼痛入院，但 SSc 较少出现发热，且肌痛以肌炎样表现为主，肌电图可见肌源性损害，这些都是 SSc 难以解释的症状。进一步实验室检查发现 p - ANCA（+），MPO 高滴度，并在病程中逐渐出现周围神经病变，MPO - ANCA 血管炎基本明确，经过激素联合霉酚酸酯治疗后症状及实验室指标明显改善。因此，SSc 患者若出现血管炎的临床表现，需进一步排查是否重叠有系统性血管炎等其他结缔组织病。

ANCA 相关性血管炎重叠 SSc 主要发生于女性，82％有肾脏受累，抗 Scl - 70 抗体是最常出现的 SSc 的特异性抗体，以 p - ANCA 和 MPO 阳性多见，很少出现 c - ANCA 和 PR3 阳性，1 年病死率为 39.4％。文献报道 1 例 SSc 重叠 ANCA 相关性血管炎，该患者也是表现为发热、肌痛和周围神经病变。ANCA 相关性血管炎重叠 SSc 的预后劣于单纯的 SSc，治疗更具挑战，尤其是在激素的使用上存在治疗矛盾。

本例精要

（1）SSc 是一类以血管病变，纤维化和自身免疫应答为突出表现的系统性自身免疫性疾病，若患者出现血管炎相关临床表现，需考虑重叠系统性血管炎的可能，临床上建议积极完善血管炎相关辅助检查；

（2）SSc 重叠系统性血管炎常见于女性，临床上以 p - ANCA 和抗 MPO 抗体阳性多见，预后劣于单纯的 SSc，尚无充分依据指导治疗，治疗上更具挑战。

案例 27　结节性脂膜炎

长海医院风湿科　徐霞

病例介绍

1. 病史

患者,男性,65 岁。

因"反复左足背、右手背肿痛 3 月"入院。

患者于 2013 年 2 月先后出现左足第 2 跖趾关节、足跟、右手背红、肿、热、痛,1 周后累及左足背。2013 年 3 月 10 日左足背红、肿、热、痛加剧,抗生素治疗无效。2013 年 4 月 24 日于外院诊断为"痛风、左足感染",予消炎、止痛、抗感染等治疗无好转。2013 年 5 月 15 日出现右手背、左小指红肿痛,膝腕关节酸痛。为行进一步诊治入院。

既往史:高血压病、2 型糖尿病、腔隙性脑梗死、双耳听力下降,30 年前行"阑尾切除术"。

个人史:吸烟史 45 年,15 支/天,吸烟指数 675 年支,未戒烟;饮酒史 40 年,100 g 白酒/天,未戒酒。

家族史:父母、一哥哥和一弟弟均因心肌梗死已故,一姐姐和一妹妹健在。

2. 检查

查体:浅表淋巴结未触及,心肺腹部查体阴性。左足背、右手背红肿,皮温高于周围,触痛明显。右大腿、右前臂扪及 4～5 枚皮下结节,有红肿、压痛。

进一步查:WBC 17.33×10^9/L, PLT 458×10^9/L, Hb 97 g/L;粪 OB(+);ESR 83 mm/h, CRP 164.0 mg/L;白蛋白 28 g/L;肾功能、RF、C3、C4、甲状腺功能、抗 CCP、HLA - B27、ASO、ANA、抗 ENA 抗体谱、肿瘤标志物(-)。梅毒、丙肝、HIV、T - SPOT(-)。胸片、腹部超声无明显异常。

3. 诊疗经过

予丹参活血、左氧氟沙星抗感染、双氯芬酸钠肠溶胶囊抗炎,症状无明显改善,3 天后予复方倍他米松肌注,手足背肿痛稍缓解,并停用双氯芬酸钠肠溶胶囊,改为帕瑞昔布肌内注射,复查炎症指标无明显下降。2013 年 5 月 25 日完善 PET/CT:全身多发皮下结节,左侧足部骨质伴周围关节囊性水肿及软组织代谢增高,全身骨质代谢增高,免疫性疾病待排;左上肺陈旧灶;脊柱退变;两侧上颌窦炎。当天予甲泼尼龙 80 mg,每天 1 次×2 天,手足肿痛明显缓解。复查 WBC 17.93×10^9/L, PLT 707×10^9/L。后完善右前臂肿块活检,病理示脂肪坏死伴炎性肉芽肿形成。诊断:结节性脂膜炎。予注射用英夫利西单抗200 mg 治疗 6 次后,ESR、CRP 逐渐恢复正常,皮下结节消失。

停用注射用英夫利西单抗 1 年后出现左下肢肿痛,予以注射用重组人 II 型肿瘤坏死因子受体抗体融合蛋白(25 mg,每周 2 次)、甲泼尼龙(8 mg,每天 1 次,口服)治疗 5 个月后症状缓解,改为注射用重组人 II 型肿瘤坏死因子受体抗体融合蛋白(25 mg,每 2 周一次)、甲泼尼龙(4 mg,每天 1 次,口服)、沙利度胺(50 mg,每晚 1 次,口服)治疗,病情稳定。

病例解析

患者为老年男性,以多关节发作性疼痛起病,发病时有红肿热痛,既往有高血压、糖尿病,平素抽烟、饮酒史多年,综合以上特征,极易误诊为“痛风”,外院就诊时尿酸水平未知。但于我院检测的尿酸水平在正常范围,且常规非甾体抗炎药抗炎、止痛无效,所以痛风诊断不成立。

患者此次入院后,经细致体检发现右大腿及右前臂皮下可触及多枚结节,结合 PET/CT 代谢情况,予完善右前臂皮下结节活检。病理证实为“结节性脂膜炎”,最终明确诊断。予激素治疗疗效也欠佳,最终给予肿瘤坏死因子拮抗剂治疗后疼痛、结节消失,炎症指标也恢复正常。

本例精要

1. 定义

结节性脂膜炎是一种原发于脂肪小叶的非化脓性炎症。1892 年 Pfeifer 首先记载本病,1925 年 Weber 进一步描述它具有复发性和非化脓性特征。1928 年 Christian 强调了发热的表现,此后被称为特发性小叶性脂膜炎或复发性发热性非化脓性脂膜炎,即韦伯病。

2. 病因

发病原因不明,可能与免疫相关。女性多见,占 75%,好发年龄为 30~35 岁,无种族差异。

3. 分型

(1)皮肤型:预后较好,以反复发作与成批出现的皮下结节为特征,常伴发热、关节痛与肌痛等全身症状。

(2)系统型:预后差,当病变侵犯内脏脂肪组织,可出现多脏器功能衰竭、大出血或并发感染。

4. 诊断与鉴别诊断

（1）诊断：皮肤结节活检，其组织病理学改变是诊断的主要依据。

第一期（急性炎症期）：在小叶内脂肪组织变性坏死，有中性粒细胞、淋巴细胞和组织细胞浸润，部分伴有血管炎改变。

第二期（吞噬期）：在变性坏死的脂肪组织中有大量巨噬细胞浸润，吞噬变性的脂肪细胞，形成具有特征性的"泡沫细胞"。

第三期（纤维化期）：泡沫细胞大量减少或消失，被成纤维细胞取代；炎症反应被纤维组织取代，最后形成纤维化。

（2）鉴别诊断：需要与结节性红斑、硬红斑、组织细胞吞噬性脂膜炎、结节性多动脉炎、冷性脂膜炎、皮下脂膜样 T 细胞淋巴瘤等鉴别。

5. 治疗

治疗包括一般治疗（如抗感染、对症支持治疗）、非甾体抗炎药、激素、免疫抑制剂（如硫唑嘌呤、羟氯喹、环磷酰胺、环孢素 A）等。新型治疗方法包括生物制剂，主要代表为 TNF－α 拮抗剂，包括：①可溶性 TNF－α 受体融合蛋白，如重组人 Ⅱ 型肿瘤坏死因子受体抗体融合蛋白；②TNF－α 单克隆抗体，如注射用英夫利西单抗、阿达木单抗。

案例 28　CECR1 基因突变致腺苷脱氨酶 2 功能缺陷的结节性多动脉炎一例

长海医院风湿免疫科　高洁　蔡青

病例介绍

1. 病史

患者,男性,16 岁。

因"双手雷诺现象、下肢网状青斑 8 年余,上腹痛 1 年余,加重伴呕血 40 余天"于 2020 年 1 月 3 日收入院。

患者于 8 年前(8 岁左右)出现双手指雷诺、下肢网状青斑,自诉血检提示 ESR、PLT 偏高,未予重视。2019 年起反复上腹胀痛,未予重视。2019 年 11 月 20 日午饭后休息时突发呕吐,先为胃内容物,后为鲜血 50 ml。胃镜检查提示"十二指肠溃疡",予止血、抑酸治疗。2019 年 11 月 5 日无明显诱因再次呕血,量约 500 ml,解黑便。胃镜检查:十二指肠降部乳头处见红色液体涌出,后见较多暗褐色液体间断涌出。腹部增强 CT 示内脏多发动脉瘤,考虑肝脏动脉瘤裂入胆道。2019 年 11 月 28 日行肝动脉栓塞术,术中 DSA 造影:实质期肝内可见多发动脉瘤。术后予以止血、抑酸、保肝、抗感染对症处理,后大便逐渐转黄。住院期间查血多次提示 ESR、CRP 较高。为进一步诊治入我科。

个人史及家族史:无殊。

2. 检查

查体:双手背、双下肢网状青斑,部分手指雷诺现象,面部冻疮样皮疹,心、肺、腹未见明显异常。

血常规:WBC 10.66×10^9/L, Hb 96 g/L, PLT 390×10^9/L; ESR 51 mm/h, CRP 48.48 mg/L; D-二聚体 1.13 μg/ml;肝肾功能、自身抗体、T-SPOT、乙肝、肿瘤指标均正常;

影像学:全主动脉 CTA 示腹腔内动脉(如肝动脉、双肾动脉、肠系膜动脉等)的 3 级以下分支多发小动脉瘤,主动脉主干及主要分支正常,管壁无增厚(图 28-1)。外院颈动脉 CTA 和颅内动脉 CTA 未见异常。

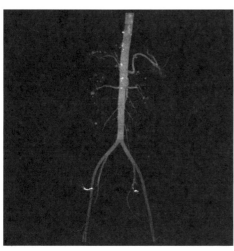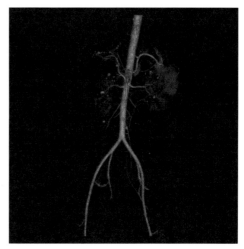

图 28‑1   主动脉 CTA

3. 诊疗经过

根据结节性多动脉炎(PAN)诊断标准,患者诊断为 PAN、腹腔多发动脉瘤。予甲泼尼龙 40 mg、每天 1 次、静脉滴注,序贯甲泼尼龙(32 mg、每天 1 次、口服)＋来氟米特(20 mg、每天 1 次、口服),其间出现间断发热、肾性高血压,改用甲泼尼龙＋环磷酰胺(0.6 g、每 2 周一次×6 次)＋硝苯地平缓释片＋贝那普利,后 ESR、CRP 降至正常。由于患者发病年龄轻,因此完善了全外显子检测,提示 *CECR1* 基因突变,该基因突变可能与儿童期发病的 PAN 相关。进一步进行 ADA2 酶检测提示功能缺陷。

病例解析

患者为青少年男性,慢性病程,以皮肤改变起病(双手雷诺现象、网状青斑),长达 8 年的皮肤病变并未引起患者的重视。直到此次入院前 40 天出现呕血,患者才就诊。入院后完善相关检查,炎症指标升高,动脉 CTA 示腹腔多发小动脉瘤,治疗过程中又出现肾性高血压。综合上述临床表现和实验室检查,根据诊断标准,患者 PAN 诊断明确。予激素＋环磷酰胺治疗后症状及炎症指标均有改善。

对于青少年起病的 PAN、高血压,我们要进行遗传性病因的探查。因此完善外显子检测有了阳性发现:猫眼综合征染色体候选基因 1(*CECR1*)突变,且该基因编码的腺苷酸脱氨酶 2(adenosine deaminase 2,ADA2)功能缺陷。激素和免疫抑制剂如硫唑嘌呤、霉酚酸酯等可能有效,对于上述治疗欠佳的患者有报道抗 TNF‑α 可作为选择的方案。

本例精要

CECR1 位于染色体 22q11.1,编码含 511 个氨基酸的蛋白质——腺苷脱氨酶 2(ADA2)。新近的研究发现,部分血管炎性病变可能与 *CECR1* 突变导致 ADA2 功能缺陷

相关。研究者将此类系统性血管炎和轻微免疫缺陷并存在 *CECR1* 基因突变的疾病定义为 ADA2 缺陷；ADA2 缺陷可能通过增加腺苷水平和破坏血管内皮的完整性从而导致儿童早期复发性卒中、系统性血管炎症的发生。

2014 年以色列研究者首次报道了 1 例 *CECR1* 基因突变导致 ADA2 蛋白缺陷的患者，发现其与家族性和散发性 PAN 相关，并首次报道抗 TNF-α 治疗严重 PAN 有效。此后，有荟萃分析 125 名已报道的 ADA2 缺陷的 PAN 患者，发现发病年龄和临床严重程度存在很大差异，激素和免疫抑制剂可控制，对于激素治疗无效的患者，抗 TNF-α 可作为首选方案；骨髓衰竭和严重免疫缺陷可考虑干细胞移植。未来有望通过基因治疗来治愈该病。

案例 29　HA20 和白塞病

复旦大学附属中山医院厦门医院风湿免疫科　杨露伟

病例介绍

1. 病史

患者,男性,16 岁。

因"反复口腔、生殖器溃疡 16 年,抽搐 7 年"入院。

患者自出生后 4 个月开始出现口腔、生殖器溃疡,可自愈,但反复发作;反复发热,体温可达 39℃,伴化脓性扁桃体炎,持续 4～5 天,每 7～10 天反复,当地医院予抗感染治疗及局部用药后好转,未进一步诊治。8 岁开始出现双下肢疼痛伴弥漫出血点,伴有腹痛,当地医院诊断为"过敏性紫癜"。住院期间出现抽搐、双眼上翻、牙关紧闭、二便失禁,伴心搏骤停,抢救后好转,后予抗癫痫治疗,仍反复发作,频次增加(1 次/月)。发作前均有腹部不适,次日均出现高热,但可自行好转;其间口腔、生殖器溃疡仍反复发作。11 岁因抽搐再次入院,行脑电图提示异常脑电图(高波幅 θ 节律和 Ω 及尖慢波),诊断为"白塞病",予地塞米松 4.5 mg,每天 1 次(后调整为甲泼尼龙 24 mg,每天 1 次),口腔及生殖器溃疡好转,减药过程中有癫痫发作伴 CRP 显著升高。此次入院前 3 个月内再发 2 次癫痫。现为行进一步诊治入院。

出生史及既往史:足月产,出生评分正常,婴幼儿期反复化脓性扁桃体炎;8 岁起反复癫痫发作;自小性格较孤僻,10 岁后开始出现自语表现。

家族史:母亲儿时有反复发作口腔溃疡及外阴溃疡,无腹痛、癫痫等不适;弟弟(3 岁)有反复发作口腔溃疡,余无类似症状;父亲正常。

2. 检查

查体:步行入室,查体欠配合,多动及多语,颜面部色素沉着,口腔、生殖器未见溃疡,心、肺、腹无殊。

入院后查 ESR(—), CRP 26.8 mg/L, SAA 309 mg/L, IgG 4.02 g/L, IgA<0.08 g/L, IgM<0.03 g/L。细胞免疫:CD19 计数为 0。细胞因子:TNF 13.6 pg/ml, IL‑6 4.9 pg/ml, IL‑10 11.9 pg/ml。

3. 诊疗经过

入院后予口服甲泼尼龙(12 mg,每天 1 次)＋沙利度胺(75 mg,每晚 1 次)＋秋水仙碱(0.5 mg,每天 1 次)治疗白塞病,同时予拉莫三嗪＋吡仑帕奈抗癫痫治疗。考虑到患者母亲及弟弟均有反复口腔生殖器溃疡发作,且均是幼时起病,需要考虑遗传病可能,因此完善遗传病基因检测示 TNFAIP3 基因和 SGCE 基因突变。最终明确诊断。

病例解析

A20 单倍剂量不足(HA20)作为自身炎症性疾病逐渐被认识,对于早发反复口腔溃疡等白塞综合征样表现者需警惕 HA20;临床疑似者应详细追溯家系病史,寻找蛛丝马迹;年轻发病的自身免疫性疾病需警惕自身炎症性疾病可能,及时送检基因检测。尽量用一元论解释病情,对于可疑者尝试二元论。

本例精要

1. HA20 和"家族性白塞样自身炎症反应综合征"

(1)发病机制:肿瘤坏死因子 α 诱导蛋白 3(TNFAIP3)基因突变导致编码蛋白 A20 功能缺失,NF-κB 活性抑制不足,NLRP3 炎症小体激活增强,进而导致 IL-1β、IL-6 等促炎细胞因子过度产生;为常染色体显性遗传病。

(2)临床表现:起病年龄小,以反复口腔溃疡、生殖器溃疡、消化道溃疡、反复发热以及急性期反应物升高为主要临床特点,可伴有关节痛或多发性关节炎、双侧前葡萄膜炎等;多数患者表现类似于白塞病,因而亦称为"家族性白塞样自身炎症反应综合征"。

(3)治疗:主要包括糖皮质激素和免疫抑制剂(如秋水仙碱、沙利度胺、甲氨蝶呤、环孢素、硫唑嘌呤等),如果反应欠佳者,可选用生物制剂,肿瘤坏死因子拮抗剂、阿那白滞素、托法替布、托珠单抗等,而肿瘤坏死因子拮抗剂是最有针对性的药物。如果上述治疗均无效,可考虑造血干细胞移植。

(4)HA20 与白塞病相比,前者起病更早,内脏受累更明显,急性炎症过程更剧烈,常有发热。

(5)HA20 合并免疫缺陷病的机制。对 B 细胞功能影响:小鼠模型中,A20 蛋白被证明可以限制 B 细胞的存活,而 A20 蛋白的表达减少易导致 B 细胞功能异常。对 T 细胞功能影响:A20 限制哺乳动物雷帕霉素靶点(MTOR)信号的作用来解释,mTOR 信号对调节 CD4$^+$T 细胞的存活至关重要;A20 还限制 RIPK3 的泛素化,防止细胞死亡,A20 的这些特性也可以解释 HA20 细胞免疫缺陷。对 NK 细胞功能影响:A20 的丢失已被证明会导致 NK 细胞死亡。

2. SGCE 基因突变引起肌阵挛-肌张力障碍(SGCE-M-D)

特征是快速、短暂的肌肉收缩(肌阵挛)和/或持续的扭曲和重复运动导致异常姿势

（肌张力障碍）；典型者最常累及颈部、躯干和上肢，腿部受累较少；症状多出现在第一个 10 年，发病年龄在 6 个月至 80 岁，几乎都在 20 岁前发病，通常不缩短寿命；摄入酒精可致肌阵挛显著减少。

遗传特征：常染色体显性遗传，外显性由改变的 *SGCE* 等位基因的亲代来源决定；父系衍生（表达）*SGCE* 等位基因上的 SGCE 致病变异通常会致病；母系衍生（沉默）*SGCE* 等位基因上的致病变异通常不会致病。

案例 30　臀部痛和急性淋巴细胞白血病

上海市同仁医院风湿免疫科　唐仕超

病例介绍

1. 病史

患者,男性,24 岁。

因"反复左臀部疼痛 1 月余"入院。

患者于入院前 1 个月(2020 年 2 月 28 日)进食大量肉食、啤酒后出现左侧臀部疼痛,放射至大腿,影响行走,自行清淡饮食 1 周后症状好转,患者未就诊。2020 年 3 月 27 日再次无明显诱因下出现左侧臀部疼痛,放射至大腿及左膝,伴有肌肉抽动,后症状加重,累及双侧臀部、大腿、双膝。至我院骨科查血 WBC、CRP、尿酸稍增高,Hb 及 PLT 正常,肝肾功正常,LDH 明显升高为 1 016 U/L,骨盆及脊柱 X 线片正常。给予非甾体抗炎药治疗,症状稍好转 1 周。2020 年 4 月 14 日疼痛再次加重,于我科门诊检查发现左髋压痛,4 字试验阳性,CRP、ESR 明显升高,HLA－B27(－),给予非甾体抗炎药治疗,症状未完全缓解,持续四肢肌肉疼痛、乏力、行走困难,偶有胸闷,无其他症状,遂入院。

2. 检查

入院查体:生命体征平稳,心、肺、腹无殊;腰部无压痛,双大腿无肿胀,左髋压痛,4 字试验阳性。

3. 诊疗经过

入院查血常规:PLT 15×10^9/L, Hb 103 g/L, WBC 4.1×10^9/L;ESR 97.3 mm/h, CRP 58.5 mg/L, LDH 1 332 U/L, γ-GT 141 U/L, AKP 190 U/L, D-二聚体 3.53 mg/L, NSE 219.2 ng/ml;ALT、AST、CK、CK-MB、cTnI、Mb 均阴性;自身抗体、HIV、肝炎病毒、甲状腺功能、呼吸道病毒、免疫球蛋白均阴性。下肢肌肉 MRI 可见骨髓腔异常信号股骨周围软组织轻度水肿。患者入院后 PLT 进行性降低至危急值,且出现鼻出血,进一步完善外周血流式细胞术检查,结果符合急性 B 淋巴细胞白血病。予转血液科进一步诊治。

病例解析

患者为青年男性,以左臀部疼痛起病,有四肢肌肉疼痛、乏力,体检髋部压痛,4 字试验阳性,最初的实验室检查中仅有炎症指标的升高,因此结合患者发病年龄、症状和体征,很容易想到强直性脊柱炎和炎性肌病,但是这两种疾病的诊断标准均不能满足,于是诊断陷入困境之中。幸运的是入院后再次完善相关实验室检查,其中血常规给了我们提示,PLT进行性降低,LDH 明显升高,大腿肌肉 MRI 结果提示骨髓腔异常信号,于是让我们想到了血液系统疾病,最终通过血液学检查明确了诊断。

急性淋巴细胞白血病好发于儿童,成人少见,仅占成人急性白血病的 20%～30%,以骨痛骨质破坏起病者仅是个案报道,早期血常规通常正常,易漏诊、误诊。该患者最初误诊为风湿病的原因可能与早期的血常规正常有关。肌肉骨骼通常不影响预后,但较白血病症状(影响预后)持续时间长,总体生存率无显著差异。成人急性淋巴细胞白血病的完全缓解率为 70%～90%,B 细胞型较 T 型预后好。

该病例提示我们临床遇到不典型的臀部疼痛和肌肉疼痛时,要仔细斟酌,抓住细节,从细微之处辨真伪。

本例精要

急性淋巴细胞白血病典型的起病特点为贫血、出血、肝脾淋巴结肿大,以骨质破坏起病仅为个案报道。本例患者以骨痛和肌肉疼痛起病,查体 4 字试验阳性,就诊早期血常规正常,容易漏诊被误诊为强直性脊柱炎。《以骨质破坏为初发表现的急性淋巴细胞白血病一例并文献复习》文中个案的疼痛是自腰背部向下延伸至臀部、大腿,与本例患者疼痛部位有类似之处。《以多发骨质破坏为首发临床表现的急性淋巴细胞白血病一例并文献复习》文中个案以骶髂部疼痛起病,与本例患者疼痛部位有类似之处。但两篇文献均提供有骨质破坏的证据,与本例患者不同。既往文献回顾可见以骨痛为主要临床表现,发病初期外周血象检查基本正常,亦无发热、出血、淋巴结肿大等白血病典型临床表现,后期 CT 或者 MRI 可见骨质破坏表现。骨痛的原因可能由于白血病细胞浸润至红髓丰富的骨骼并在骨髓腔中异常增生;白血病细胞浸润使骨和关节腔压力增高有关;浸润滑膜和骨皮质亦可引起疼痛。骨痛的部位可固定,也可以呈游走性。骨痛的性质多为隐痛、酸痛、刺痛。因此对于原因不明的骨痛,需考虑到血液系统疾病,及早行骨髓穿刺涂片及活检等检查,以利于白血病早期诊断及治疗。

案例 31　结核样型麻风和皮肤 T 细胞淋巴瘤

上海中医药大学附属岳阳医院风湿科　陈玥颖

病例介绍

1. 病史

患者,男性,38 岁。

因"全身皮疹近 2 年"入院。

患者于 2018 年 9 月无明显诱因下出现前胸、后背部暗红色斑疹,部分融合成片,无明显瘙痒。后皮疹范围逐渐扩大,双下肢、双手尤为明显,以暗红色斑疹为主,边界欠清,伴鳞屑、溃疡、结痂、色素沉着。2019 年 7 月行皮肤活检:真皮浅层细血管周围小片状较致密淋巴细胞浸润,部分血管管壁模糊,内皮细胞肿胀,可见红细胞漏出。予抗过敏等治疗,症状无改善。2020 年 1 月外院就诊,查 IgE 升高,ANA 1∶320 阳性,抗 ENA、抗 dsDNA、ANCA 阴性,骨穿、PET/CT 未见明显异常。考虑"未分化结缔组织病"。予白芍总苷、复方甘草酸苷、胸腺法新等治疗,皮疹无好转。2020 年 3 月,患者皮疹进行性加重,并逐渐出现双足肿胀,至专科医院行皮肤活检(报告未出)。于 2020 年 3 月 9 日来我科就诊,由门诊拟"皮疹待查"收入。

既往史、个人史、家族史、传染病史均无特殊。

2. 检查

查体:T 37.2℃,P 80 次/分,R 16 次/分,BP 130/80 mmHg;发育、形体、面色、步态正常。全身浅表淋巴结未及肿大。心、肺、腹检查无殊。神经系统体征(一)。四肢关节 S(一)T(一)。双足轻度凹陷性水肿。胸、背、四肢暗红色斑疹,边界欠清,部分融合成片,局部伴鳞屑、结痂、色素沉着,触痛(±)(图 31-1)。

三大常规、CRP、ESR、补体(一);免疫球蛋白:IgE 升高,余正常;ANA、抗 ENA、抗 dsDNA、aCL、ANCA、肿瘤全套、肝炎、梅毒、HIV、呼吸道病原体等指标正常。胸部 CT、腹部超声、超声心动图、血管超声、浅表淋巴结超声均未见明显异常。

3. 诊疗经过

入院后完善检查(如上所述)均未见明显异常,好在外院的皮肤病理结果有了提示:结

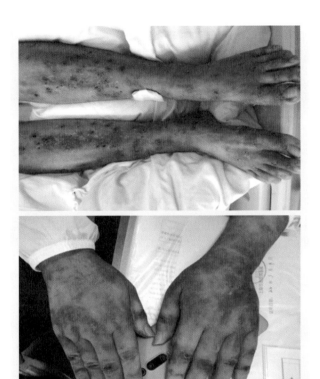

图 31 - 1　四肢皮疹

核样型麻风伴麻风反应可能大。予激素减量,转专科就诊。并于专科多次查皮损处致病菌,曾检出麻风杆菌 1 次。2 个月后患者皮损再次加重,无法行走,复查皮肤活检,病理见真皮及皮下组织内形态不典型淋巴细胞浸润,基因重排示 T 淋巴瘤克隆性基因重排阳性;外周血流式见淋巴细胞中 55.1% 的 T 淋巴细胞免疫表型异常;骨髓流式见 0.2% 的 T 淋巴细胞免疫表型异常。再次完善 PET/CT:双侧臀部及四肢(双下肢为著)皮肤、皮下结节及部分肌肉软组织多处代谢异常增高灶,双侧髂血管旁及双侧腹股沟区多发稍高代谢淋巴结,考虑淋巴瘤浸润可能。诊断:皮肤外周 T 细胞淋巴瘤。

病例解析

患者为中年男性,慢性起病,呈进展性,全身广泛皮疹,以暗红色斑疹为主,伴鳞屑、溃破、色素沉着,IgE 升高,ANA 1∶320 阳性,余自身抗体正常,CRP、ESR、肿瘤、感染等指标正常,骨穿、PET/CT 未见明显异常,抗过敏治疗疗效不显著。患者皮疹的诊断和鉴别诊断考虑以下几点。

1. 风湿性疾病

患者 ANA 阳性,且为慢性病程,故需考虑慢性皮肤型红斑狼疮,其中以盘状红斑狼疮多见,病理多有狼疮带阳性,但是患者的皮疹形态与盘状狼疮不符,亦无其他狼疮特异性抗体及血清学的异常，且此前完善的病理并无此特征，故不考虑。此外皮肌炎也可出现多发皮疹，但是一般以关节伸侧面、眼睑、胸前颈后皮疹多见，且多伴瘙痒，该患者主要为四肢皮疹，且瘙痒感不明显，且无肌肉症状，无皮肌炎自身抗体的异常，故不考虑。

2. 肿瘤

患者为中老年男性，慢性病程，四肢多发皮疹起病，需与皮肤肿瘤如淋巴瘤鉴别，主要通过病理进行诊断，该患者反复皮肤活检，最终皮肤病理明确为皮肤 T 细胞淋巴瘤。

3. 感染

皮肤细菌、真菌、结核等非典型病原菌感染均可引起皮疹，外周血感染指标并未见阳性发现，但是皮肤活检结果提示结核样型麻风伴麻风反应可能大，且皮损处曾检出麻风杆菌，故曾考虑皮肤型麻风。予抗麻风治疗并无改善，并出现病情加重，最终病理诊断皮肤淋巴瘤。

本例精要

1. 结核样型麻风

结核样型麻风约占麻风患者的 70%，是最常见的麻风类型，因其病变与结核性肉芽肿相似，故称为结核样型麻风。本型特点是患者有较强的细胞免疫力，因此病变局限化，病灶内含菌极少，甚至难以发现。病变发展缓慢，传染性低。主要侵犯皮肤及神经，绝少侵入内脏。皮肤型病变多发生于面、四肢、肩、背和臀部皮肤，呈境界清晰、形状不规则的斑疹或中央略下陷、边缘略高起的丘疹。

2. 皮肤 T 细胞淋巴瘤

皮肤 T 细胞淋巴瘤是一种原发于皮肤的由 T 淋巴细胞克隆性增生造成的疾病，好发于男性。由一组临床表现、组织学特征及病程预后各不相同的疾病组成。

皮肤 T 细胞淋巴瘤为非特异性病变，早期表现为持续性顽固性瘙痒、多样性皮肤损害（红斑、丘疹、紫癜、疱疹、破溃、苔藓样变）。中期多见到皮肤浸润性斑块，表面光滑或高低不平呈疣状，可自行消退或破溃，留有局部皮肤萎缩或色素沉着。

对怀疑有皮肤 T 细胞淋巴瘤的患者首先要进行皮肤活检进行组织病理学诊断，以排除良性淋巴细胞增生性疾病。部分皮肤 T 细胞淋巴瘤，如蕈样肉芽肿进展缓慢，在临床和组织学上可多年均无特异性改变，所以必要时需多次多点取材以取到最具有疾病代表性的皮损。

T 细胞受体基因重排分析在淋巴瘤的诊断和分级中应用越来越广泛，通过这一方法可以鉴别皮损中增生的细胞是否为克隆性的 T 细胞，对疾病的良恶性诊断起到重要作用。

麻风到底是淋巴瘤的致病因素还是继发于淋巴瘤的机会性感染，是值得深思的问题。

案例 32　复发性多软骨炎

复旦大学附属中山医院风湿免疫科　刘云

病例介绍

1. 病史

患者,女性,51 岁。

因"反复咳嗽、咳痰 8 个月,胸闷、气促 6 个月,加重 2 周"入院。

患者于 2019 年 8 月出现咳嗽、咳白痰,于当地医院查胸部 CT 示气管、左右主支气管及其分支管壁弥漫性增厚、管腔狭窄,右肺中叶少许渗出。气管镜:各支气管黏膜不规则肿胀肥厚(支气管淀粉样变?)。病理:(右肺中叶)黏膜慢性炎伴间质粉染物,刚果红(一)。肿瘤(一)。病原学:细菌、真菌、结核均阴性。考虑"支气管淀粉样变"可能,予抗感染、化痰、止咳等治疗未见明显好转。2019 年 10 月症状加重,出现胸闷、气促伴胸痛,上级医院考虑支气管淀粉样变证据不足,诊断不明确,予激素抗炎后症状稍有好转。2 周前症状再次加重,至我院呼吸科就诊。

既往史及家族史无殊。

2. 检查

入院查体:T 37.2℃,SpO$_2$ 99%, P 105 次/分,BP 152/104 mmHg;神清,气促,端坐呼吸,三凹征(＋),鼻软骨轻度塌陷,心率快,可闻及早搏;双肺可及高调吸气性喉鸣;左侧第 6 肋软骨轻度压痛;腹、神经系统(一)。

辅助检查:三大常规(一);多项炎症指标升高(ESR 87 mm/h, CRP 36.7 mg/L, SAA 305 mg/L),ANA 1∶100,余抗体均阴性。

胸部 CT 示气管、支气管管壁增厚、管腔狭窄(图 32 - 1)。

气管镜可见管壁黏膜弥漫性肿胀、管腔狭窄(图 32 - 2)。病原学(一)、肿瘤(一)。病理:黏膜慢性炎,刚果红(一)。

3. 诊疗经过

综合患者症状、体征和实验室影像学检查结果,患者符合复发性多软骨炎的诊断标准(两条主要标准:鼻软骨炎和气管软骨炎),故诊断明确。予甲泼尼龙 80 mg 静脉滴注,每天

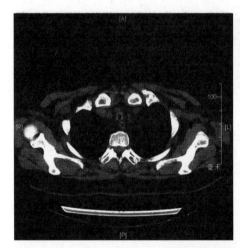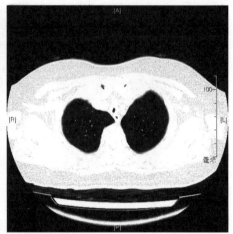

图 32-1 胸部 CT 检查结果

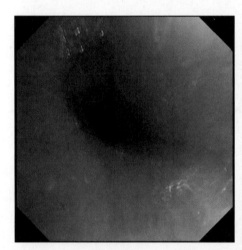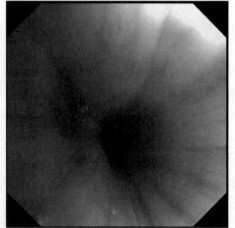

图 32-2 气管镜检查结果

1 次×6 天,续贯予泼尼松 40 mg,每天 1 次,口服;沙利度胺 50 mg,每晚 1 次,口服;阿达木单抗 40 mg,每 2 周一次,皮下注射;辅以化痰、止咳、平喘治疗。后咳嗽、咳痰、胸闷、气促明显好转,呼吸、心跳频率均下降,三凹征减轻。出院。

病例解析

　　患者为中年女性,病程半年,加重 2 周,以咳嗽、咳痰起病,病程中逐渐出现胸闷、气促;查体有三凹征,双肺可及高调吸气性喉鸣,轻度鼻软骨塌陷,肋软骨压痛。辅助检查:炎症指标升高,多次查胸部 CT 示气管、支气管管壁增厚、管腔狭窄;气管镜可见管壁黏膜肿胀、管腔狭窄,病理无特殊,刚果红(一)。诊断和鉴别诊断考虑以下几点。

　　1. 气道梗阻的定位诊断

　　(1) 气道外压迫:多由肿瘤、淋巴结或血管病变造成气道压迫所致,胸部 CT 上无上述表现,可排除。

（2）气道内病变:多由气管异物,分泌物或息肉、肿瘤堵塞所致,该患者气管镜未见管腔内病变,故可排除。

（3）气道壁病变:可因管壁脓肿、肿瘤、肉芽肿性炎症、复发性多软骨炎、淀粉样变性引起管壁肿胀增厚引起管腔狭窄,该患者 CT 和气管镜可见气管管壁增厚,故考虑病变定位于气管壁。

2. 管壁病变的定性诊断

（1）感染:患者有咳嗽、咳痰,有一过性发热,多项炎症指标升高;但外周血、痰、支气管镜灌洗液病原学检查均为阴性,抗感染治疗效果欠佳。

（2）肿瘤:病程已半年余,但患者一般情况尚可,无消耗症状,肿瘤标志物均阴性,胸腹部 CT 未发现占位证据,气管镜病理未发现肿瘤依据。

（3）气管淀粉样变:症状常有咳嗽、咳痰、呼吸困难、咯血等,病理诊断是"金标准",刚果红阳性;该患者多次气管镜病理均提示黏膜慢性炎症,刚果红（-）,外周血免疫固定电泳（-）,且无其他脏器受累,故暂不考虑。

（4）肉芽肿性多血管炎:上呼吸道多有脓涕、血涕,可出现鞍鼻,下呼吸道多以肺部团块结节影多见,肾脏受累有血尿、蛋白尿;该患者无肾脏受累,平素无脓涕等表现,外周血 ANCA 阴性,气管镜病理未见血管炎及肉芽肿改变。

本例精要

复发性多软骨炎（relapsing polychondritis,RP）是一种以软骨及富含蛋白多糖的组织受累为主的免疫性多系统疾病,临床可累及耳廓、内耳、鼻、喉、气管、支气管、眼部、关节和心血管等处的软骨及结缔组织,以受累部位软骨炎症反复发作和退化为特征。发病率为0.71～3.5/100 万,好发于 40～55 岁的中年人,其病因及发病机制尚未明确,缺乏特异性实验室诊断,目前诊断主要依据其临床表现。

以气道受累为主的患者,可隐匿起病,症状不典型,易误诊和漏诊。文献报告,18%～26%的 RP 患者以呼吸道受累为首发症状;RP 病程进展中约 50%的患者可出现不同程度的呼吸道病变。气道受累时病情进展较快,晚期出现喉气管狭窄时治疗相当棘手且预后不佳,给 RP 治疗带来了极大的挑战,因此针对气道受累的 RP 患者,临床医生应尽可能鉴别并提高早期诊断率。

RP 累及气道时,应尽可能与其他具有相似临床表现的疾病进行鉴别:RP 累及喉部时,应与结核、先天性梅毒、麻风、淋巴瘤等相鉴别;累及气管支气管时,应与炎症、哮喘、结节病、尘肺、淀粉样变性、肿瘤等相鉴别。

RP 的治疗缺乏循证医学证据,仍属经验性。治疗目标是抑制免疫系统介导的炎症损伤。糖皮质激素为 RP 患者主要治疗药物。秋水仙碱、氨苯砜可用于早期轻症患者。非甾体抗炎药用于仅累及鼻、外耳或关节的轻症患者。当患者发生严重靶器官损害,包括全身性血管炎、心脏受累、眼部病变、气道损伤等,需大剂量激素冲击治疗,迅速控制病情,后逐渐减量至维持剂量。免疫抑制剂(如甲氨蝶呤、环磷酰胺等)不作为 RP 的常规应用,常用于激素治疗无效、治疗后复发或为减少激素剂量而与其联用。对于重症患者,生物制剂如抗肿瘤坏死因子-α、白细胞介素-1 受体拮抗剂、利妥昔单抗等已成为治疗 RP 的新武器。

案例 33 乙肝病毒感染和指趾坏疽

复旦大学附属中山医院风湿免疫科 刘冬梅

病例介绍

1. 病史

患者,男性,34 岁。

因"反复双足足趾溃疡 10 年"入院。

患者自 2010 年起反复出现双足足趾青紫、发凉,受压侧皮肤破溃,伴明显疼痛,病程中逐渐出现雷诺现象。2012 年、2015 年因外伤分别致右小指、右示指破溃、感染,后截指。2019 年 12 月就诊外院,入院查血炎症指标及自身抗体均正常,行"右第 2～4 趾截指术",术后病情无好转,伤口愈合差。为进一步诊治入我科。

既往史及个人史:2008 年发现乙肝,未抗病毒治疗。吸烟 19 年,10～20 支/天,2019 年 12 月戒烟。

2. 检查

查体:身高 171 cm,体重 60 kg, BMI 20.5 kg/m²。四肢血压:右上肢 110/85 mmHg,右踝 139/80 mmHg,右踝肱指数（ABI）1.23;左上肢 113/72 mmHg,左踝部 123/75 mmHg,左 ABI 1.09。右第 1 足趾破溃,左第 2～5 足趾末端、双手缺如指端青紫,皮温低,足背动脉搏动弱(图 32 - 1)。

2019 年 1 月 9 日外院双上肢及右下肢动脉造影:左尺动脉发出后即闭塞,右尺动脉远段闭塞,右胫后动脉远段未见显示(图 32 - 2)。

入院查炎症指标均正常,自身抗体均阴性,C3、C4 正常,乙型肝炎表面抗原（HBsAg）、乙型肝炎 e 抗体（HBeAb）、乙型肝炎核心抗体（HBcAb）、乙肝病毒前 S1 抗原均阳性,HBV - DNA 2.06×10³ IU/ml。

全身血管 MRA:左腓动脉、胫后动脉远段显影不清,左胫前动脉远段显示不清。

B 超:双下肢深静脉血流通畅。

2019 年 12 月切除足趾,我院病理读片:镜下见骨髓腔内血管扩张充血,血管周围炎症细胞浸润,以淋巴细胞为主,边缘组织坏死伴有中性粒细胞浸润灶,为炎症性病变。

2019.12 截趾前

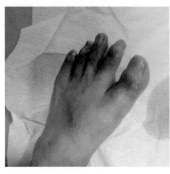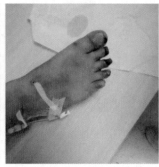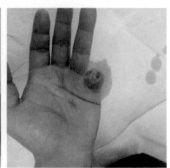

图 33-1　手指及足趾（治疗前）

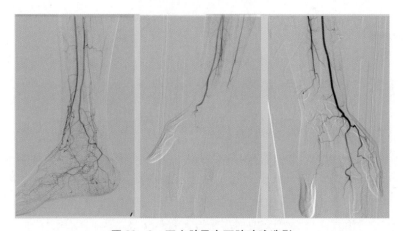

图 33-2　双上肢及右下肢动脉造影

3. 诊疗经过

患者诊断为乙肝感染相关性血管炎，该病一般不主张长期使用激素治疗，因激素治疗不利于病毒清除。一般建议予抗病毒治疗降低病毒载量，血浆置换清除免疫复合物。本病例予恩替卡韦 0.5 mg、每天 1 次抗病毒，干细胞移植，羟氯喹 100 mg、每天 2 次，以及西洛他唑、阿司匹林、沙格雷酯、贝前列素治疗。治疗后 1 个月四肢末端青紫、发黑明显好转，创面愈合（图 33-3）。

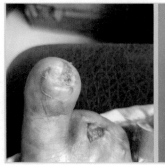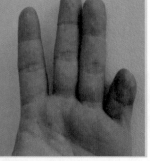

图 33-3　手指和足趾（治疗后）

病例解析

患者为青年男性,有乙肝病史 10 余年,未行抗病毒治疗,病毒载量 2.06×10^3 IU/ml,血管造影异常(主要为中等大小动脉),活检病理提示血管周围炎症细胞浸润,患者无肾小球病变,ANCA 阴性,需要考虑的诊断和鉴别诊断有以下几点。

1. 乙肝感染相关性血管炎

有乙肝病史,血管造影异常,多累及中等大小动脉,ANCA 多阴性,多无肾小球受累,结合患者临床表现,诊断明确。

2. 血栓闭塞性脉管炎

血栓闭塞性脉管炎多见于 20～40 岁男性,与吸烟强相关,寒冷、感染等亦可诱发,主要累及四肢中小动脉,病理表现为阶段性、非化脓性炎症,血管壁淋巴细胞浸润及血管内血栓形成。结合患者病史,血栓闭塞性脉管炎并不能完全排除。

3. 静脉性下肢溃疡

静脉性下肢溃疡主要见于静脉曲张、血栓后综合征等情况导致静脉功能不全,好发于踝内侧,足部少见,一般不发生于正常皮肤,主要见于脂肪硬化、白色萎缩部位,溃疡表浅,常伴下肢水肿、皮肤色素改变等。患者无下肢水肿、色素改变,无静脉曲张、血栓,静脉病变依据不足。

4. 糖尿病足

糖尿病足由糖尿病微血管病变及神经病变所致,患者无糖尿病史,血糖正常,可予排除。

5. 下肢动脉硬化闭塞症

下肢动脉硬化闭塞症多见于中老年人,是全身动脉硬化在下肢的表现,与高血压病、糖尿病、高血脂等慢性病有关。患者无相关危险因素,辅助检查未见血管斑块依据,可予排除。

6. 肿瘤

肿瘤本身如基底细胞癌可表现为下肢溃疡,某些血液系统肿瘤或实体肿瘤亦可诱发血管炎导致下肢溃疡,患者为慢性病史,无肿瘤相关实验室及病理依据,可予排除。

本例精要

1. 定义

结节性多动脉炎(PAN)是一种累及中小动脉的坏死性血管炎,不累及微动脉、毛细血管以及静脉,无肾小球肾炎改变,与 ANCA 无关。结节性多动脉炎可由乙型肝炎病毒

(HBV)感染诱发,是一种罕见的疾病。

2. 发病率

在欧洲结节性多动脉炎每年的发病率为0~1.6例/百万,患病率约为31例/百万。任何年龄段、性别、种族均可发病,发病高峰在50~60岁。国内尚无大型流行病学数据。结节性多动脉炎可由病毒感染诱发,特别是HBV,大约7%的结节性多动脉炎与HBV感染有关,比强制性血液制品检测和广泛疫苗接种计划之前的30%有所下降。

3. 临床表现

结节性多动脉炎可局限于单个器官或系统,也可累及多个系统,周围神经和皮肤最常受累,胃肠道、肾脏、心脏和中枢神经系统受累与较高的病死率相关。

4. 诊断

结节性多动脉炎的诊断标准目前仍采用1990年ACR的分类标准:①体重下降≥4kg(非节食或其他原因所致);②网状青斑(四肢和躯干);③睾丸痛和/或压痛(非感染、外伤或其他原因引起);④肌痛、乏力或下肢压痛;⑤多发性单神经炎或多神经炎;⑥舒张压≥90mmHg;⑦血尿素氮>400mg/L或肌酐>15mg/L(非肾前因素);⑧血清乙型肝炎病毒标记(HBsAg或HBsAb)阳性;⑨动脉造影见动脉瘤或血管闭塞(除外动脉硬化、纤维肌性发育不良或其他非炎症性病变);⑩中小动脉壁活检见中性粒细胞和单核细胞浸润。上述10条中至少有3条阳性者可诊断为结节性多动脉炎,其诊断的敏感性和特异性分别为82.2%和86.6%。2012年Chapel hill会议强调了结节性多动脉炎检查ANCA阴性。

5. 发病机制

HBV相关结节性多动脉炎目前已归为一种单独的疾病,其发病机制不同于经典结节性多动脉炎,与免疫复合物的沉积有关。

6. 治疗

短期糖皮质激素治疗与血浆置换和抗病毒治疗相结合可有效控制疾病活动和促进病毒血清转换。长期使用激素会刺激病毒繁殖和慢性肝病的发生,降低存活率。相反,激素的快速停用触发了HBV感染肝细胞免疫清除的反弹,并有利于HBeAg向HBeAb的血清转化。当病毒无复制和血清转换后,HBV相关结节性多动脉炎很少出现复发。

案例 34　眼内感染误诊为巨细胞动脉炎

复旦大学附属中山医院厦门医院风湿免疫科　张丽娟

病例介绍

1. 病史

患者,男性,62 岁。

因"右侧颞部疼痛 1 个月余,左眼失明 12 天"入院。

患者 1 个月前出现右侧颞部疼痛,无发热、视物模糊、颌跛行、四肢跛行,头痛逐渐加剧,塞来昔布治疗无改善。12 天前出现左眼肿痛失明,左耳听力减退,查 WBC 10.25×10^9/L, N％ 88.9％, CRP 100.85 mg/L, PCT 0.63 ng/ml, ESR 84 mm/h。尿培养:金黄色葡萄球菌,MRSA(＋)。颈部血管超声:右侧颈动脉斑块形成,左侧颈总动脉主干内中膜层不规则增厚。外院诊断:巨细胞动脉炎、尿路感染,予甲泼尼龙 80 mg×3 天,后调整为 40 mg,每天 1 次×9 天,环磷酰胺 0.6 g,静脉滴注,予万古霉素＋左氧氟沙星抗感染,症状无改善,且出现一过性发热、寒战,最高体温 39.3℃,眼科会诊考虑"眼内感染",建议手术治疗,现至我院进一步诊治。病程中否认头晕、黑矇、胸闷、胸痛、口腔及外阴溃疡。

既往史:2 型糖尿病,血糖控制不佳;长期皮肤瘙痒,搔抓后皮损。

家族史无殊。

2. 检查

入院查体:T 36.9℃, P 98 次/分,R 18 次/分;神清,气平,精神可;双侧血压对称,颞部无压痛,左眼球肿胀突出,双瞳孔不等圆,左对光反射消失,右对光反射正常。外耳道无分泌物,鼻中隔无偏曲。

辅助检查:

WBC 及中性粒细胞比例升高,ESR、CRP 明显升高,血糖高。

双侧颞动脉血管超声管壁未见明显增厚。

眼球 MRI 示左侧眼球信号混杂,T1WI 信号增高,T2WI 信号减低,晶状体 T1WI 信号减低,眼环塌陷、增厚强化明显,球后未见占位性病变(图 34－1)。

眼科检查:左眼眼球压痛明显,左眼球结膜混合性充血(＋＋),前房可见渗出,瞳孔后粘连,晶体表面可见黄白色渗出物覆盖,晶体混,眼底窥不清;右眼球结膜充血(+),角膜明,对光反应(+),晶体混,右眼眼底检查:右眼视盘边界可,后极部黄斑部可见黄白色渗出灶,下方视网膜可见散在的微血管瘤,视网膜平伏(图34-2)。

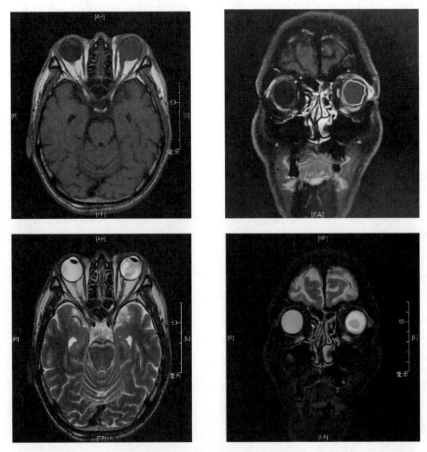

图34-1 眼球 MRI 平扫+增强

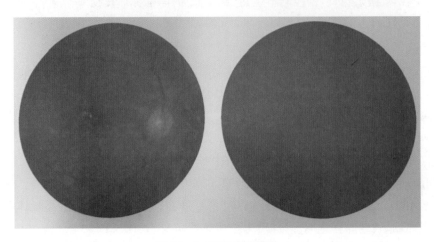

图34-2 双眼眼底照片

3. 诊疗经过

入院后完善双侧颞动脉血管超声管壁未见明显增厚,全身血管 MRI 未见血管炎证据。多次完善血培养、尿培养均提示耐甲氧西林金黄色葡萄球菌(MRSA)阳性。眼科会诊考虑左眼眼内炎,右眼糖尿病性视网膜病变,右眼黄斑。综合患者病史、实验室检查,诊断为:MRSA 播散性血流感染,左眼内炎,泌尿道感染,2 型糖尿病。予利奈唑胺、磷霉素静脉抗感染,左眼球玻璃体注射万古霉素、头孢他啶,以及胰岛素降糖;2 周后患者左眼肿痛较前改善,晶状体渗出较前吸收,WBC 及中性粒细胞降至正常,炎症指标下降,血培养 2 次阴性。

病例解析

患者为老年人,突发头痛、视力下降,需高度怀疑巨细胞动脉炎。巨细胞动脉炎引起视力下降的原因主要是供血血管受累:动脉炎性前部缺血性视神经病变,视网膜中央动脉或视网膜分支动脉闭塞,后部缺血性视神经病变,脑缺血-椎基底动脉循环病变-枕叶梗死;而本例患者颞动脉超声及全身血管 MRI 无阳性征象,且激素治疗后症状反而加重,所以巨细胞动脉炎证据不足。对于疑似巨细胞动脉炎病例,2020 年英国风湿病学会巨细胞动脉炎诊断和治疗指南推荐利用快速血管超声进行鉴别诊断。老年糖尿病患者,长期血糖控制欠佳者需警惕感染。

本例精要

这是一份波澜起伏的病例,从中我们看到一个疑似巨细胞动脉炎的患者,通过多学科诊疗中细致的抽丝剥茧,逐步完成鉴别诊断,寻找到真正病因,避免误诊的过程。整个诊疗过程,显示出风湿性疾病多学科诊疗理念推进对高效准确的鉴别诊断的作用。

更重要的是,该病例体现出目前风湿病诊疗的发展现状及由此对风湿病专科医生的更高要求。首先,在老年患者出现眼部症状时,在鉴别诊断过程中,巨细胞动脉炎出现在医师的鉴别诊断列表中,是令人欣喜的现象。风湿性疾病这一类少见病的知识,也逐步融入日常医学教育及医疗实践中。

但同时,我们注意到,该病例与多数巨细胞动脉炎患者相比存在特殊性,从而引起风湿病专科医生的警惕,强化了多学科联合诊疗和鉴别诊断,最终寻找到真正的致病原因,避免了误诊。这显示出,风湿病专科医生需要具备横向和纵向知识拓展的能力。

横向,我们需要具备横跨整个内科,甚至向眼科、儿科、外科、妇产科拓展的知识面,才能对变化多端的风湿性疾病及其鉴别诊断有全面的鉴别诊断思路。

纵向,我们需要对特定风湿性疾病的临床特征及发病机制有深入的认识,这样才能对一些不典型表现有充分的警惕性,既避免误诊,也减少漏诊。总的来看,该病例非常好地体现了风湿病学科深厚的血管炎性疾病的诊治能力,也充分体现了中山医院整体医疗体系的完备及高质量。

案例 35　炎性肌纤维母细胞瘤

复旦大学附属中山医院风湿免疫科　纪宗斐

病例介绍

1. 病史

患者,女性,41 岁。

因"听力减退 2 个月,右侧颞骨乳突占位 1 个月"入院。

患者于 2 个月前(2019 年 11 月)无明显诱因下出现听力减退伴耳鸣。1 个月前就诊我院耳鼻喉科,查头颅增强 MRI:右侧颞骨乳突部占位,累及邻近颅骨、脑膜,恶性肿瘤可能。中耳、内耳、乳突 CT:右侧颞骨乳突部骨质破坏伴软组织肿块,恶性肿瘤待排。2019 年 12 月 23 日行"局麻下右中耳乳突肿瘤活检术",术后病理提示:(右侧乳突肿物)送检组织腺体间可见大量纤维组织增生,伴炎性细胞浸润,淋巴细胞及浆细胞呈簇状聚集,成纤维细胞明显增生。免疫组化:IgG(＋),IgG4(少量＋),κ(＋),λ(＋),CD34(−),CD31(−),CD3(部分＋),CD20(部分＋),Bcl-2(部分＋),Ki-67(10％阳性),S-100(−),Des(−),SMA(＋),ALK(＋),CD21(−)。后患者逐渐出现发热、颞部肿痛、右上肢多处皮下结节,质硬,伴左下肢水肿,双下肢疼痛,行走困难。为行进一步诊治入我科。

既往史:回肠溃疡、贲门炎、子宫肌瘤病史。

家族史无殊。

2. 检查

入院查体:T 38℃,消瘦,右侧颞部肿胀压痛、右上肢多处皮下结节,质硬,伴左下肢水肿。

辅助检查:重度贫血,WBC 及中性粒细胞升高,ESR、CRP 显著升高,狼疮抗凝物 1.4。病原学、PCT(−)。

乳突 CT 及 MRI:右侧颞骨乳突部骨质破坏伴软组织肿块。恶性肿瘤待排(图 35-1)。

静脉超声:右侧头静脉及左侧大隐静脉血栓形成。

PET/CT:右侧颞骨乳突部、腮腺颈部淋巴结、全身多处血管炎性病变,左肺下叶炎性病变;两侧胸腔积液(图 35-2)。

　　乳突活检病理：大量纤维组织增生，伴炎性细胞浸润，淋巴细胞及浆细胞聚集，免疫组化 IgG(＋)，IgG4(少量＋)(图 35－3)。

　　右前臂肿物(皮下组织)病理：纤维组织增生，血管壁增厚、管腔闭塞、伴黏液变(△)，血管壁少量炎症细胞浸润(→)，考虑闭塞性静脉炎(图 35－4)。

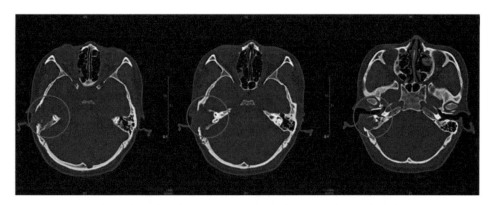

中、内耳、乳突 CT：右侧颞骨乳突部骨质破坏伴软组织肿块，恶性肿瘤待排

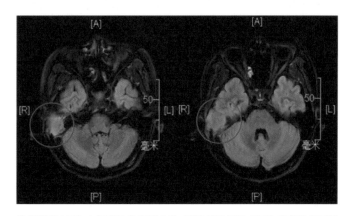

头颅增强 MRI：右侧颞骨乳突部占位，累及邻近颅骨、脑膜，恶性肿瘤可能

图 35－1　乳突 CT 及头颅增强 MRI 检查结果

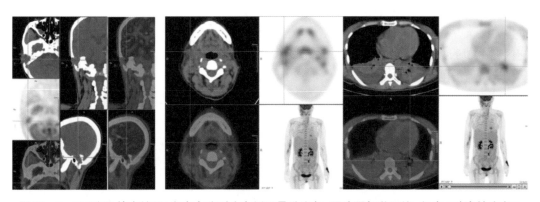

图 35－2　PET/CT 检查结果(左中右分别为右侧颞骨乳突部、腮腺颈部淋巴结、左肺下叶炎性病变及两侧胸腔积液)

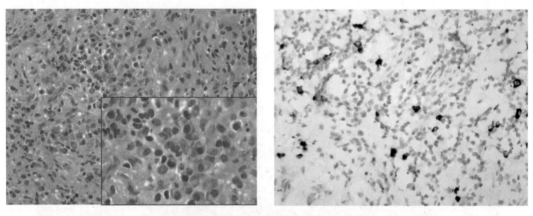

图 35-3　乳突活检病理(左图淋巴浆细胞浸润、右图示 IgG4＋浆细胞)

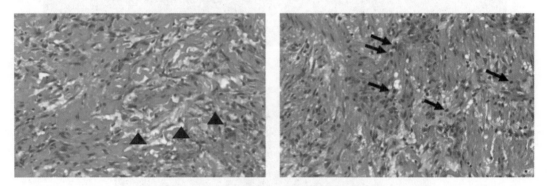

图 35-4　右前臂肿物(皮下组织)病理

△,血管壁增厚、管腔闭塞、伴黏液变;→,血管壁少量炎症细胞浸润

3. 诊疗经过

入院后考虑感染可能,予莫西沙星(0.4 g、每天一次)＋美罗培南(1 g、每 12 h 一次)抗感染,疗效不佳。结合病理考虑肿瘤性病变证据不足,诊断:IgG4 相关性疾病(IgG4 - RD)可能,静脉血栓形成(右侧头静脉,左侧大隐静脉),闭塞性静脉炎,贫血。予甲泼尼龙 80 mg,每天 1 次,静脉滴注×10 天,后减至醋酸泼尼松 40 mg、每天 1 次口服,联合来氟米特 10 mg、每天 2 次口服,补铁、补钙、抑酸等治疗。华法林治疗期间 INR＞10,故改为利伐沙班 10 mg、每天 1 次抗凝治疗。出院后 1 个月患者激素减至 35 mg、每天 1 次,再次出现左肘部皮下结节,复查 ESR、CRP 较前显著下降但仍未达到正常,故根据我们发表的临床研究以及 IL - 6 水平显著升高加用抗 IL - 6 受体单抗(托珠单抗)治疗。患者颞部疼痛好转,体温平,精神及食欲显著好转。

病例解析

患者为中年女性,慢性病程,以听力减退起病,病程中反复发热,乳突占位,全身多处皮下结节,需考虑的诊断和鉴别诊断有以下几点。

1. 感染性疾病

患者有颞部肿痛,伴发热,WBC 及炎症指标升高;但外周血、病原学及 T-SPOT 检查均为(一),抗感染治疗效果欠佳。

2. 肿瘤

患者有颞骨乳突占位,伴骨侵蚀,需考虑肿瘤可能,但患者多次病理检查均不支持,且激素治疗部分有效,故不考虑该诊断。

3. IgG4 相关性疾病

入院后患者完善系列检查,发现全身存在多处(乳突、腮腺、肺、血管)病变;组织活检提示淋巴浆细胞浸润、闭塞性静脉炎,IgG4$^+$浆细胞>20 个/HP,比例<40%,根据 2019 年 ACR/EULAR 分类标准为 19 分(>20 分可诊断),考虑 IgG4-RD 可能大,静脉血栓形成,闭塞性静脉炎。

本例患者反复静脉炎、静脉血栓的原因。①一元论:静脉炎和静脉血栓是 IgG4-RD 的一部分,经查阅文献未见外周静脉血栓的报道,但 IgG4-RD 患者可合并颅内静脉血栓。同时患者目前 IgG4-RD 活动,疾病炎症状态可导致高凝,易发生血栓。②二元论:患者多次静脉血栓,考虑易栓症,因患者有狼疮抗凝物(+),需考虑抗磷脂抗体综合征可能,12 周后需再次复查抗磷脂抗体谱进一步明确。

在我院多学科讨论中,有专家提出病理活检中纤维母细胞增生明显,组化 ALK(+),要考虑炎性纤维母细胞瘤。该病以前被认为属于炎性假瘤,但实际是真肿瘤,而且病理上与 IgG4-RD 非常相似。很多患者主要表现为颌面部,特别是乳突附近的占位性病变,做了手术或者活检,但是结果都不是肿瘤,有 IgG4-RD 的特点,但按标准不够诊断,主要就是 IgG4/IgG<40%。这些患者对激素治疗有效。如按照炎性假瘤治疗,需警惕中线肉芽肿或淋巴瘤之类的疾病,所以要格外小心地观察,随访患者的转归。

据此,病理科专家提到,右侧乳突肿物送检组织镜下大量纤维组织间浸润淋巴浆细胞伴纤维母细胞增生,免疫组化提示浆细胞呈多克隆增生,同时分泌 IgG4$^+$浆细胞达 30 个/HP(密集区),IgG4/IgG 约 10%,形态学需考虑 IgG4 相关病变,但需结合临床及血清检查。FISH 检测未提示增生纤维母细胞 *ALK* 基因融合。需注意鉴别黏膜相关淋巴瘤、*ALK* 易位的炎性肌纤维母细胞瘤、浆细胞肿瘤等。同时,患者右前臂皮下占位送检组织镜下为静脉管壁组织,其肌层及外膜间大量毛细血管增生,伴肌纤维母细胞增生,致静脉管腔狭窄,呈闭塞性静脉炎改变。需与炎性肌纤维母细胞瘤、炎性假瘤、结节性多动脉炎、ANCA 相关性血管炎等鉴别。

本例精要

1. 定义

炎性肌纤维母细胞瘤是一种罕见的间叶性肿瘤,为低度恶性或交界性肿瘤。可发生于肺、腹部、盆腔、中枢神经系统、头颈部、喉、子宫、软组织、纵隔、骨骼等部位，以肺部最为常见。儿童和青少年好发，也可发生在成人，60％在40岁以下发病。

2. 病因

手术、创伤、炎症、异常修复、HHV-8感染、*ALK*基因表达异常等。

3. 病理特点

该肿瘤由肌纤维母细胞性梭形细胞组成，常伴大量浆细胞和淋巴细胞浸润。免疫组化平滑肌肌动蛋白、波形蛋白、肌特异性肌动蛋白阳性。该疾病的诊断主要依赖病理活检。

镜下肌纤维母细胞呈梭形，核分裂少，胞浆染色呈嗜酸性，组织细胞不同程度异型。病理分为3种类型：梭形细胞型、黏液型和纤维型。

4. 临床表现

低热、慢性咳嗽、咳痰、胸痛、呼吸困难、乏力、消瘦，可有高热、咯血。

影像学：结节、肿块或片状，压迫或侵蚀周围组织，血供丰富可见动脉和静脉期增强。病灶中心可有坏死。

5. 治疗

首选手术治疗。对于不能切除的病变，切除不彻底或术后复发的患者，可选择糖皮质激素和非甾体抗炎药治疗，可通过抑制COX2及血管内皮细胞VEGF信号通路抑制肿块增长；也有报道化疗和放疗具有一定疗效；对于组织中*ALK*阳性患者可使用靶向药物克唑替尼治疗。

6. 预后

多数良好，肺和肺外炎性肌纤维母细胞瘤的复发率分别为2％和25％，腹腔内炎性肌纤维母细胞瘤易复发。文献报道5年生存率为91％，10年生存率为77％。影响预后的因素包括：肿块大小、组织学有无局部侵犯、血管侵犯、细胞异型、核分裂象、肿瘤切除是否彻底等。

案例 36 系统性红斑狼疮合并大动脉炎

复旦大学附属中山医院厦门医院风湿免疫科 杨露伟

病例介绍

1. 病史

患者,女性,59 岁。

因"胸闷、胸痛 13 年,头痛 4 年,出血、水肿 2 个月"于 2019 年 8 月入院。

患者于 2006 年出现乏力、胸闷、胸痛、活动耐量下降,就诊于当地医院,发现双侧血压不对称升高,左侧桡动脉搏动消失,影像学示"大血管缩窄",当时诊断为"大动脉炎",予泼尼松(5 mg、每天 1 次)+降压药治疗。患者未规范治疗,4 年前出现头痛,伴体位相关性晕厥,间断降压缓解症状。2 个月前再次出现头痛、晕厥,伴皮肤黏膜出血、双下肢水肿,听力显著下降,遂来我科就诊。病程中否认光过敏、关节肿痛、雷诺现象、反复口腔溃疡等。

近期精神弱,纳差,夜尿增多,大便 2~4 次/天,褐色稀便,体重下降 5 kg。

既往史及家族史:有反复长骨骨折史,冠心病家族史。

2. 检查

查体:贫血貌,多处皮下出血瘀斑,舌大,上肢桡动脉搏动减弱,大血管杂音,肝稍大,移动性浊音阳性。

辅助检查:重度贫血,炎症指标显著升高,蛋白尿,ANA 1:320,抗 β_2 - GP1、ACL(+), p - ANCA(+),抗 dsDNA、抗 ENA、AIH 相关均阴性;IgG、IgM、IgA 均显著升高,C3、C4 显著下降,Coombs 试验阳性,颅脑血流灌注及颞动脉超声未见异常。

PET/CT:①双侧颈总动脉、头臂干、双侧锁骨下动脉、胸主动脉、腹主动脉、双侧髂动脉管壁增厚不伴明显糖代谢增高,升主动脉和主动脉弓管壁增厚伴糖代谢增高,均考虑为大动脉炎;②多处(双侧颈部、锁骨区、腋窝、纵隔、腹腔、腹膜后及盆腔)淋巴结炎可能,请结合临床;③全身骨骼未见明显糖代谢异常增高灶和骨质破坏,脾脏弥漫性糖代谢增高,增生性改变可能;④两肺慢性炎症及陈旧灶;右乳钙化灶;心脏增大;⑤胆囊结石,腹、盆腔积液(图 36 - 1)。

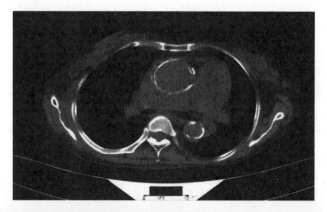

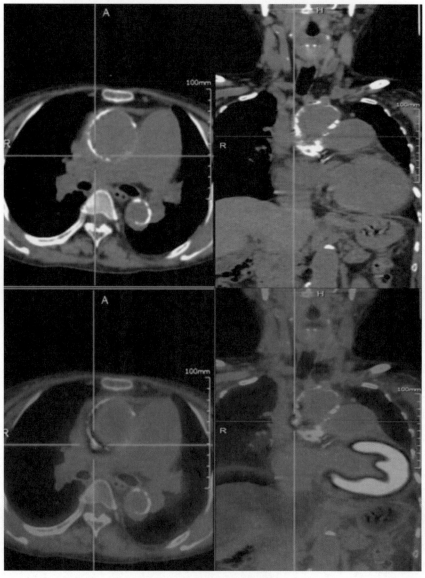

图36-1　PET/CT 检查结果

3. 诊疗经过

住院期间患者一般情况逐渐变差,完善病原学、PET/CT、骨穿等检查后,感染及肿瘤均无充分证据,但考虑多次 PCT 处于高水平状态,予抗感染基础上加用中等剂量激素治疗(甲泼尼龙 15 mg、每天 1 次),患者一般情况好转,监测炎症指标、细胞因子及 PCT 开始逐渐下降。予加量至足量(甲泼尼龙 40 mg、每天 1 次)治疗后,炎症指标、PCT 及细胞因子下降正常。出院后门诊随访共 2 次,患者一般状态好转且无不适,血压正常,皮下黏膜未见出血,贫血纠正,低蛋白血症及低补体血症纠正,炎症指标均正常。

病例解析

患者为中年女性,慢性病程,起病时伴有双侧血压不对称升高,上肢动脉搏动消失,影像学提示大血管管壁异常代谢增高灶,大动脉炎诊断明确。患者消耗症状明显,伴有反复长骨骨折病史,有严重贫血,需考虑有无肿瘤性疾病,但 PET/CT 及骨髓活检等检查并无明确肿瘤证据。此外,患者病程中出现的蛋白尿、脏器肿大及血小板和凝血正常情况下的皮下出血均是单纯大动脉炎所无法解释的。

针对尿蛋白可能的病因考虑以下几点:

1. 高血压肾损伤

患者有长期高血压病史,未规范治疗,入院评估眼底提示高血压眼底改变,不除外高血压肾损所致蛋白尿。

2. 系统性淀粉样变

患者有舌、肝等多脏器肿大,伴有血小板及凝血功能正常的皮下黏膜出血、不明原因的胆管酶升高,加之患者大动脉炎长期未规范随访治疗,长期炎症状态可能继发淀粉样变,多数均存在肾受累,可以达肾病水平蛋白尿。但患者入院后心肌 MRI 评估未见心肌病变,腹壁脂肪活检及直肠黏膜活检刚果红染色均未见异常。患者舌活检及肾脏活检均拒绝,淀粉样变证据尚不充分。

3. 系统性红斑狼疮

患者为育龄期女性,蛋白尿,有多种自身抗体阳性,伴有低补体血症,Coombs 试验阳性。国内外均有文献报道部分大动脉炎患者可以合并系统性红斑狼疮,多出现在育龄期妇女,系统性红斑狼疮可以出现在大动脉炎前后,可伴有肾脏受累,尿蛋白水平多在 1～2 g,大动脉炎症状随着系统性红斑狼疮病情稳定而缓解。

4. 药物性肾损害

患者因头痛有长时间口服非甾体抗炎药史,不排除药物性肾损,但非甾体抗炎药引起的肾损害以肾小管受累为主,与患者的尿沉渣不相符。

综上所述,该患者考虑大动脉炎合并系统性红斑狼疮,继发性淀粉样变不除外。

本例精要

1. 大动脉炎与系统性红斑狼疮的血管病变

尽管发病机制尚不清楚,目前观点认为免疫因素是参与了两种疾病发生及发展的重要因素之一。系统性红斑狼疮是一类异质性极强,以累及多脏器为主要表现的多系统自身免疫性疾病。血管作为机体重要的器官,各种大小血管皆可发生炎症,因此系统性红斑狼疮中血管炎的临床谱很广。对于血管受累,可以是直接与疾病发病机制相关,表现为狼疮急性/亚急性改变(如抗磷脂综合征和狼疮血管炎),或作为伴发疾病出现(类固醇相关的动脉粥样硬化)。两者发病机制不同,治疗上也存在较大的差异。而对于狼疮血管炎的研究,既往更多着眼于小血管上,鲜有报道中、大血管的受累,对疾病认知存在不足。因此,临床上对于存在大血管受累的系统性红斑狼疮或有狼疮倾向的大动脉炎患者应加以识别,并作仔细的鉴别诊断,分析哪个疾病起主导作用,方能更为精准地进行治疗。

2. B细胞在大动脉炎发病中亦起到重要作用

大动脉炎是一种少见的不明原因慢性血管炎,主要累及主动脉及其一级分支,80%~90%的病例为女性,发病年龄通常介于 10~40 岁,与系统性红斑狼疮好发人群及年龄相似,单从流行病学角度难以区分两类疾病。普遍的观点认为 B 细胞在系统性红斑狼疮发病中起主导作用,是一类经典的、以免疫复合物形成为特征的三型超敏反应,突出特点是患者的循环系统中可检测出多种特异性自身抗体。大动脉炎没有公认的特异性自身抗体,但包括抗主动脉壁抗体、抗淋巴细胞抗体、内皮细胞抗体、抗磷脂抗体、抗核抗体等多种自身抗体在不同人群中都有报道,支持 B 细胞在大动脉炎中的异常表达有关。此外,免疫组织病理学检查也提示大动脉炎管壁除了大量 T 细胞、树突状细胞、巨噬细胞之外,还有大量异常的 B 淋巴细胞的聚集,和健康对照相比较,大动脉炎外周血中负责分泌抗体的浆母细胞表达群(CD19、CD27 高表达)也出现显著升高,也都提示了 B 细胞在大动脉炎发病中起到了重要的作用。

案例 37 非结核分枝杆菌和 IgG4 相关性疾病

复旦大学附属中山医院风湿免疫科 马玲瑛

病例介绍

1. 病史

患者,男性,68 岁。

因"腰痛 3 年,左膝关节肿痛 3 个月"入院。

患者 3 年前无明显诱因出现腰痛,影像学检查发现第 5 腰椎椎体溶骨性骨质破坏,行腰椎内固定术,术后病理示:浆细胞增生性病变。2 年前出现颈部疼痛,外院查 PPD 强阳性,考虑颈椎及腰椎结核,予五联(异烟肼+利福平+乙胺丁醇+吡嗪酰胺+左氧氟沙星)抗结核治疗 1 年,症状缓解。3 个月前出现左膝肿痛,活动后加重,伴低热(最高体温 37.5℃)。为进一步诊治来我院就诊。

既往史及家族史:17 年前"胸腔积液、纵隔淋巴结肿大",活检提示肉芽肿性变,诊断"结节病",予激素治疗后好转。

2. 检查

查体:左侧腹股沟可及一枚 2 cm×1 cm 淋巴结,质软,无触痛,活动尚可。左膝关节肿胀,膝眼压痛,浮髌试验阳性,半月板试验阳性,活动中度受限;心、肺、腹部体检未见异常。

辅助检查:多项炎症指标升高,免疫球蛋白 IgG、IgA、IgG4 升高。PET/CT 示左侧膝关节、软组织、左侧上臂肌、多处骨骼及淋巴结炎性病变可能,浆细胞增生性病变(图 37-1)。病原学(一)、肿瘤(一)。

病理:左膝关节滑膜:淋巴细胞、浆细胞免疫组化 IgG4 阳性($IgG4^+/IgG^+>40\%$,$IgG4^+>40/HPF$)。左侧腹股沟淋巴结:中性粒细胞浸润,非干酪性肉芽肿形成,抗酸染色可疑阳性。右侧腹股沟淋巴结:肉芽肿样改变,微脓肿,浆细胞增生,$IgG4^+$(约 90 个/HPF)(图 37-2)。组织培养(左膝滑膜组织、左腹股沟淋巴结):分枝杆菌培养阳性;结核分枝杆菌复合群特异性抗原 MPB64 阴性。

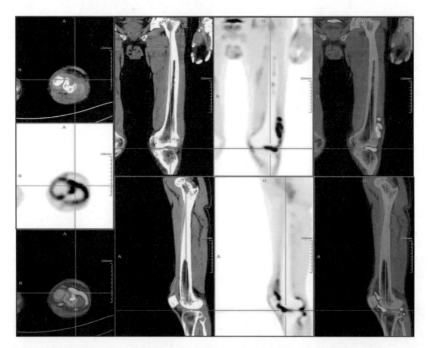

图 37 - 1　PET/CT 检查结果

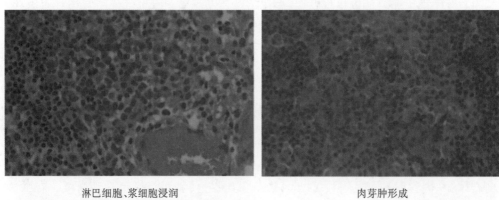

淋巴细胞、浆细胞浸润　　　　　　　　　　　　　肉芽肿形成

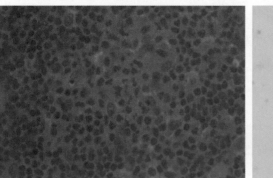

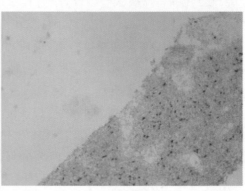

中性粒细胞浸润伴微脓肿形成　　　　　　　　　　IgG4 阳性

图 37 - 2　病理改变

3. 诊疗经过

入院后考虑非结核分枝杆菌感染（淋巴结、骨、软组织），IgG4 - RD。该患者予阿奇霉素（0.25 g，每天 1 次）＋多西环素（0.1 g，每 12 h 一次）＋利奈唑胺（0.6 g，每 12 h 一次）治疗后，体温下降。患者抗非结核分枝杆菌治疗后，体温平，左膝关节疼痛好转，随访炎症标志物下降，出院继续抗感染药物治疗，门诊随访。

病例解析

该患者需要考虑的主要鉴别诊断包括以下几点。

1. 骨肿瘤或转移性肿瘤

患者病程 3 年，无消耗症状，肿瘤标志物（－），PET/CT 无明显骨质破坏表现，且既往抗结核治疗后部分病灶有吸收，考虑肿瘤依据不足。

2. 浆细胞肿瘤

患者浆细胞增生表现为多克隆增多，游离轻链比正常，免疫固定电泳阴性，骨髓检查涂片、活检、免疫分型均未提示克隆性浆细胞证据，故目前浆细胞肿瘤诊断依据不足。

3. Castleman 病

病理未见 Castleman 病典型表现，且无淀粉样变、周围神经病变、肾脏病变等表现，Castleman 病依据不足。

本例精要

1. 非结核分枝杆菌

（1）定义：非结核分枝杆菌是指结核分枝杆菌、牛分枝杆菌与麻风分枝杆菌以外的分枝杆菌，为条件致病菌。非结核分枝杆菌主要侵袭肺部，咯血常见，胸片显示炎性病灶及单发和多发薄壁空洞，纤维硬结灶、球形病灶及胸膜渗出相对少见。病变多累及肺上叶尖段或前段。肺外非结核分枝杆菌包括淋巴结炎、皮肤软组织感染、骨骼感染和播散性感染。

（2）病因。

淋巴结炎：多见于儿童（<5 岁），以颈部淋巴结最常见，亦可累及耳部、腹股沟、腋下淋巴结。多为单侧无痛性淋巴结肿大，常有瘘管形成。

皮肤或软组织感染：通常与外伤、整容或手术相关，结节多由海分枝杆菌引起，溃疡多由溃疡分枝杆菌引起，脓肿则多由龟分枝杆菌、偶然分枝杆菌和脓肿分枝杆菌引起。

骨骼感染：免疫功能正常者多由于创伤、穿透性损伤、针头注射、手术中污染等引起腱鞘、法氏囊、关节和骨骼的局灶性感染；免疫功能低下者可出现椎体受累，通常是弥漫性感染的一部分。

播散性感染：主要见于 HIV 感染患者（CD4 计数＜50 个/mm³）、免疫抑制治疗、干细胞移植、器官移植者。临床表现为散播性骨病、肝病、心内膜炎、心包炎和脑膜炎等。

（3）治疗：大多数非结核分枝杆菌对常用的抗分枝杆菌药物均耐药，由于非结核分枝杆菌的耐药模式可因菌种不同而有所差异，所以治疗前进行药敏试验十分重要。制定非结核分枝杆菌病治疗方案时，应尽量根据药敏结果和用药史，选择 5～6 种药物联合治疗，强化期 6～12 个月，巩固期 12～18 个月，在非结核分枝杆菌培养结果阴转后继续治疗 12 个月以上。

2. IgG4 相关性疾病（IgG4-RD）

（1）定义：IgG4-RD 是一种慢性、进行性炎症伴纤维化的疾病，可累及多个脏器。病变部位有大量淋巴细胞和浆细胞浸润，炎症反应局部有分泌 IgG4⁺ 的浆细胞生成，因此这类疾病被统称为 IgG4-RD。患者血清 IgG4 水平常升高，受累组织或器官中有 IgG4 阳性浆细胞浸润，病变部位出现硬化或纤维化，以及闭塞性静脉炎。本病好发于中老年男性。由于易于形成肿块性病变，常被误诊为恶性肿瘤。

（2）病因：病因尚未明确，可能与遗传易感性、微生物感染、异常自身免疫反应等因素有关。

（3）症状：本病常可累及胰腺、胆管、泪腺、腮腺、眶周、中枢神经系统、甲状腺、肺、肾、腹膜后及动脉周围组织、皮肤及淋巴结等，患者的临床症状依受累脏器的不同而异。病变累及相应部位，常出现组织或器官内肿物，可造成局部阻塞、压迫症状或器官萎缩。本病常合并淋巴结肿大，约一半的患者有过敏相关病史。

（4）诊断与鉴别诊断。

诊断：实验室检查可见外周血中嗜酸细胞升高，ESR 和 CRP 升高，免疫球蛋白尤其是 IgG4 亚型可显著升高。组织病理学检查：病变组织内可见大量淋巴细胞浸润，可形成淋巴滤泡。密集的 IgG4 阳性的浆细胞浸润，伴组织纤维化和硬化。轻度至中度嗜酸性粒细胞浸润。炎症细胞浸润被胶原纤维包裹，可形成席纹状纤维化，伴闭塞性静脉炎。

鉴别诊断：应与淋巴增殖性疾病、朗格汉斯细胞组织细胞增多症、结节病、炎性肌纤维母细胞瘤、木村病、慢性感染、肿瘤、ANCA 相关性血管炎以及恶性肿瘤等进行鉴别。

（5）治疗：本病治疗以药物治疗为主。糖皮质激素是治疗本病的一线药物，可控制异常免疫炎症反应。一般使用中等剂量，症状严重者可以加大剂量，病情控制后逐渐减量，以小剂量长期维持。传统免疫抑制剂联合治疗有助于糖皮质激素减量及维持疾病的稳定。对糖皮质激素禁忌或无效的患者可给予利妥昔单抗。

案例 38　ANCA 相关性血管炎与克罗恩病

复旦大学附属中山医院厦门医院风湿免疫科　周彬彬

病例介绍

1. 病史

患者,男性,56 岁。

因"面色苍白伴乏力 1 年,咳嗽 5 个月"入院。

患者于 1 年前开始出现面色苍白伴乏力,多次就诊于当地医院,查 Hb 60 g/L,予补铁治疗后乏力好转,复查 Hb 100 g/L。其间出现下腹部不适,糊状便,2019 年 8 月外院行肠镜检查,提示"炎症性肠病:克罗恩病?",予美沙拉嗪 3 g/d 治疗。2019 年 10 月出现干咳、多汗。胸部 CT:两肺炎症,考虑过敏性肺炎可能。肺功能:弥散功能轻度减退。停用美沙拉嗪,予莫西沙星、头孢呋辛抗感染未见好转。2019 年 11 月初就诊于我院呼吸科,复查胸部 CT 无好转,ANA 1:320,p-ANCA(+),行肺穿刺活检病理提示炎症性病变;考虑ANCA 相关性血管炎可能,予泼尼松、环磷酰胺治疗。后为行进一步诊治来我科就诊。

既往史及家族史无殊。

2. 检查

查体:神清,双肺未闻及干湿性啰音,全腹无压痛、反跳痛。

实验室检查:Hb 60 g/L,大便 OB(+);自身抗体谱:ANA(S)1:320, p-ANCA(+);T-SPOT 阳性,病原学(一)、肿瘤标志物(一)。

2019 年 11 月 26 日胸部 CT 示两肺见散在多发片状模糊阴影,边界不清,内部密度不均匀,可见支气管充气征,两下肺为著,局部胸膜略增厚,双侧肺门及纵隔未见肿大淋巴结,胸腔内未见积液(图 38-1)。

CT 引导左肺胸膜下斑片灶穿刺活检病理示:部分肺泡间隔内见淋巴细胞、浆细胞聚集,肺泡上皮未见明显异型,肺泡腔内少许泡沫样组织细胞,呈炎症性病变。

2019 年 7 月外院肠镜示肝曲及横结肠增殖性病灶,升结肠息肉。病理提示:肠黏膜腺体无异型,间质多量淋巴细胞、浆细胞、嗜酸性粒细胞浸润,隐窝脓肿形成,淋巴滤泡形成,未见肉芽肿。

12月29日复查胸部CT较前明显吸收好转。

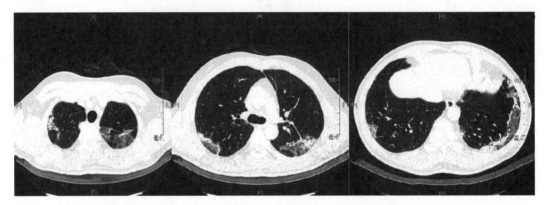

图 38 - 1　胸部 CT

肠镜:结肠镜检查至盲肠并进入末端回肠,末端回肠黏膜散在片状糜烂,伴浅溃疡;结肠可见节段性黏膜增生隆起、糜烂及溃疡,以右半结肠及低位直肠为主,升结肠处活检一块送病理(图 38 - 2)。诊断:克罗恩病。

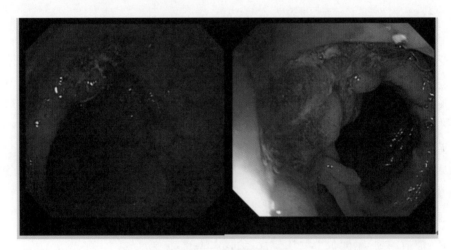

图 38 - 2　肠镜检查结果

3. 诊疗经过

该患者诊断为 ANCA 相关性血管炎合并克罗恩病,予激素＋环磷酰胺诱导缓解治疗。咳嗽较前明显好转,复查肺部病变较前明显吸收。出院后改为硫唑嘌呤(逐渐加量至 100 mg、每天 1 次),泼尼松 15 mg、每天 1 次,异烟肼 0.3 g、每天 1 次,辅以补钙、护胃等。

病例解析

该患者需要考虑的主要鉴别诊断包括以下几点。

1. 肿瘤

PET/CT 提示结肠多灶性恶性肿瘤,氟代脱氧葡萄糖(FDG)高代谢,但患者病程已1年余,且一般情况尚可,无消耗症状,肿瘤标志物均阴性,肠镜及肺部病理未发现肿瘤依据。

2. ANCA 相关性血管炎累及肠道

患者为中年男性,以面色苍白、干咳为主要表现,自身抗体 ANA 1∶320,p-ANCA(＋),肺部 CT 提示间质性肺疾病,但肠镜示肝曲及横结肠增殖性病灶。病理提示间质多量淋巴细胞、浆细胞、嗜酸性粒细胞浸润,隐窝脓肿形成,淋巴滤泡形成,未见肉芽肿,病理未见肠道坏死、血管炎征象。

3. 克罗恩病伴 p-ANCA 阳性且累及肺部

患者以面色苍白为首发表现,且 p-ANCA 阳性,肠镜提示结肠增殖性病灶,病理可见隐窝脓肿形成,故克罗恩病伴 p-ANCA 阳性明确;是否为药物因素引起肺部病变,患者嗜酸性粒细胞正常,肺部 CT 提示间质性改变,病理见肺泡间隔内见淋巴细胞、浆细胞聚集,未见嗜酸性粒细胞浸润,故而肺部病变考虑自身免疫性疾病所致可能性大。

本例精要

1. 炎症性肠病

20％～30％的炎症性肠病患者伴有 p-ANCA 阳性,其 ANCA 抗体类型会随时间变化;虽然炎性肠病中 p-ANCA 阳性率高于正常人,但特异性较差,与疾病活动度、病变程度、治疗、缓解情况无明显相关性。临床不推荐常规检测 p-ANCA。

炎症性肠病患者肺部受累少见,发病率仅为 0.4％,炎性肠病患者出现肺部受累,最先考虑药物引起的肺部疾病。药物相关性肺病多见于美沙拉嗪和柳氮磺吡啶引起的嗜酸细胞性肺炎和纤维化肺泡炎;5-氨基水杨酸(5-ASA)所致的嗜酸性粒细胞肺炎少见,服用5-ASA 到出现肺部症状的时间为 2 天至 5 年。最常见的症状是呼吸困难、干咳和发热。

2. 系统性血管炎合并炎症性肠病

大血管炎更容易合并炎症性肠病;ANCA 相关性血管炎合并炎症性肠病(溃疡性结肠炎或克罗恩病)属于罕见病。克罗恩病诊断多早于 ANCA 相关性血管炎,其发病机制可能与 Th1 或 Th2 极化诱导的炎症反应相关。ANCA 相关性血管炎胃肠道受累很少见,多以非特异性的腹痛、腹泻、消化道出血为主要表现,内镜下可见多发性、小而浅、边界清晰的溃疡,且呈横向排列,溃疡附近的黏膜可显示纤维化和缺血性改变。组织学检查示轻微的炎症、溃疡、局部缺血或典型的血管炎变化。

案例 39　系统性红斑狼疮患者合并血栓性微血管病

复旦大学附属中山医院风湿免疫科　崔晓萌

病例介绍

1. 病史

患者,女性,58 岁。

因"双下肢散在瘀点 1 年,发现脾肿大 9 个月"入院。

患者于 1 年前(2018 年 8 月)出现乏力伴双下肢散在瘀点。9 个月前(2018 年 11 月)查 WBC 2.8×10^9/L, Hb 107 g/L, PLT 92×10^9/L, ALT 21.5 U/L, AST 46.1 U/L, CT 示脾大,未进一步诊治。此后患者出现反复感冒、发热,易脱发。3 个月前(2019 年 5 月)查 WBC 2.7×10^9/L, Hb 109 g/L, PLT 100×10^9/L, ALT 21 U/L, AST 53 U/L, 尿红细胞 141 个/μl, ESR 78 mm/h,抗 PR3 98.3 RU/ml。超声:脾大,甲状腺双侧叶多发占位。现为行进一步诊治入院。

既往史:1997 年诊断"垂体腺瘤",伽马刀＋放疗,后长期服用泼尼松(5 mg、每天 1 次)＋左甲状腺素钠片(25 μg、每天 1 次)口服;2002 年诊断"甲状腺功能减退";2010 年诊断"风湿性心脏病二尖瓣病变",行二尖瓣置换术。

2. 检查

查体:双下肢散在瘀点,压之不痛,不褪色,不突出于皮肤表面,无瘙痒,可见部分色素沉着,脾肋下二指。全身浅表淋巴结未及肿大,心、肺查体无殊。

血常规:三系减少;肝功能:AST、AKP、γ-GT 升高。镜下血尿,尿相差显微镜示肾小球源性血尿;ESR 及 CRP 明显升高;IgG 升高,C3 下降;ANA、抗 PR3 抗体明显升高,自免肝抗体阳性;抗 PLT 抗体、Coombs 试验(一)。

腹部 CT:脾大(图 39-1)。

PET/CT:未见明显糖代谢异常增高灶。

骨髓穿刺:未见明显异常。

门脉 CT 静脉造影(CTV):轻度门脉高压伴胃底静脉曲张。

肾脏穿刺活检病理:肾小球部分系膜区轻-中度增宽,基质增多,个别节段系膜细胞轻度增生,部分毛细血管袢基膜不规则轻度增厚,3 个小球的入球动脉及少量小球毛细血管腔内有血栓样结构,2 个小球的毛细血管袢有部分襻的纤维蛋白样坏死,部分节段与球囊壁粘连,肾小管轻度萎缩,部分有蛋白管型,少量再生,间质中等量炎症细胞灶性及散在浸润,伴纤维组织轻度增生(约 15%),个别肾小动脉内膜增厚、水肿伴脂质沉积(图 39 - 2)。免疫荧光:IgG(−)、IgA(−)、IgM(＋～＋＋)、C1q(±)、C3(＋～＋＋)、C4(−)、κ(−)、λ(±～＋)、PLA2R(−)。

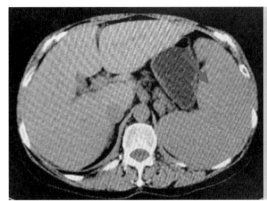
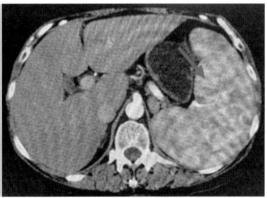

图 39 - 1　腹部 CT 可见明显肿大的脾脏

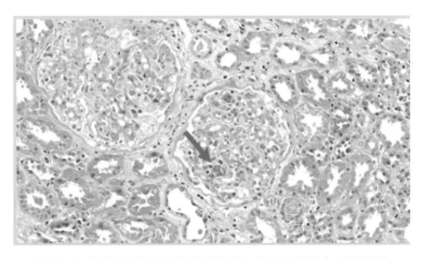

图 39 - 2　肾脏组织穿刺病理可见部分肾小球毛细血管腔内血栓样结构

3. 诊疗经过

该患者予泼尼松 30 mg、每天 1 次口服并逐渐减量,利妥昔单抗 500 mg、静脉滴注×1 次,丙种球蛋白 10 g、静脉滴注×3 次,熊去氧胆酸胶囊 100 mg、每天 2 次口服,多烯磷脂酰胆碱胶囊 456 mg、每天 3 次口服,卡维地洛 5 mg、每天 1 次口服,辅以补充铁剂、护胃、补充甲状腺素、调节肠道菌群、降低心肌耗氧等治疗。经治疗后患者无发热,无新发瘀点、瘀斑,随访 ANA、抗 PR3、ESR、AKP 均降至正常后出院。

病例解析

1. 诊断

（1）系统性血管炎合并系统性红斑狼疮重叠综合征可能。

（2）自身免疫性肝炎（肝硬化代偿期 Child-Pugh A 级、脾功能亢进、门脉高压、胃底静脉曲张）。

（3）血栓性微血管病。

（4）垂体瘤术后继发性甲状腺功能减退症。

（5）甲状腺结节。

（6）风湿性心脏病（二尖瓣瓣膜置换术后）。

2. 主要鉴别诊断

（1）感染：患者 ESR、CRP 明显升高,但无明显感染相关症状,肝炎标志物、病毒抗体、T-SPOT 等感染相关指标均阴性,故暂不考虑。

（2）实体肿瘤：患者一般情况可,无明显肿瘤消耗表现,肿瘤标志物阴性,增强 CT、PET/CT 均未见肿瘤表现,故暂不考虑。

（3）血液系统肿瘤：患者三系减少,脾脏明显肿大,肾脏病理免疫荧光见 λ 沉积,故需排除血液系统肿瘤、轻链沉积病等可能,但免疫固定电泳阴性,骨髓穿刺未见异常细胞,PET/CT 未见血液系统肿瘤表现,故暂不考虑,但需密切随访。

（4）系统性血管炎：患者存在 ANA 和 PR3 的明显升高,有一过性发热、血尿,根据 2017 年 EULAR/ACR 分类标准符合 GPA 诊断,但无明显肺部损害,无鼻腔分泌物、听力损害、眼红眼痛等表现,肾脏病理未见肉芽肿改变,故仍需密切随访以进一步明确。

（5）系统性红斑狼疮：患者存在一过性发热、ANA 升高、C3 下降、WBC 和 PLT 减少,且肾脏活检病理可见 IgM、C1q、C3 沉积,结合 2012 年 SLICC 分类标准和 2019 年 EULAR/ACR 分类标准符合系统性红斑狼疮诊断,但 WBC 和 PLT 减少不排除为肝硬化伴脾功能亢进所致,且无皮疹、关节炎、浆膜炎,无大量蛋白尿,抗 dsDNA 及抗 Sm 抗体均为阴性,故仍需密切随访以进一步明确。

（6）血栓性血小板减少性紫癜：患者双下肢瘀点,PLT 减少,肾脏组织病理见肾小球毛细血管腔内血栓样结构,但该患者不存在因 PLT 减少导致的出血,无微血管病性溶血,无神经精神异常,无发热,D-二聚体异常,外周血涂片无破碎 RBC,故不考虑为血栓性血小板减少性紫癜,而诊断为血栓性微血管病。

（7）干燥综合征：患者无口干眼干,无龋齿,抗 SSA 抗体及抗 SSB 抗体均为阴性,故暂不考虑。

本例精要

　　系统性红斑狼疮患者合并 ANCA 阳性并不罕见，以 MPO‐ANCA 更多见，PR3‐ANCA 阳性率为 0～12.7%。系统性红斑狼疮与 ANCA 相关性血管炎均可造成小血管炎和肾脏损害，但前者为免疫复合物介导，后者则为寡免疫复合物沉积。

　　尽管 ANCA 阳性在自身免疫性肝病中并不少见，但自身免疫性肝炎重叠血管炎仅见于个案报道或病例分析，以 35～60 岁女性更多见，部分患者尤其是 GPA 患者可为 ANCA 阴性。

　　血栓性微血管病（TMA）的肾脏病理表现为肾小球内皮细胞增生肿胀，可有管腔内血栓和管壁纤维素样坏死。TMA 可以继发于多种自身免疫性疾病，在系统性红斑狼疮患者中发生率约 11%，在 ANCA 相关性血管炎患者中亦可见个案报道，部分患者组织学可仅有 TMA 特征。

案例 40　风湿热

复旦大学附属中山医院厦门医院风湿免疫科　张丽娟

病例介绍

1. 病史

患者,男性,47 岁。

因"发热伴关节酸痛半个月"入院。

患者于半个月前(2019 年 12 月)行艾灸、拔罐后次日出现发热,最高体温 38.5℃,伴畏冷、寒战、肌肉酸痛、髋膝关节疼痛,外院查 WBC 11.46×10⁹/L, N％ 74.5％, CRP 93.78 mg/L。胸部 CT:左肺上叶陈旧性病灶,左肺下叶局部胸膜增厚粘连伴钙化。予头孢西汀、左氧氟沙星抗感染治疗 3 天,体温短暂平稳,关节酸痛好转。后出现持续夜间低热伴全身游走性关节疼痛,双手晨僵,乏力;查 WBC 11.4×10⁹/L, CRP 141.72 mg/L, ESR 65 mm/h, PCT 0.48 ng/ml;抗"O" 503 IU/ml。X 线:右髋关节退变。超声:双侧髌上囊积液,双侧肩关节未见明显异常,予莫西沙星、头孢西汀抗感染 3 天,WBC、CRP 无改善,全身乏力加重,仍有夜间低热,予加用塞来昔布 1 粒、每天 1 次,散利痛 1 粒、每晚 1 次,后体温平,关节酸痛明显好转。为行进一步诊治入我科。

既往史:有 2 型糖尿病、高尿酸血症、慢性咽炎。家族史无殊。

2. 检查

入院查体:T 36.9℃, P 75 次/分,R 20 次/分,BP 109/70 mmHg;神清,气平,精神可;全身浅表淋巴结未及肿大,咽无充血,扁桃体无肿大,双肺呼吸音清,未及干湿性啰音,心律齐,二尖瓣区可闻及收缩期杂音;关节无肿胀,四肢肌力正常。

实验室检查:WBC 9.94×10⁹/L, N 7.3×10⁹/L; ESR 99 mm/h, CRP 189.0 mg/L;抗"O" 725 IU/ml。咽拭子培养:草绿色链球菌(＋＋)。

心电图:窦性心律,一度房室传导阻滞,逆钟向转位。

超声心动图:左房增大,轻度偏多主动脉瓣反流。

3. 诊疗经过

入院诊断风湿热,予青霉素抗感染 320 万 U、每 8 h 一次×2 周,后改为苄星青霉素

120万U、每2周一次,同时予泼尼松龙10 mg、每天3次。患者体温正常、关节痛改善。随访心电图:未见房室传导阻滞。ESR、CRP降至正常。

病例解析

本例患者关节痛需考虑的鉴别诊断有以下几点。

1. 类风湿关节炎

类风湿关节炎以多发性、对称性、小关节受累为主,晨僵大于30 min,关节多为侵蚀性改变,可致关节畸形,RF、抗CCP阳性,全身症状较轻,该患者以大关节肿痛为主,游走性,关节无骨侵蚀、畸形,类风湿关节炎依据不足。

2. 链球菌感染后的反应性关节炎(PSRA)

前驱咽峡部链球菌感染后游走性关节炎,但无其他主要标准证据,潜伏期1～2周,非甾体抗炎药对关节炎效果不佳,无心脏炎证据,常有关节外表现,如腱鞘炎、附着点炎;有学者观察到小部分PSAR患者有心脏瓣膜病变,是一种顿挫型风湿热,支持二级预防,随访超声心动图。

3. 感染性心内膜炎

感染性心内膜炎好发具有结构性心脏病变、人工心脏瓣膜患者,近期牙科或外科操作,或静脉注射毒品、置管等,发热、进行性贫血、瘀斑、脾大、栓塞,可闻及心脏杂音,血培养阳性,超声心动图可见瓣膜赘生物。

4. 成人Still病

成人Still病是一种炎症性疾病,特征为每日发热、关节痛、躯干一过性橘红色斑丘疹、咽痛、肝脾淋巴结肿大,白细胞升高,肝功能异常,铁蛋白升高,自身抗体阴性,需排除感染、肿瘤、自身免疫性疾病等。

本例精要

1. 定义

风湿热是一种由咽喉部感染A组乙型溶血性链球菌后反复发作的急性或慢性的全身结缔组织炎症,主要累及关节、心脏、皮肤和皮下组织,偶可累及中枢神经系统、血管、浆膜及肺、肾等内脏。临床表现以关节炎和心脏炎为主,可伴有发热、皮疹、皮下结节、舞蹈病等。本病发作呈自限性,急性发作时通常以关节炎较为明显,急性发作后常遗留轻重不等的心脏损害,尤其以瓣膜病变最为显著,形成慢性风湿性心脏病或风湿性瓣膜病。

2. 流行病学

发病率:发病率从高度发达国家的<0.5/10万到贫穷国家的>100/10万不等。

好发地区:发展中国家和发达国家土著地区,如撒哈拉以南非洲、南亚、澳大利亚和新西兰的土著居民中。

好发人群:6～15 岁的儿童发病最多,男女发病率相同。

好发季节:多发于冬春阴雨季节,寒冷和潮湿环境。

3. 临床表现

(1) 关节炎:初发症状,发病率达 75% 以上,急性发作时出现红、肿、灼热、疼痛和活动受限。典型的关节炎特点:游走性、多发性、多侵犯大关节、关节疼痛与天气变化关系密切、水杨酸制剂有显效、不遗留强直或畸形。

(2) 心脏炎:心脏炎在儿童病例为风湿热最重要的表现,占 40%～80%。可表现为心肌炎、心内膜炎、心包炎或全心炎,其中多以心肌和心内膜同时受累,单纯心肌炎或心包炎较少见。

(3) 环形红斑:过去发病率为 10%～20%,现发生率较少,为 2.4%,常分布于躯干和四肢近端,呈淡红色边缘轻度隆起的环形或半环形红晕,环由小变大,中心肤色正常,皮疹可融合为不规则形,不痛不痒,常于数小时或 1～2 天迅速消失,但消退后又可原位再现,皮疹时隐时现,经历数月。

(4) 皮下结节:较少见,发病率 2%～10% 不等。为 1.5～2.0 cm 的硬性无痛性结节,可孤立存在或几个聚在一起,多在关节的伸面骨质隆起部位,与皮肤无粘连,表面无红肿,常伴有严重的心肌炎。

(5) 风湿性舞蹈症:由于锥体外系受累所致,为风湿热的后期表现,一般发生在 A 组溶血性链球菌感染后 2 个月或以上。多见于女性患者,儿童多于成人。表现为面部肌肉和四肢不自主的动作和情绪不稳定,出现挤眉、伸舌、眨眼、摇头、转颈;肢体伸直和屈曲、内收和外展、旋前和旋后等无节律的交替动作。激动或兴奋时加重,睡眠时消失。

4. 治疗

(1) 一般治疗:注意保暖,避免潮湿和受寒、休息。

(2) 清除链球菌感染:苄星青霉素单剂,或口服青霉素/头孢/阿奇霉素/克拉霉素 10 天。

(3) 抗风湿治疗:非甾体抗炎药、糖皮质激素。

① 单纯关节炎:NSAIDs,6～8 周;

② 心脏炎:糖皮质激素,成人 30～40 mg/d,小儿 1～1.5 mg/(kg·d),病情缓解后减量至 10～15 mg/d,维持至少 12 周。为防止停用激素后出现反跳现象,可于停用激素前 2 周或更早加用阿司匹林,待激素停用 2～3 周后才停用阿司匹林。

5. 预防

(1) 一级预防:如改善居住环境、防寒防潮、卫生宣教、疫苗接种等。

(2) 二级预防:预防风湿热复发或继发性风湿性心脏病。

药物:首先苄星青霉素:60～120 万 U 肌注,15～21 d 一次,或红霉素、罗红霉素、林可霉素、头孢类、喹诺酮、阿奇霉素。

(3) 继发预防期限:

① 年幼患者、有易感倾向、反复风湿热发作,有过心脏炎或遗留瓣膜病者:应尽量延长,最少至 40 岁,甚至终生预防。

② 对曾有心脏炎,但无瓣膜病遗留者:最少 10 年,儿童患者至 2 岁。

③ 对单纯关节炎:可稍缩短,最少 5 年,儿童患者最少至 18 岁。

案例 41　纤维肌性发育不良

复旦大学附属中山医院风湿免疫科　纪宗斐

病例介绍

1. 病史

患者,女性,26 岁。

因"血压升高 7 年余,脑出血 2 次"入院。

患者 2012 年体检发现血压升高(140~180/110~120 mmHg),超声提示双肾动脉狭窄,血管造影示左肾动脉闭塞、右肾动脉远端纤细,查 ESR、CRP 正常。行左肾动脉球囊扩张术,术后血压下降,2 天后血压再次升高(180/110 mmHg)。2012—2014 年两次行肾动脉扩张术疗效不佳,未规律服用降压药物,未监测血压。2015 年 6 月患者发生脑出血,CTA 示左侧颈内动脉动脉瘤,行急诊引流术。ESR、CRP 仍正常,Scr 50 μmol/L。外院考虑大动脉炎可能,予甲泼尼龙 40 mg,每天 1 次联合环磷酰胺治疗,同时予抗血小板,三联药物降压,行左侧颈内动脉支架成形术。2015 年 10 月行腹腔镜左肾切除术,术后血压仍控制不佳。自 2015 年 10 月至 2016 年 5 月患者持续予环磷酰胺治疗(累积 6.8 g),泼尼松逐渐减量,并加用甲氨蝶呤 10 mg、每周 1 次。2016 年 12 月患者突发头痛,头颅 CTA 示蛛网膜下腔出血,右侧大脑中动脉破裂出血,右椎动脉多发动脉瘤,行颅内动脉瘤支架辅助弹簧圈栓塞术。2018 年 12 月自行停用泼尼松和降压药物,再次出现血压升高(180~200/110~120 mmHg)。为行进一步诊治入住我科。

既往史及家族史无殊。

2. 检查

四肢血压:右上肢 226/167 mmHg,左上肢 213/163 mmHg,右下肢 215/156 mmHg,左下肢 216/159 mmHg。

实验室检查:血常规正常;ESR 22 mm/h;超敏 C 反应蛋白(hs - CRP)4.2 mg/L;IL - 6 7.1 pg/ml;肝肾功能正常,24 h 尿蛋白 0.68 g, BNP 131.9 pg/ml, IgG 16.07 g/L,补体正常。ANA:颗粒 1∶100,抗 dsDNA、抗 ENA、ANCA、HLA - B27 均阴性。乙丙肝、T - SPOT、HIV、RPR 阴性。

超声心动图:左室壁稍增厚,室间隔、下壁稍增厚 11~13 mm。

腹主动脉 CTA:右肾动脉起始段无明显狭窄,其远端分支纤细;腹主动脉管腔壁毛糙,局部管腔稍狭窄(图 41-1)。

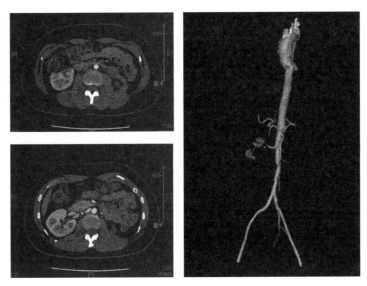

图 41-1 腹主动脉 CTA

肾图:左肾切除术后;右肾灌注佳,排泄稍缓慢,GFR 67.8 ml/min。

PET/CT:①升主动脉、主动脉弓及其分支起始部、降主动脉管壁糖代谢略增高[标准摄取值(SUV)2.2];②腹主动脉中下段稍狭窄,SUV 1.5;肝脏右叶 SUV_{max} 约为 2.7。

颅内动脉 CTA:左侧颈内动脉颅外段支架及右侧大脑中动脉瘤栓塞术后改变;右侧颈内动脉入颅段局部管腔膨大,双侧椎动脉局部动脉瘤伴局限性夹层;右侧大脑后动脉 P1 段局部轻度狭窄(图 41-2)。

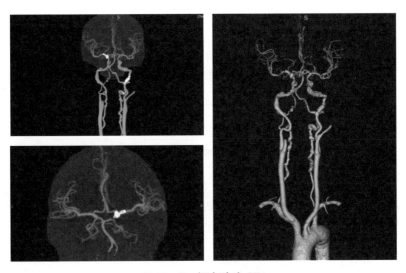

图 41-2 颅内动脉 CTA

3. 诊疗经过

入院诊断:大血管病变(肾动脉,颈、椎动脉,大脑中动脉),肾性高血压,双肾动脉球囊扩张术后,左肾切除术后,脑室出血引流术后,左侧颈内动脉支架成形术后,颅内动脉瘤支架辅助弹簧圈栓塞术后。血管外科会诊考虑:右肾动脉狭窄部位为中远段,为均匀性狭窄,远端分支纤细,且为独肾,手术获益不大。建议内科保守治疗,予来氟米特10 mg,1天2次抗炎,硝苯地平控释片、阿尔马尔、呋塞米、螺内酯、可乐定降压,贝前列素钠片改善微循环,阿司匹林抗血小板。

转归:患者因疫情自2020年2月断药2个月。2020年4月,自测尿妊娠试验阳性;5月查超声:单胎中孕(孕18周)。再次来到我科就诊,考虑患者病情复杂、危重,组织风湿科、产科、神经内科、心内科、药剂科进行多学科讨论:患者危重大血管病变,累及脑血管、肾动脉,血压控制差,极易再次出现脑血管意外;且患者肾动脉狭窄、腹主动脉狭窄,胎儿可能存在血供不足、致发育迟缓。再者,来氟米特具有致畸作用。综合考虑不宜继续妊娠。在充分镇痛和监护下引产,出院后建议规范、持续使用降压药物,密切随访血压;避免再次妊娠;血管外科随访。

病例解析

患者为年轻女性,高血压起病,反复脑血管意外,影像学提示多发血管病变,以动脉瘤及夹层改变为主,病程中患者炎症指标正常,对于多发大血管病变的原因,需要考虑的诊断和鉴别诊断有以下几点。

1. 纤维肌性发育不良

患者为年轻女性,多次查炎症指标(-),肾动脉中远段病变,有颅内多发动脉瘤、夹层,CTA见颅内动脉不规则扩张、呈串珠样改变,PET/CT未见炎症,经过积极抗炎治疗无效,多次出现脑血管意外。首先考虑纤维肌性发育不良。

2. 大动脉炎

患者为年轻女性,有多发动脉病变,累及肾动脉、颈椎动脉等。ESR、CRP正常,PET/CT炎症不明显。右肾动脉为中远段受累,颈动脉及椎动脉为动脉瘤样扩张,非典型大动脉炎表现,抗炎治疗无效,大动脉炎依据不足。

3. 白塞病

有大动脉病变,但无口腔、外阴溃疡,无眼炎、毛囊炎,诊断依据不足。

4. 动脉粥样硬化

动脉粥样硬化多为中老年起病,有吸烟、高脂血症、肥胖等高危因素,易累及动脉分叉部位,影像学可见偏心性改变,超声可及动脉粥样硬化斑块,与患者不符。

本例精要

1. 定义

纤维肌性发育不良(FMD)是一种原发性、节段性、非动脉粥样硬化性、非炎症性的动脉壁肌肉疾病,导致中小动脉狭窄。年轻女性最常见,男女比例 1∶3,通常在 30~50 岁确诊。

2. 病因

FMD 确切的发病原因尚不清楚。基本病理表现为动脉壁的纤维化或纤维肌性增厚。血管壁的任何一层(内膜、中膜或外膜)都可能受到影响。无炎性细胞浸润。

3. 临床表现

FMD 可累及体内任何中等大小的动脉,最常影响肾动脉、颅外颈动脉和椎动脉,病变通常是多灶性和双侧的(累及肾动脉时双侧受累可达 60%)。FMD 通常累及血管中段,很少累及血管起始部(这与动脉粥样硬化不同)。

病变血管可以表现为动脉狭窄,也可表现为动脉夹层,动脉瘤和"串珠状"外观。

4. 治疗

(1) 内科治疗:药物治疗方面,一般推荐阿司匹林 75~100 mg,每天 1 次,降压药物选择方面推荐使用血管紧张素转化酶抑制剂(ACEI)/ARB 治疗(孤立肾需谨慎)。

(2) 外科治疗:狭窄性病变首推经皮腔内血管成形术(PTA)治疗,球囊形成的原则是从小直径开始,每次增加 0.5 mm 进行扩张。对于肾动脉分支多发狭窄,腔内治疗效果可能不佳,可选择开放外科血管重建,包括肾脏离体血管重建后再植入。

动脉夹层:不伴血流动力学异常者口服阿司匹林治疗,存在缺血、影响血流者推荐血运重建。

动脉瘤:>2 cm 的动脉瘤需要腔内治疗,弹簧圈填塞和覆膜支架;<2 cm 的动脉瘤破裂风险低(<1%),可密切观察。

案例 42　IgG4 相关性疾病与抗磷脂综合征

复旦大学附属中山医院风湿免疫科　孔秀芳

病例介绍

1. 病史

患者,女性,54 岁。

因"右侧面部肿胀伴疼痛 7 个月,双上肢肿胀 3 个月"入院。

患者于 7 个月前(2019 年 9 月)无明显诱因出现右侧面部肿胀疼痛,于外院查鼻窦 CT 示右侧上颌窦炎,骨质破坏吸收,行"上颌窦根治术",病理示慢性炎症,伴浆细胞为主的淋巴组织增生,术后头孢克洛抗感染,但面部肿胀仍未好转。3 周后复查鼻窦 CT 示右上颌区占位,恶性不能除外,双侧颈、右侧咽后淋巴结异常强化。5 个月前出现右侧腰痛,泌尿系 CT 示右侧输尿管腹段周围多发渗出性改变,伴腹段管壁增厚,管腔狭窄,其上输尿管及右肾积水,予抗感染治疗后好转。3 个月前出现左上肢肿胀、疼痛,超声示左侧上肢肘关节内侧静脉血栓形成,左侧贵要静脉远心端静脉炎可能。胸部 CT:两肺散在炎症改变,右上肺小叶间隔增厚。予七叶皂苷钠、葛根素静脉滴注治疗,左上肢肿痛好转。2 个月前出现右上肢及右下肢肿痛伴皮温升高,超声示静脉血栓形成,予利伐沙班、地奥司明片治疗,右下肢症状逐渐好转,右上肢仍有肿胀伴疼痛。为行进一步诊治来我院就诊。

既往史:有糖尿病病史 7 月余,现口服二甲双胍 500 mg,1 天 2 次口服。否认高血压病、冠心病病史。

2. 检查

入院查体:鼻窦区无压痛,右侧面部约 1.5 cm×1.5 cm 包块,质软、边界欠清;右上肢明显肿胀,前臂伸侧近肘部约 3 cm×3 cm 包块,色红、皮温升高、有触痛、边缘欠清。

辅助检查:

ESR 100 mm/h, CRP 138.72 mg/L, IL-6 44.7 pg/mL, IgG 22.93 g/L,狼疮抗凝物比值 1.7;ANA、ANCA、抗 ENA 抗体谱均阴性。

鼻窦 CT(图 42-1):右侧上颌窦、筛窦及额窦及颌面部广泛软组织影,伴骨质破坏、吸收。

上肢静脉彩超:血栓形成、静脉炎。

胸部 CT(图 42-2):两肺结节、肺门及纵隔淋巴结轻度肿大。

PET/CT(图 42-3):右上肢静脉血栓形成;右侧腋窝淋巴结炎;左上肢皮下良性结节,肺部新见实变灶及小结节。

鼻窦软组织活检(图 42-4):大量浆细胞浸润,组织纤维化,静脉闭塞,IgG4$^+$/IgG$^+$ 细胞数>40%;

皮下结节活检(图 42-5):脂肪小叶内小血管周围少量淋巴细胞浸润,以 T 淋巴细胞为主,血管炎改变,IgG$^+$(-),IgG4$^+$(-)。

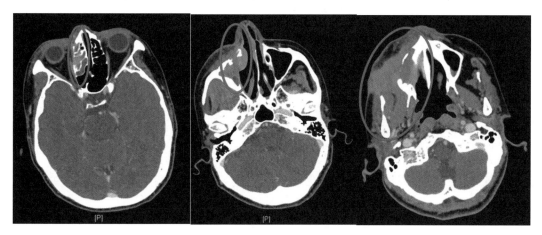

图 42-1　鼻窦 CT 检查结果

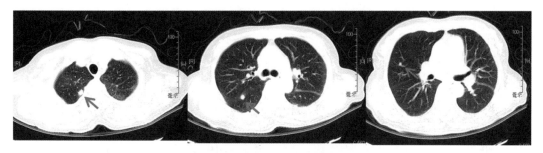

图 42-2　胸部 CT 检查结果

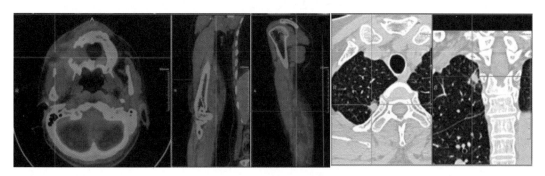

图 42-3　PET/CT 检查结果

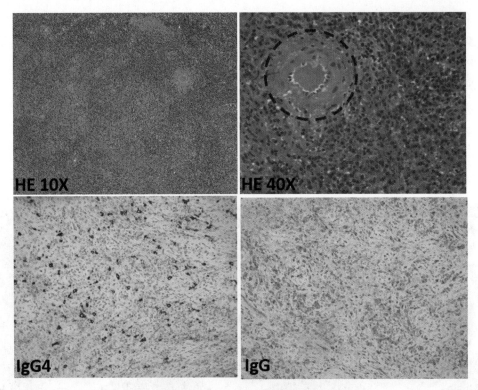

图 42‐4　鼻腔软组织病理图片

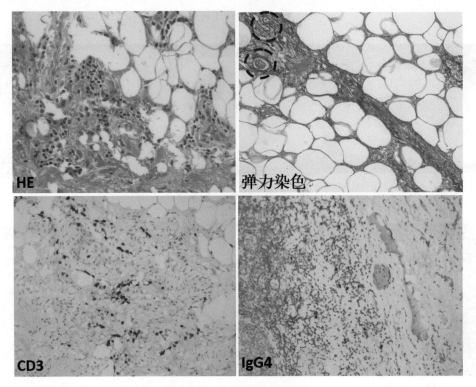

图 42‐5　皮肤活检病理图片

3. 诊疗经过

患者诊断为 IgG4 相关性疾病(IgG4 - RD),抗磷脂抗体综合征(疑似),予利伐沙班(20 mg、每天 1 次)、泼尼松(30 mg、每天 1 次)及托珠单抗注射液(400 mg、每月 1 次×3 次),辅以消肿、预防糖皮质激素不良反应的药物。随访患者 IgG4、ESR、CRP、TNF - α 显著下降,未再发热,面部肿胀好转,上肢结节消失。

病例解析

患者为中年女性,慢性病程,以面部肿胀起病,病程中逐渐出现肢体肿胀,查炎症指标升高,静脉血栓形成,抗感染治疗效果欠佳,需要考虑的诊断和鉴别诊断有以下几点。

1. IgG4 - RD

患者有鼻窦多发软组织,有一过性肺部多发结节、皮下结节、右上肢静脉炎、颈部、腋窝、纵隔等淋巴结肿大,血多个炎症指标升高,血 IgG4(1.74 g/L)升高,病理:IgG4$^+$/IgG$^+$ 细胞>40%,闭塞性静脉炎,根据 IgG4 - RD 诊断标准可确诊。

2. 鼻腔肿瘤

鼻腔肿瘤表现为鼻塞、流脓鼻涕、涕中带血、鼻部及面部疼痛等;鼻腔内可有菜花样的新生物,表面凹凸不平;影像学可有鼻部骨质侵蚀破坏。

3. 感染

患者有鼻塞、鼻窦部胀痛,多种炎症指标升高,但无发热、流脓涕等症状,抗感染治疗无效,鼻窦软组织 NGS(-),故可排除。

4. 抗磷脂综合征(APS)

患者肢体多处血栓形成,狼疮抗凝物比值 1.7,D-二聚体 1.16 mg/L,故 APS 可疑。

IgG4 - RD 与 APS 的关系:

继发:该患者本身存在静脉病变,ESR、球蛋白显著升高,高凝状态,促进静脉血栓的形成。

独立存在:患者反复四肢血栓形成,上肢结节病理与 IgG4 - RD 特征不符,需复查狼疮抗凝物进一步明确。

本例精要

该案例是一例 IgG4 - RD 累及鼻窦,同时伴反复静脉血栓形成、狼疮抗凝物升高的病例。IgG4 - RD 可累及多个脏器,2011 年首次报道 IgG4 - RD 相关鼻窦受累,目前已成为 IgG4 - RD 的一种特殊亚型。据报道,IgG4 - RD 鼻窦受累可高达 65.2%,主要表现为慢性鼻窦炎(chronic rhinosinusitis, CRS)。患者可有鼻部或额部疼痛、鼻塞、嗅觉减退、鼻漏等症状;CT 或 MRI 上可见窦道阻塞、窦黏膜增厚或窦腔内积液;鼻内镜可见鼻中隔偏曲、息肉、黏膜水肿;病理可见 IgG4$^+$ 浆细胞及 IgG4$^+$/IgG$^+$ 细胞比例显著增多。研究报道,较无鼻窦受累的患者,伴鼻窦受累的 IgG4 - RD 患者更易出现眼眶受累、过敏症状(药物过敏、哮喘、皮肤过敏等)、并且外周嗜酸性粒细胞更高,但对糖皮质激素反应也更敏感。

在 IgG4 - RD 鼻窦受累的患者中,有骨破坏性病灶的仍较少。本案例尤为特殊的是,患者以鼻窦受累为首发症状,异常增生的组织导致骨破坏,与肿瘤病变极为相似。因此,病理活检在该病例的诊断过程中具有重要作用。对于该患者,在明确诊断的过程中,除与肿瘤相鉴别,还应与肉芽肿性多血管炎、窦组织细胞增生症或感染等鉴别。早期诊断有助于患者获得及时治疗、避免器官持久性损伤。

在本案例中,除鼻窦病变,患者还伴有反复血栓形成、狼疮抗凝物升高。由于患者在 IgG4 - RD 及抗凝治疗后,血栓相关症状明显好转,结合患者高免疫球蛋白的状态,推测患者血栓形成可能与 IgG4 - RD 有关。目前 IgG4 - RD 与反复静脉血栓形成的案例仍较少,仅有一例类似报道,为一例 IgG4 - RD 患者颅脑受累伴反复静脉窦血栓形成的病例,该患者经糖皮质激素、硫唑嘌呤、华法林治疗后颅脑受累及血栓症状明显好转。在该案例中,研究者排除了其他可能导致高凝状态的因素以及血管本身病变后,推测静脉血栓的形成可能与局部炎症有关,机体可能产生了针对血管结构成分的免疫反应,最终导致补体活化及凝血异常、继发血栓形成,然而该机制仍需要进一步证实。

案例 43　AAV 合并间质性肺疾病

复旦大学附属中山医院风湿免疫科　王玉姣

病例介绍

1. 病史

患者,女性,50 岁。

因"反复发热、咳嗽半年余,尿中泡沫增多 3 个月余"入院。

患者于半年前出现发热,体温 37.5～38.2℃,伴畏寒、咳嗽,干咳为主,少白痰,当地医院查血常规:WBC 7.23×10^9/L, N% 81.8%;尿常规:WBC(＋＋＋),隐血(＋);胸片:两肺纹理增多、增粗、分布不均较紊乱。诊断为"急性支气管炎、急性尿路感染",予抗感染、止咳、化痰等治疗效果不明显。后于多家医院就诊,查 p - ANCA(＋),MPO 升高,微量蛋白尿。PET/CT:两肺散在结节灶及斑片灶,支气管镜检查＋NGS 未找到感染和肿瘤证据,辗转多家医院,仍有反复发热,最高体温 39.5℃,于 2020 年 4 月 15 日来我科进一步就诊。

既往史:2019 年 6 月因"巩膜炎"予激素治疗;20 余年前因"黄体破裂"在外院行外科手术。

个人史:养殖猪专业户,自家养殖猪于 2019 年底发生大规模猪瘟疫。

家族史:母亲及哥哥有"关节炎"病史。

2. 检查

入院查体:贫血貌,两肺听诊呼吸音粗。

尿蛋白、尿隐血阳性,p - ANCA(＋)、MPO>200 RU/ml,肝酶、炎症指标升高。病原学:我院血液 NGS 阴性,外院支气管镜灌洗液 NGS:放线菌属序列数 66,格雷文尼放线菌序列数 64。

PET/CT:两肺散在结节灶及斑片灶伴糖代谢增高;双侧颈部、纵隔内、两侧肺门、两侧腋下、左侧胸壁下、两侧腹股沟多枚小淋巴结伴糖代谢增高:考虑炎性病变(含自身免疫性病变)可能,血液系统疾病(如淋巴瘤)待排(图 43 - 1)。

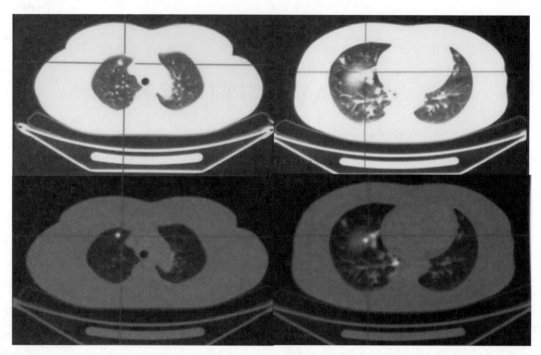

图 43-1 PET/CT

3. 诊疗经过

患者诊断为ANCA相关性血管炎,2020年4月16日给予甲泼尼龙40 mg,每12 h一次,静脉滴注×8天,后于4月24日改为口服泼尼松龙40 mg、每天1次;4月22日予青霉素480万U、每8 h一次×6天,后改口服阿莫西林0.5 g、每天3次×10天;4月26日、5月23日、6月18日予环磷酰胺0.6 g共3次,辅以护胃、补钙、降脂治疗。后患者咳嗽、发热明显好转,尿中泡沫较前减少,胸部CT复查较前好转。出院。

病例解析

需要考虑的诊断和鉴别诊断有以下几点。

1. 肺炎

患者反复出现咳嗽、咳痰伴发热,多项炎症指标升高;虽然外院支气管镜灌洗液NGS放线菌属序列数66,格雷文尼放线菌序列数64,但不足以解释肺多发结节原因且抗感染治疗效果不佳。

2. 肺结核

肺结核多见于年轻患者,病灶多位于肺上叶尖后段和下叶背段,病灶边界清楚、密度高,伴有乏力、盗汗、体重下降等结核中毒症状。该患者病灶范围较分散,无结核中毒性症状,且NGS检测未发现结核感染证据,暂不考虑。

3. 肺部肿瘤

患者病程约半年，一般情况尚可，无肿瘤消耗证据，肿瘤标志物均阴性，已行气管镜检查且病理活检未见肿瘤依据。

4. 结节性多动脉炎

结节性多动脉炎主要是由中等大小动脉炎性渗出、增生形成节段性结节的坏死性血管炎，症状常有不明原因的发热、体重下降，病理诊断是"金标准"，但不伴有肾小球肾炎、肺毛细血管炎等表现，为非肉芽肿性的坏死性血管炎且 ANCA 阴性。该患者气管镜病理未见坏死性血管炎证据，且 ANCA 阳性，故暂不考虑。

5. 肺出血-肾炎综合征

肺出血-肾炎综合征是一类由 GBM 抗体在脏器中沉积所引起的一组自身免疫性疾病，主要的受累脏器是肺脏和肾脏，病变局限在肾脏时称为抗 GBM 肾炎，肺肾同时受累时即称为肺出血-肾炎综合征。肺脏、肾脏可以同时或先后受累，虽然多数肾脏受累的患者，表现为急进性肾炎综合征。该患者肺脏症状明显且 GBM 抗体阴性，无急进性肾炎综合征表现，故暂不考虑。

本例精要

ANCA 相关性血管炎是一组主要影响小血管的系统性血管炎，包括肉芽肿性多血管炎（GPA）、显微镜下多血管炎（MPA）和嗜酸性肉芽肿性多血管炎（EGPA）。肺部受累，尤其是间质性肺疾病在 ANCA 相关性血管炎患者中经常观察到，在不同的疾病中的临床表现略有不同。

MPA 合并间质性肺疾病患病率高于 GPA。据报道 MPA 合并间质性肺疾病的发病率为 45%，GPA 合并间质性肺疾病的发病率为 23%，而 EGPA 中间质性肺疾病非常罕见。自身抗体 MPO - ANCA 可能在肺间质病发病中起重要作用，通过 MPO 活化产生的主要氧化产物导致肺组织损伤，而 PR3 - ANCA 似乎与间质性肺疾病无关。同非间质性肺疾病的 MPA 患者相比，MPA 合并间质性肺疾病患者生存率降低，病死率增加 2～4 倍。死亡的主要原因包括感染、进行性呼吸衰竭和间质性肺疾病急性加重。

进行性呼吸困难和干咳是 ANCA 相关性血管炎合并间质性肺疾病的主要症状，其他表现还有肺泡出血或全身症状如发热、体重减轻等。胸部 CT 有助于检测 ANCA 相关性血管炎相关间质性肺疾病。肺部磨玻璃样阴影（GGO）是 MPA 患者中最常见的肺部异常影像学表现，其次还有网状结构、小叶间隔增厚和蜂窝状结构。间质性肺病通常是对称的，主要累及肺下叶和肺实质外带。

目前针对 ANCA 相关性血管炎合并间质性肺疾病仅有回顾性病例系列研究和少数病例报告，缺乏标准的临床对照研究，但 ANCA 相关性血管炎的标准治疗也被认为是间质性肺疾病患者的一种可能治疗方法，主要包括糖皮质激素、环磷酰胺、利妥昔单抗、霉酚酸酯、甲氨蝶呤和硫唑嘌呤。一项对 49 名 ANCA 相关性血管炎合并间质性肺疾病患者的研究表明,与单独使用糖皮质激素相比,糖皮质激素联合环磷酰胺或利妥昔单抗治疗的患者生存期更长。此外,对于 ANCA 相关性血管炎合并肺纤维化的患者,可增加抗纤维化药物如吡非尼酮和尼达尼布的使用,免疫抑制和抗纤维化药物的组合可能是此类患者有效的治疗方法。总之,ANCA 相关性血管炎合并间质性肺疾病患者的肺部受累进展和严重程度需要风湿病学家、呼吸病学家和放射学家等多学科仔细评估、指导治疗决策,从而为每一位患者量身定制安全有效的治疗方案。

案例 44　淀粉样变

复旦大学附属中山医院风湿免疫科　刘云

病例介绍

1. 病史

患者,女性,42岁。

因"反复咳嗽、咯血17个月"入院。

患者于2018年11月出现咳嗽、咳痰、痰中带血,就诊于当地医院,胸部CT示右中肺占位,双肺多发肺大疱。2018年12月行胸腔镜下右中肺叶切除术＋右上肺大疱切除术,病理:右中肺肺大疱组织及肉芽肿性炎。2019年9月出现咯血,至上级医院就诊,胸部CT示右肺术后改变,两肺多发含气囊腔及增殖灶,支气管镜未见肿瘤,肺泡灌洗液NGS(−),予经验型抗感染治疗后症状有好转,出院。2020年2～4月出现反复咯血,量多,为进一步诊治,至我院就诊。

既往史及家族史:口干、眼干多年,诊断原发性干燥综合征1年,有鼻窦炎病史。

2. 检查

查体:T 36.4℃,SpO$_2$ 99％,P 102次/分,BP 128/78 mmHg;神清,精神可,心率稍快,律齐,双肺呼吸音清,未及干湿啰音;腹部、神经系统(−)。

三大常规、生化、炎症指标(ESR、CRP、PCT)均正常,T－SPOT、G试验、隐球菌(−),多项自身抗体异常:ANA颗粒1∶1000,浆颗粒1∶100;抗SSA(＋),抗SSB(±)。

胸部CT:两肺多发透亮影,两肺散在慢性炎症伴节段性不张(图44－1)。

气管镜:气管及各支气管管腔通畅,黏膜光滑,未见新生物;灌洗液病原学(−)、肿瘤(−)(图44－2)。

右肺上叶前段病理:镜下为支气管壁及肺泡组织,支气管固有膜内较多炎症细胞浸润,间质疏松水肿,未见肉芽肿结构,符合慢性炎症(图44－3)。补充报告:刚果红(＋)(图44－4)。

右中肺占位病理:镜下病变区肺组织大片坏死,间质明显出血,伴较多淋巴细胞及浆细胞浸润,病变区见大小不等血管壁,管壁炎症细胞浸润伴肉芽肿形成,管壁周围间隙水肿,部分管壁明显增厚,胶原纤维组织增生,考虑肉芽肿性血管炎(图 44-5)。

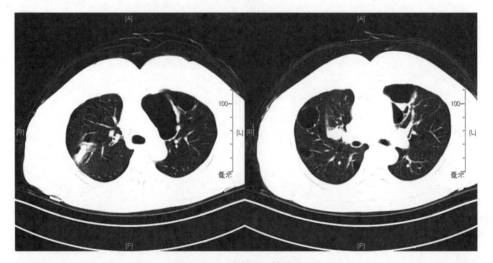

图 44-1　胸部 CT 检查结果

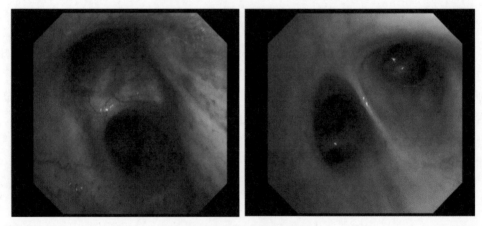

图 44-2　气管镜检查结果

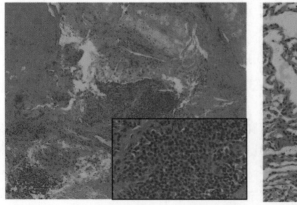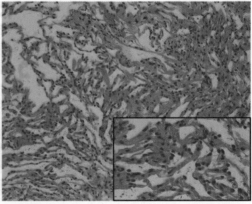

图 44-3　右肺上叶前段病理

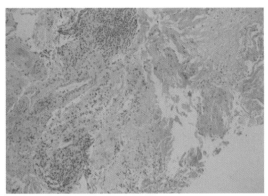

图 44 - 4　右上叶前段病理补充报告

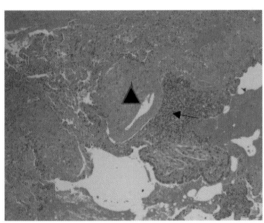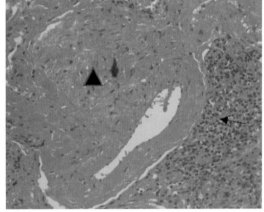

图 44 - 5　右中肺病理

3. 诊疗经过

患者诊断为:继发性肺淀粉样变,原发性干燥综合征(pSS),GPA,pSS 重叠 GPA。淀粉样变目前无有效的治疗手段,需密切随访,考虑该患者淀粉样变继发于干燥综合征,故加强对原发病的免疫抑制治疗,调整方案为:泼尼松(30 mg、每天 1 次、口服)＋吗替麦考酚酯(0.5 g、每天 1 次、口服)＋羟氯喹(0.2 g、每天 1 次、口服)。经治疗,患者咳嗽、咯血明显好转,出院。1 个月后门诊随访病情稳定。

病例解析

患者为中年女性,慢性病程,以咳嗽、咯血起病,肺部有多发病变,需要考虑的诊断和鉴别诊断有以下几点。

1. 感染

患者有反复咳嗽、咯血,需与结核、支气管扩张等肺部感染性疾病鉴别,但患者炎症指标及外周血、支气管镜灌洗液病原学检查均为(－),抗感染治疗效果欠佳。

2. 肿瘤

患者病程已一年半，但一般情况尚可，无消耗症状，肿瘤标志物均阴性，腹部 CT 未发现占位证据，肺部活检及气管镜病理均未发现肿瘤依据。

3. 肺淋巴管腺瘤病

症状常有咳嗽、咳痰、呼吸困难、咯血，反复气胸发作，病理表现以支气管、细支气管、肺泡间隔和肺血管、淋巴管周围的不典型平滑肌细胞进行性浸润为主要特征；该患者多次病理均与上述表现不符，故暂不考虑。

患者肺部病理曾提示肉芽肿性炎改变，肉芽肿性炎需要进行以下鉴别诊断。①感染：最常见结核分枝杆菌，典型病理表现为结节的中央为干酪样坏死，无血管炎表现；该患者呼吸道九联、病毒抗体、G 试验、隐球菌、结核、灌洗液病原学均阴性，且抗感染治疗无效，因此暂不考虑。②异物性：肺部吸入异物如炭末、粉尘等可引起肉芽肿改变，病理特征为病变以异物为中心，周围见多量巨噬细胞、异物巨细胞、成纤维细胞等包绕；该患者无可疑物质接触史，故暂不考虑。③结节病：通常为全身性疾病，肺部、淋巴结受累常见，消耗症状明显；以咯血起病者不常见；常有血管紧张素转化酶（ACE）、IL‑2R 升高；病理：非干酪样坏死性肉芽肿，患者无上述特征，故不考虑。④肉芽肿性多血管炎：患者有反复鼻塞、脓涕、鼻出血，CT 示鼻窦炎，肺部有结节及空洞样病变，病理提示肉芽肿性炎，ANCA（－），文献报道至少 10%ANCA 相关性血管炎患者的 ANCA 为阴性。根据最新 GPA 评分标准，可诊断。

本例精要

1. 定义

淀粉样变是指淀粉样物质沉积于组织或器官，并导致所沉积的组织及器官出现不同程度机能障碍的疾患。可侵犯全身多种器官，也可仅局限于皮肤。病因未明。

2. 分型

（1）原发性系统性淀粉样变：有人称之为免疫细胞衍生性淀粉样变，淀粉样蛋白的沉积发生于某些与免疫细胞或浆细胞有关的疾病中，包括多发性骨髓瘤等，尿中有本周蛋白，其淀粉样蛋白由免疫球蛋白轻链（κ、λ）所组成，免疫组化或免疫荧光检查结果为单一轻链阳性，骨髓活检可见浆细胞增多。

（2）继发性系统性淀粉样变：又称为反应性系统性淀粉样变，常继发于慢性炎症性疾患，如慢性感染、自身免疫性疾病、肿瘤等。临床上有肝大、蛋白尿等症状，可导致尿毒症。其淀粉样蛋白由 A 蛋白所组成。A 蛋白是最早由金黄色葡萄球菌提取出来的一种蛋白。直肠黏膜活组织检查有助于诊断。

3. 临床表现

淀粉样变可累及多系统器官，临床表现取决于所累及的器官。累及肾脏可表现为蛋白尿、血尿或肾病综合征。累及心脏表现为心肌肥厚、心脏扩大、传导阻滞、心律失常和顽固性心功能不全;舌肥大可导致言语困难、舌疼痛。胃肠道受累表现为胃肠运动功能异常、胃张力低、吸收不良、假性肠梗阻和出血;皮肤可出现丘疹、结节、紫癜等。

4. 诊断

诊断需依靠组织病理学,用刚果红染色可明确诊断。

5. 治疗

继发性淀粉样变治疗的关键在于控制原发病,抑制炎症反应,减少淀粉样 A 蛋白的产生,同时注意保护重要脏器的功能。

案例 45　心功能不全的大动脉炎一例

复旦大学附属中山医院风湿免疫科　王玉姣

病例介绍

1. 病史

患者,女性,33 岁。

因"胸闷、气促 6 个月,发现双上肢血压不等 3 周"入院。

患者 6 个月前突发胸闷、气促,伴心前区隐痛,夜间不能平卧,至我院急诊,超声心动图示左心室射血分数(LVEF)30%,予以利尿、扩血管对症治疗后症状好转,随访超声心动图 LVEF 57%,轻微二尖瓣反流。1 个月前发现双上肢血压不对称,左上肢血压 85/59 mmHg,右上肢血压 118/68 mmHg,左侧脉搏明显弱于右侧,彩超示左侧锁骨下动脉狭窄,考虑"大动脉炎"疑似。为行进一步诊治来我科就诊。

既往史:2 年前曾有类似胸闷、气促症状,当地医院超声心动图示左房左室内径增大,左室各壁运动搏幅减低,EF 47%,予美托洛尔及螺内酯治疗后好转。高血压 2 年,服卡维地洛降压,血压控制可。否认糖尿病等其他疾病。

2. 检查

查体:左侧脉搏明显弱于右侧,左侧锁骨下动脉血管杂音。

cTnT 0.101 ng/ml、NT-proBNP 15 755.0 pg/ml, hs-CRP 8.5 mg/L, T-SPOT A/B 78/80。

超声心动图提示双房及左室扩大伴左室整体收缩活动减弱(LVEF 30%),重度二尖瓣反流,中度肺动脉高压伴重度三尖瓣反流。

心电图示窦速,V1 导联 P 波终末电势(Ptf)增大(左心房负荷增大),左心室肥大伴 ST-T 改变,Q-Tc 间期延长。

全身血管 MRA 示左侧锁骨下动脉近段狭窄闭塞伴周围侧枝形成,胸主动脉下段及腹主动脉管腔粗细不均,管壁增厚伴强化(图 45-1)。

冠脉 CTA 示左前降支远段局部浅表型心肌桥。

心脏 MRI 未见明显异常。

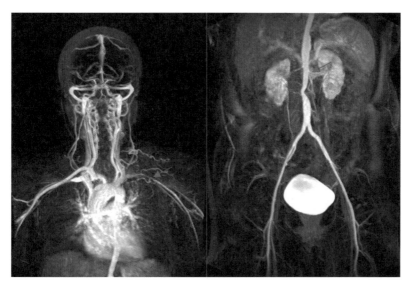

图 45-1　全身血管 MRA

3. 诊疗经过

入院后考虑患者急性心力衰竭起病，予利尿、扩血管、降压治疗，心力衰竭症状有所好转；考虑患者大动脉炎诊断明确，且炎症指标高，处于活动期，予泼尼松（40 mg、每天1 次）＋来氟米特（10 mg、每天 2 次），辅以护胃、补钙等治疗；考虑患者 T-SPOT 明显升高，完善胸部 CT 大致正常，无明显活动性结核证据，予异烟肼＋利福平预防性抗结核治疗。

病例解析

患者为年轻女性，因急性心力衰竭起病，利尿、扩血管等对症治疗后心力衰竭症状有所好转，心脏结构和功能完全恢复。随访中偶然发现双上肢血压不等，血管超声和 MRA 提示左侧锁骨下动脉和胸腹主动脉受累，伴炎症指标偏高，大动脉炎诊断明确。患者既往曾出现 2 次心力衰竭，以下主要针对心功能不全进行鉴别与讨论。

1. 冠状动脉病变

患者发病时 cTnT 明显升高，心电图示 ST-T 改变，提示心肌缺血。既往研究报道大动脉炎冠状动脉受累发生率为 3.6%～23.8%。冠状动脉受累可引起管壁增厚，且在情绪激动等外界因素影响下可引起管壁痉挛，尽管冠脉 CTA 未发现病变，但不能排除。因为该患者经过内科抗心力衰竭治疗后心力衰竭症状明显好转，心电图心肌缺血有所改善，针对大动脉炎抗炎治疗后该患者 ESR、CRP 等炎症指标有下降趋势，心力衰竭亦未再出现，因此我们提出假设：患者心力衰竭可能与血管病变有关。

2. 假性"低血压"

患者血管受累的主要部位位于左侧锁骨下动脉及肾脏水平以下的腹主动脉，左侧

ABI 为 0.9,右侧 ABI 为 0.7,提示下肢血压不高。因无创监测血压无法精确测量患者的真实血压,可能低估了患者血管内的血压水平。血压可在情绪激动、紧张、劳累等情况下进一步升高,甚至发生危象。四肢测压尚不能准确反映,最好行血管内压力测定。大动脉炎引起的高血压同高血压病不同,经过内科积极抗炎治疗后血压可明显改善。该患者经过激素治疗后监测血压较为平稳,后期应继续随访四肢血压,尤其是 ABI 指标变化。

3. 心律失常

患者既往心力衰竭发病 2 次,快速起病、快速恢复,可能存在房颤、心动过缓、室上性心动过速、房室传导阻滞等心律失常表现。大动脉炎合并冠状动脉窦及主动脉分支开口处病变可能引起心律失常,但既往研究报道大动脉炎累及心脏传导系统发生房室传导阻滞等心律失常较为罕见,且患者入院后监测生命体征未发现上述心律失常。

4. 心肌病变

患者发病时双房及左室扩大,治疗后心腔大小快速恢复正常,入院时心脏 MRI 未见明显异常,未发现心肌延迟强化等心肌病证据。既往研究报道 2.8% 大动脉患者出现因心肌炎导致的心功能不全。临床上最常见的是由病毒感染引起的急性心肌炎,多数患者发病前可出现病毒感染前驱症状,如发热、全身倦怠、肌肉酸痛,随后可出现心悸、胸痛、呼吸困难,重者出现心源性休克甚至猝死。该患者无病毒感染前驱症状,炎症指标升高不明显,且心肌炎确诊有赖于心肌活检。

本例精要

大动脉炎是一种累及主动脉及其主要分支的慢性非特异性肉芽肿性血管炎,好发于 40 岁以下育龄女性,全球散发但好发于亚洲国家。临床上 TAK 患者心脏受累并不少见,既往研究显示大动脉炎相关心脏受累患者比例为 8.6%～39.9%。大动脉炎心脏受累患者发病早期临床症状往往较隐匿,若无积极治疗,随着病程进展可能发生不可逆的结局。

大动脉炎心脏受累可使心脏的任何解剖结构受到影响,如心脏瓣膜、冠状动脉、心肌、肺动脉、心包甚至心脏传导系统等,其中瓣膜受累发生率为 22%～34.9%,冠脉受累发生率为 3.6%～23.8%。严重时可进展为心力衰竭,是 TAK 患者死亡的重要原因之一,与 TAK 患者预后不良有关。

胸闷或胸痛、气促、心悸以及呼吸困难等是大动脉炎合并心力衰竭的常见症状,其他还包括水肿或运动耐量受限等。心脏超声有助于检测大动脉炎心脏受累以及进行心衰程度分级,根据射血分数将心衰患者分为射血分数降低的心衰、射血分数保留的心衰和射血分数中间型心衰。冠脉病变评估采用冠脉造影或者冠脉 CTA 检查,主要表现为冠状动脉狭窄、闭塞、瘤样扩张、瘘等病变。

大动脉炎心脏受累相关研究大多数都是病例报告或病例系列报道,缺乏标准的临床对照研究,除利尿、扩血管、抗心律失常等对症治疗以外,关于大动脉炎的治疗方法主要包括糖皮质激素、环磷酰胺、甲氨蝶呤、硫唑嘌呤、肿瘤坏死因子拮抗剂等。大动脉炎患者心力衰竭的病因治疗至关重要,如重度主动脉瓣反流或严重冠脉病变伴有血流动力学改变等,可能需要接受外科手术治疗。但因外科干预的获益与长期预后未明,对于大动脉炎心脏受累患者是否接受外科手术干预一直存在争议。一项对 101 例中重度主动脉瓣反流大动脉炎接受手术或保守治疗的随访研究表明,手术组的远期预后较保守治疗组更佳。总之,大动脉炎心脏受累患者的治疗方案需要风湿病学家和心脏病专家共同参与指导决策,早发现、早治疗,从而切实提高患者的生命质量。

案例 46　嗜酸性肉芽肿性多血管炎

复旦大学附属中山医院风湿免疫科　刘云

病例介绍

1. 病史

患者,男性,25岁。

因"反复咳嗽、咳痰、腹痛1个月余"入院。

患者1个月前(2019年3月)出现咳嗽、咳痰,外院胸部CT示两肺弥漫性病变,抗感染治疗效果不明显,至我院呼吸科予加强抗感染治疗后,复查胸部CT较前有所吸收好转。半个月前突发上腹隐痛伴呕吐1次,无腹泻、发热、皮疹等。后腹痛转移至右下腹,外院就诊查血常规:WBC 22.26×10⁹/L, E% 62.9%, CRP 34.7 mg/L,考虑阑尾炎,予禁食、抗感染等,下腹痛明显好转,出院。此后上腹痛仍间断发作,入院前2天患者出现发热,最高体温 39.9℃,我院急诊查血常规:WBC 33.11×10⁹/L, E% 50.1%, CRP 100 mg/L, ALT 582 U/L, AST 452 U/L。腹部CT:胃窦、部分结肠壁增厚,腹膜增厚伴结节,胆囊壁水肿,急性肝损伤表现。为行进一步诊治入住消化科。

既往史:曾有左手拇指、示指、中指皮疹伴疼痛,激素外用后好转。10岁时曾行右侧疝气手术。

家族史:外公和舅舅有支气管炎,太外公有哮喘病史。

2. 检查

查体:双肺呼吸音粗,可闻及湿啰音,上腹压痛。

血嗜酸性粒细胞增高,D-二聚体 11.23 mg/L,肝功能异常,多项炎症指标升高,血、粪寄生虫检查(一)。

心电图:窦性心动过速伴偶发室早。

超声心动图:极少量心包积液。

胸部CT:两肺炎症(图46-1)。

腹部CT:急性肝损害表现,胆囊壁水肿,肝门汇管区增宽,胃窦部肿胀与肝左叶分界欠清,腹膜增厚伴结节。

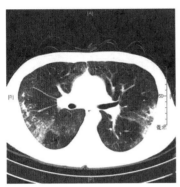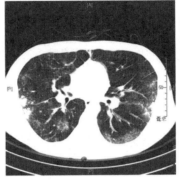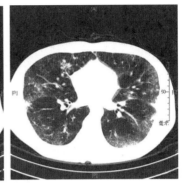

图 46‑1 胸部 CT 检查结果

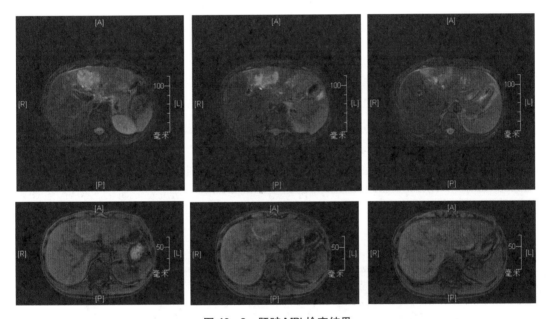

图 46‑2 肝脏 MRI 检查结果

肝脏 MRI：肝左叶损伤伴多发坏死（图 46‑2）。

胃镜：慢性胃炎，十二指肠未见异常，病理未见肉芽肿及嗜酸性粒细胞浸润。

骨穿＋活检＋荧光原位杂交：嗜酸性粒细胞增多，未见肿瘤证据。

3. 诊疗经过

入院后请多学科会诊。血液科会诊考虑暂无血液系统肿瘤证据；风湿免疫科结合外周血和骨髓嗜酸性粒细胞增高，多系统受累（肺、肝、腹膜、皮肤），考虑嗜酸性肉芽肿性血管炎可能。因此，患者诊断为腹痛待查：嗜酸性肉芽肿性多血管炎可能大、肝功能不全、肺部感染、慢性非萎缩性胃炎，予甲泼尼龙 60 mg、每天 1 次×3 天、40 mg、每天 1 次×2 天，序贯泼尼松 20 mg、每天 2 次，辅以保肝、护胃、解痉、抗凝、营养心肌等治疗。患者腹痛消失，肝功能恢复，胸部 CT 示肺部炎症明显吸收（图 46‑3），嗜酸性粒细胞下降，2019 年 5 月予出院。

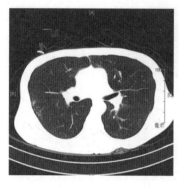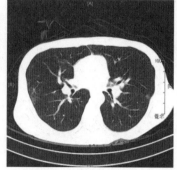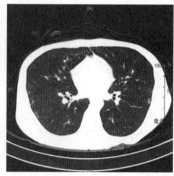

图 46-3 随访胸部 CT

2 个月后随访血 WBC 10.44×10^9/L，E 0.85×10^9/L，ESR 14 mm/h，CRP 5.9 mg/L，D-二聚体(-)；激素减量至 10 mg、每天 1 次、口服。

出院 4 个月后(2019 年 9 月)患者出现肢端麻木、双手雷诺现象，再次入院。实验室检查：外周血嗜酸性粒细胞再次升高达 1.57×10^9/L。胸部 CT：两肺多发病灶，部分新发。考虑患者病情缓解不完全，予调整方案为泼尼松(40 mg、每天 1 次)+沙利度胺(50 mg、每晚 1 次)+羟氯喹(0.1 g、每天 2 次)+环磷酰胺(累积 7 g)，嗜酸性粒细胞无明显下降，予停用环磷酰胺，加用来氟米特 20 mg、每天 1 次，他克莫司 1 mg、每天 2 次，但是患者症状无明显好转，且进一步加重。2020 年 3 月出现左足第 1 足趾甲周红肿、破溃、流脓(图 46-4)。我院门诊：WBC 10.01×10^9/L，E 0.92×10^9/L；予利妥昔单抗治疗 4 次，左足趾破溃仍未愈合，后加用托法替布 5 mg、每天 2 次、口服，余泼尼松(7.5 mg，每天 1 次)+甲氨蝶呤(10 mg，每周 1 次)，1 个月后左足趾愈合，2020 年 11 月 20 日复查 WBC 6.14×10^9/L，E 0.29×10^9/L。

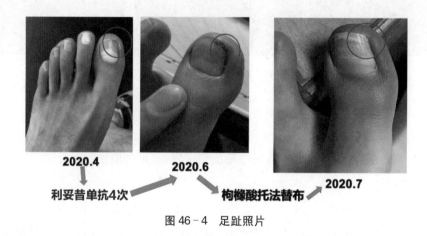

图 46-4 足趾照片

病例解析

患者为青年男性，咳嗽起病，慢性病程，外周血和骨髓嗜酸性粒细胞增高，伴多系统、多脏器受累,需考虑的鉴别诊断有以下几点。

1. 过敏性疾病

支持:嗜酸性粒细胞明显增多。

不支持:患者无哮喘、皮疹、药物食物过敏史等。

2. 某些感染性疾病

支持:发热、CRP 和 PCT 均增高。

不支持:血和粪便寄生虫均阴性、血液病原学阴性、抗感染治疗无效。

3. 肿瘤

支持:胃窦增厚、嗜酸明显增高。

不支持:肿瘤标志物均阴性、胃镜活检及骨髓检查未见肿瘤证据。

4. 特发性嗜酸性粒细胞增多综合征

支持:外周血嗜酸性粒细胞增多,多脏器受累(肺、肝、腹膜、皮肤)。

不支持:该病心、肾受累常见,且排除已知引起嗜酸性粒细胞增高的原因后才可诊断。

本例精要

1. 定义

嗜酸性肉芽肿性多血管炎(eosinophilic granulomatosis with polyangiitis,EGPA)是一种可累及全身多个系统的、少见的自身免疫性疾病,主要表现为外周血及组织中嗜酸粒细胞增多、浸润及中小血管的坏死性肉芽肿性炎症,属于 ANCA 相关性血管炎。

2. 分期

EGPA 可累及鼻窦、肺、皮肤、神经系统、心脏、胃肠道、肾脏等多个脏器,其中绝大多数患者存在哮喘和/或变应性鼻炎。自然病程可分为前驱期、组织嗜酸粒细胞浸润期和血管炎期,但不是所有 EPGA 患者均会经历 3 个分期,且分期没有明显的界限,可同时出现喘息、嗜酸粒细胞浸润和血管炎的表现。EGPA 前驱期除出现一般症状如发热、全身不适外,常出现多种呼吸道疾病症状,96%~100%的患者可出现喘息、咳嗽、呼吸困难等,与单纯哮喘难以鉴别。大部分患者有多组鼻窦受累,少部分患者可累及眼眶,极少数患者可出现鼻腔或鼻窦肉芽肿、出血及鼻腔结痂等肉芽肿性血管炎改变,还可出现分泌性中耳炎及神经性耳聋等。组织嗜酸粒细胞浸润期常表现为外周血嗜酸粒细胞增多及器官浸润(包括肺、心肌、胃肠道等),60%~70%的患者出现肺部受累。组织嗜酸粒细胞浸润期可持续数月或数年,有些患者亦可出现在血管炎期。血管炎期常表现为严重的喘息、呼吸困难及系统性(坏死性)血管炎引起的一系列继发性改变,如发热、咯血、皮肤损害、心功能不全、肾功能不全及神经系统损伤等。

3. 检查

实验室检查可有外周血和组织中嗜酸性粒细胞增多,外周血嗜酸性粒细胞的比例常高于 10%，p‐ANCA 可阳性，活动期有 ESR 和 CRP 升高，影像学可发现鼻窦炎的表现，肺部表现为多变的游走性病变，组织病理学检查对 EGPA 的诊断有帮助，典型病理表现为嗜酸性粒细胞浸润、血管炎以及肉芽肿病变。

4. 诊断

既往 EGPA 的诊断标准主要参考 1990 年美国风湿病学会（ACR）提出的分类标准，6 条标准中符合 4 条及以上者可诊断。2022 年 ACR/欧洲抗风湿病联盟（EULAR）制定了 EGPA 新分类标准：临床标准：阻塞性气道疾病（＋3）、鼻息肉（＋3）、多发性单神经炎（＋1）；实验室及病理活检标准：嗜酸粒细胞计数≥$1×10^9$/L（＋5）、病理示血管外嗜酸粒细胞为主的炎症（＋2）、c‐ANCA/抗 PR3 抗体阳性（－3）、镜下血尿（－1）。在排除类血管炎后，总分≥6 分，诊断为中小血管炎的患者可被归类为 EGPA。

5. 治疗

EGPA 的治疗取决于疾病的严重程度、受累的器官和病情的活动度。分为诱导缓解、维持缓解和复发的治疗。诱导缓解治疗方案主要包括激素和免疫抑制剂，如环磷酰胺。维持治疗推荐硫唑嘌呤或甲氨蝶呤，病情达到缓解后治疗至少 24 个月。

案例 47　EB 病毒感染和面部、上肢肿胀

复旦大学附属中山医院风湿免疫科　吴冰洁

病例介绍

1. 病史

患者,男性,31 岁。职业:益生菌饮料生产。

因"发热、面部及双上肢水肿伴皮疹 2 个月"入院。

患者 2 个月前无明显诱因出现发热、咽痛(当时咽后壁可见一 0.5 cm×0.5 cm 破溃)及双上肢水肿伴皮疹。超声:双侧腮腺弥漫性肿大,颈部多发淋巴结炎。当地医院予对症处理后体温平,水肿减轻。入院前患者再次出现发热、面部及双上肢水肿、皮疹,骨穿示粒系比例升高,嗜酸性粒细胞比例稍高,予阿奇霉素治疗,症状无缓解。为进一步诊治,来我院。

2. 检查

查体:双上肢、面部以双上眼睑为主,明显肿胀,左前臂、双手背水肿,伴淡紫红色斑片。颜面及双上肢多发散在红色皮疹,部分可见水疱、破溃结痂,双侧腮腺肿胀,双侧颈部、锁骨区、腋窝淋巴结肿大。

血常规:WBC 5.84×10⁹/L, L% 21.1%, L 1.2×10⁹/L, E% 6.0%, E 0.35×10⁹/L;尿常规、粪常规(一);肝肾功能(一);CRP 15.5 mg/L, ESR 2 mm/h, IL-10 193.6 pg/ml(0~172 pg/ml),IL-5<1.2 pg/ml(0~17 pg/ml)。

自身抗体:ANA、抗 dsDNA、抗 ENA、ANCA、外送肌炎特异性抗体均阴性。

感染相关:PCT 0.07 ng/ml, T-SPOT A/B 0/0,血隐球菌荚膜抗原、G 试验,寄生虫抗体阴性,EB 病毒壳抗体 IgA、IgM(一);单个核细胞 EB 病毒 DNA 7.64×10⁶ 拷贝/毫升;皮肤组织培养为阴性;皮肤组织 NGS:本次主要检出序列(皮肤组织)为未确定型别的人类 γ 疱疹病毒 4 型(EB 病毒),细菌、真菌、寄生虫、分枝杆菌、疑似定植微生物均未检出。

PET/CT:①考虑为多处(双侧颈部、锁骨区、腋窝、盆腔及双侧腹股沟)淋巴结炎。②前列腺左侧外周带糖代谢增高,良性或生理性改变可能;右肾囊肿;左肾结石。③左肺

下叶慢性炎性结节。④额部、颜面部及左上肢皮下炎性病变。

骨穿(外院)：骨髓穿刺粒系比例升高，嗜酸性粒细胞比例稍高。

皮肤活检病理：镜下真皮层小血管周围见较多淋巴细胞浸润，皮肤附属器周围见少量淋巴细胞浸润，真皮浅层见少量嗜酸性粒细胞浸润(约 10 个/HPF)，倾向血管炎。免疫组化：CD68(KP1)(组织细胞＋)，CK(pan)(＋)。特殊染色：抗酸(－)，六胺银(－)，PAS (－)，网染(网状纤维＋)。

淋巴结穿刺病理：穿刺淋巴组织淋巴结结构不清，免疫组化结果显示淋巴滤泡存在，T、B 淋巴细胞增生，并见少量肉芽肿形成及凝固性坏死物，特殊染色结果均为阴性，考虑淋巴结炎伴坏死。

3. 诊疗经过

该患者诊断为 EB 病毒感染，淋巴结炎伴坏死，右肾囊肿，左肾结石，左肺结节，予甲泼尼龙 40 mg、每天 1 次，静脉滴注治疗 7 天后改为口服泼尼松 40 mg、每天 1 次，患者症状明显缓解，后加用更昔洛韦抗病毒治疗出院。

病例解析

EB 病毒在人群中广泛传播，在口咽上皮细胞中可以复制，感染 B 淋巴细胞，引起机体不同程度的免疫应答反应。可表现为无症状潜伏性感染或传染性单核细胞增多症。

EB 病毒感染可表现为发热、颈部淋巴结炎、眶周水肿、咽扁桃体炎、肝大、脾大等。眼睑肿胀表现又称为 Hoagland 征，是 EB 病毒感染早期非常重要的诊断线索。发热伴眶周水肿需考虑早期 EB 病毒感染。

该患者发病初有咽后壁破溃，伴有发热、淋巴结炎、皮疹、眶周水肿，均符合 EB 病毒感染表现，且血清学检查存在 EB 病毒 DNA 复制，皮肤活检 NGS 检出 EB 病毒，故符合 EB 病毒感染。

需要考虑的诊断和鉴别诊断有以下几点。

1. 血管神经性水肿

血管神经性水肿可表现为皮肤或黏膜局部肿胀，可累及面部、唇、口腔、咽喉、悬雍垂、四肢以及外生殖器；具有自限性，几分钟至数小时内发生，数小时至数日内自发缓解；某些类型的血管性水肿伴有变态反应或全身过敏反应的其他症状和体征。可由肥大细胞或缓激肽介导，部分病因机制不明，包括特发性血管性水肿。其中罕见病因包括发作性血管性水肿伴嗜酸性粒细胞增多，又称 Gleich 综合征。

2. 过敏性疾病及药物反应

过敏性疾病：如特应性皮炎，是一种慢性炎性皮肤病，可伴有血液和组织嗜酸性粒细胞增多。皮肤干燥和重度瘙痒是特应性皮炎的基本体征，急性期可表现为强烈瘙痒的红斑状丘疹和水疱，伴渗出和结痂。在成人中，大部分病例的受累部位为皮肤屈侧，也可能累及面部、颈部或手部。组织学特征为表皮水肿，伴不同程度的棘层肥厚和角化过度,伴真皮内淋巴组织细胞浸润。该患者无明显皮肤瘙痒及干燥表现,且病理与之不符。

药物反应:药物反应伴嗜酸性粒细胞增多和全身性症状是一种可能危及生命的全身性超敏反应,可表现为发热、不适、淋巴结肿大和皮疹。但患者发病前无可疑用药史。

3. 自身免疫性疾病

(1)嗜酸性肉芽肿性多血管炎:患者皮肤活检可见少量嗜酸性粒细胞浸润,但无哮喘病史,血常规嗜酸性粒细胞正常,无肺、肾受累,无副鼻窦异常,无单神经炎或运动神经病,ANCA(−),嗜酸性肉芽肿性多血管炎依据不足。

(2)无肌病性皮肌炎:可有眶周水肿、紫红色皮疹、Gottron 征,该患者皮疹不典型,无肺间质病变、关节炎等表现,且抗合成酶抗体及肌炎特异性抗体均阴性,暂不考虑。

(3)系统性硬化:早期可有皮肤硬肿,伴雷诺现象,该患者暂不考虑。

(4)其他风湿免疫性疾病:患者有皮疹、腮腺肿大、淋巴结肿大,但无脏器受累依据,且自身抗体均阴性,故不考虑。

4. 恶性肿瘤性疾病

(1)血液系统肿瘤:患者有发热、淋巴结肿大、皮疹,需与血液系统疾病鉴别,如淋巴瘤、急性嗜酸性粒细胞白血病、慢性嗜酸性粒细胞白血病、其他髓系肿瘤等,亦可有嗜酸性粒细胞升高表现。患者外院骨穿及我院淋巴结活检及皮肤活检均未见血液系统肿瘤依据。

(2)实体肿瘤:可伴有淋巴结肿大及副肿瘤综合征,如皮疹等表现。肿瘤压迫导致静脉或淋巴回流受阻尚可引起水肿表现,如上腔静脉综合征。该患者 CT 未见压迫征象,PET/CT 未见恶性肿瘤性疾病依据。

5. 其他水肿原因

肾脏疾病、心功能不全、肝硬化、高嗜酸性粒细胞综合征等均可引起水肿症状,特别是肾源性水肿以颜面水肿为特征表现。然而患者肾功能及尿常规均正常、心功能、肝功能均正常,故无依据。低蛋白血症患者因血浆胶体渗透压降低可有水肿表现,该患者白蛋白正常,故不考虑。代谢系统疾病也可引起水肿表现,如甲状腺功能减退患者黏液性水肿、面部肿胀。该患者甲状腺相关激素水平均正常,故不考虑。

本例精要

EB 病毒在人群中广泛传播,咽上皮细胞,B、T 淋巴细胞及 NK 细胞是 EB 病毒的主要宿主细胞。EB 病毒感染口咽上皮细胞,侵入 B 淋巴细胞复制增殖,合成衣壳抗原及早期抗原,并使 B 细胞膜产生淋巴细胞识别膜抗原。细胞毒性 T 细胞识别具有淋巴细胞识别膜抗原的 B 细胞。通过肿瘤坏死因子、颗粒酶及穿孔素等溶解 B 淋巴细胞,引起免疫细胞破坏宿主细胞,产生 EB 病毒感染的一系列临床症状。初次感染可表现为无症状潜伏性感染或出现传染性单核细胞增多症,儿童多见,据报道初次感染中发热、颈部淋巴结炎、眶周水肿、咽扁桃体炎、肝大、脾大的发生率分别为 93.3％、93.0％、51.5％、66.0％、76.2％和 63.9％。传染性单核细胞增多症双侧眼睑肿胀表现又称为 Hoagland 征,发生率 33％～50％,是 EB 病毒感染早期非常重要的诊断线索。

案例 48　表现为淋巴结肿大的活动性结核病

复旦大学附属中山医院风湿免疫科　马玲瑛

病例介绍

1. 病史

患者，男性，81岁。

因"全身淋巴结肿大3年，腹痛、间断发热伴乏力5个月"入院。

患者3年前体检超声发现"胰头低回声结节"，进一步查腹盆增强CT示腹盆腔、腹股沟及纵隔多发淋巴结肿大伴均匀强化。行左腹股沟淋巴结活检示：肉芽肿性炎，未见凝固性坏死，特殊染色未见阳性菌，倾向结节病可能大。临床诊断"结节病"，予以羟氯喹0.2g、每天1次治疗1个月后，患者停药。2年前行右锁骨上淋巴结穿刺示肉芽肿性病变，伴小灶性凝固性坏死，未进一步治疗。5个月前出现阵发性上腹痛伴发热、盗汗、乏力，发热多见于午后，为间断性，最高体温38.1℃，查ESR＞120mm/h，CRP 28mg/L。蛋白电泳：异常条带见可疑M蛋白。影像学：双肺多发渗出影及小结节影；全身多处淋巴结肿大。完善右侧腹股沟淋巴结活检：肉芽肿性病变伴坏死，淋巴细胞未见明显异型，抗酸染色（一）。为行进一步诊治入我院。

既往史：高血压10年，口服尼群地平10mg、每天1次，血压控制可。

2. 检查

查体：左锁骨上淋巴结肿大，直径约1cm；双侧腹股沟多发淋巴结肿大，左侧最大直径约4cm，右侧最大直径约3cm，质硬、无压痛、活动度可。

三系下降，多项炎症指标升高，免疫固定电泳阳性（IgA-κ M带），流式细胞见κ轻链限制性表达。病原学（一）、肿瘤（一）。

胸部CT：两肺弥漫粟粒影及散在小结节影，伴多发淋巴结肿大（图48-1）。

PET/CT：提示炎性病变累及淋巴结、口咽、双肺、右侧胸膜、多处骨骼、皮肤、肌肉（图48-2）。

左锁骨上淋巴结穿刺病理：抗酸染色（＋），倾向结核。

骨髓病理：浆细胞占骨髓有核细胞的10%，未见轻链限制性表达；见肉芽肿结节，抗酸染色（个别阳性）。

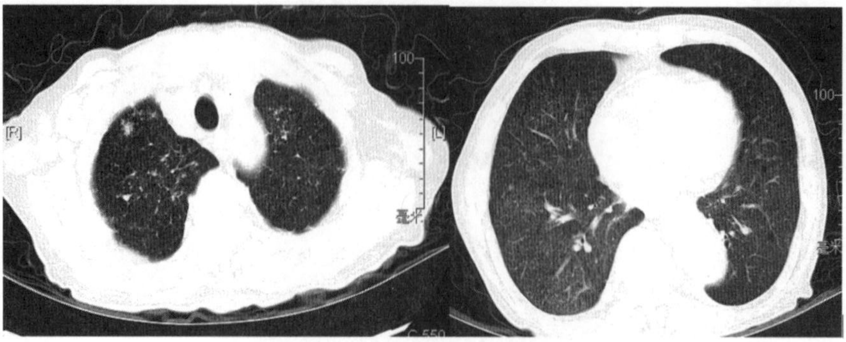

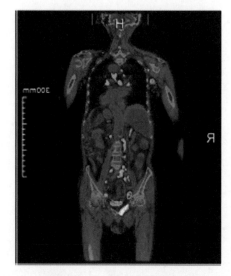

图 48-1 胸部 CT 检查结果

图 48-2 PET/CT 检查结果

3. 诊疗经过

患者诊断为活动性结核(肺结核、淋巴结核、骨髓结核),浆细胞病,高血压病 1 级,予以异烟肼(0.3 g、每天 1 次)＋利福平(0.45 g、每天 1 次)＋乙胺丁醇(0.75 g、每天 1 次)＋阿奇霉素(0.5 g、每天 1 次)治疗,患者体温平。

病例解析

患者为老年男性,因全身淋巴结肿大起病,外院多次腹股沟淋巴结活检示肉芽肿性病变,拟诊"结节病"。5 个月前患者出现腹痛、发热、乏力、盗汗症状,多项炎症指标升高,胸部 CT 示两肺弥漫粟粒影。淋巴结病理抗酸染色(＋),倾向结核;骨髓病理见肉芽肿结节,抗酸染色(个别阳性),活动性结核诊断明确。需要考虑的诊断和鉴别诊断有以下几点。

1. 活动性结核病

本病例中患者出现午后发热、乏力、盗汗的全身中毒症状,淋巴结和骨髓等病理学、肺部影像学检查有活动性结核的证据,因此经过多学科会诊明确诊断,予以异烟肼(0.3 g、每天 1 次)＋利福平(0.45 g、每天 1 次)＋乙胺丁醇(0.75 g、每天 1 次)＋阿奇霉素(0.5 g、每天 1 次)治疗,患者体温平。

(1) 肺结核:本例患者出现全身结核中毒症状,影像学示弥漫性分布的粟粒结节状病灶、淋巴结肿大均反映了疾病的活动性。该患者因无咳嗽、咳痰,不能行痰病原学培养;血小板低,故未行气管镜检查肺部病原学。

(2) 淋巴结核:淋巴结是肺外结核最常见的受累部位。本例患者病程中行 3 次淋巴结穿刺/活检,均提示肉芽肿性病变,抗酸染色未见明确阳性病原体,在患者的积极配合下,再次行左锁骨上淋巴结穿刺,抗酸染色(＋)倾向结核。

(3) 骨髓结核:骨髓结核是播散性结核的一种少见表现形式,46％～83％的患者存在糖尿病、晚期肾病、器官移植、肝硬化、肿瘤和自身免疫性疾病、艾滋病等感染危险因素。临床表现缺乏特异性,最重要的诊断依据即骨髓病理学检查。文献报道骨髓结核患者中肉芽肿阳性率达 86％,但伴干酪样坏死的肉芽肿仅占 14％,抗酸染色阳性率仅 9％。该患者骨髓活检见多个肉芽肿结节,未见坏死,抗酸染色(个别阳性)提示该诊断。

2. 结节病

病理检查是诊断结节病的金标准,仍需结合临床、血清学及影像学,并且排除其他肉芽肿性疾病。该患者本次明确诊断为活动性结核,故暂不考虑结节病。

3. 浆细胞病

患者浆细胞呈单克隆增生,免疫固定电泳阳性(IgA - κ M 带),流式细胞见 κ 轻链限制性表达。骨髓活检见浆细胞占骨髓有核细胞的 10％,均支持该诊断。但是患者骨髓活检未见轻链限制性表达,且无高钙、肾损伤等表现,根据诊断标准,倾向"冒烟型骨髓瘤"。

本例精要

(1) 结节病与结核病病理学上均表现为肉芽肿样变,有时难以鉴别。结核病的特征病理表现为结核性肉芽肿结节,结节中心为干酪样坏死;周围为类上皮细胞、朗格汉斯细胞;结节病的结节外侧为淋巴细胞及成纤维细胞,是以非干酪性上皮样细胞肉芽肿为病理特征的疾病,中心充满巨噬细胞、上皮样细胞、多核巨细胞和淋巴细胞;周围包绕着淋巴细胞、单核细胞、肥大细胞和成纤维细胞,肉芽肿外侧由透明胶原蛋白层包绕。

(2) 病人诊断有疑问时,应与病人充分沟通,以获得病人的配合,该患者重复淋巴结和骨髓病理学检查,最终明确诊断。

(3) 肉芽肿性结节是一种特殊类型的慢性增生性炎症。骨髓活检发现肉芽肿的概率约为 0.3％～3％,可引起骨髓肉芽肿的最常见原因是感染性疾病,约占 35％～50％,其中分枝杆菌、布鲁杆菌、伤寒、荚膜组织胞浆菌及 EBV 感染最为常见。该患者在病程中出现病情变化,病原学和病理检查对结核病诊断及鉴别尤为重要。

案例 49　结节性多动脉炎

复旦大学附属中山医院风湿免疫科　刘冬梅

病例介绍

1. 病史

患者,男性,48 岁。

因"右下肢肌肉痛 10 年余,加重 10 个月,腹痛半个月"入院。

患者于 2009 年出现右下肢肌肉痛伴麻木,曾就诊提示下肢缺血,未治疗。10 个月前下肢肌肉痛加重,半月前出现腹痛,就诊当地医院查血压偏高(140～150)/100 mmHg,CRP 升高,CT 示腹腔干及其分支血管炎。为进一步诊治入我科住院。

既往史:否认乙肝病史,否认糖尿病等。

个人史:吸烟 10 余年,2～3 包/天。妻子有乙肝病史。

2. 检查

生命体征平稳,四肢血压:右上肢 138/89 mmHg,左上肢 149/85 mmHg;右下肢 158/74 mmHg,左下肢 174/86 mmHg;右 ABI 1.06,左 ABI 1.17;心、肺、腹查体无明显阳性发现。

CRP 8.4 mg/L、SAA 19.6 mg/L,ANA、抗磷脂抗体、ANCA 均阴性,HBsAb 及 HBcAb 阳性。

PET/CT:腹腔干(SUV 7.3)及肝固有动脉(SUV 5.7)管壁糖代谢增高。

肠系膜 CTA:腹腔干及分支管壁增厚,局部管腔狭窄、闭塞,炎性病变(图 49-1)。

超声心动图:二尖瓣脱垂伴反流,EF 65%。

肌电图无阳性发现。

肠镜:肠息肉。

骨密度提示骨量减少。

3. 诊疗经过

患者诊断为结节性多动脉炎,二尖瓣脱垂,高尿酸血症,高血压病 2 级,结肠息肉,脂肪肝,骨量减少。结节性多动脉炎的治疗决策依赖于脏器受累情况及疾病进展程度,主要

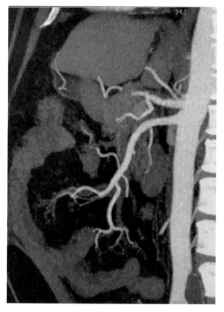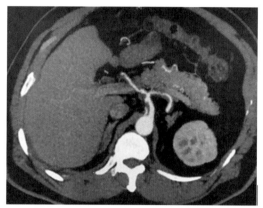

图 49-1　肠系膜 CTA 检查结果

治疗方案为糖皮质激素联合免疫抑制剂。根据 1996 年法国血管炎研究组五因子评分法，该患者评分 0，无明显内脏累及。HBV 相关结节性多动脉炎治疗以抗病毒、血浆置换为主。该例患者虽然 HBsAb、HBcAb 阳性，但无乙肝活动的强证据（HbsAg 阴性，HBV - DNA 阴性）。治疗以结节性多动脉炎为主，予以糖皮质激素联合甲氨蝶呤。治疗 1 个月后患者腹痛及下肢肌肉痛明显好转，炎症指标恢复，激素逐渐减量，其间随访 HBsAg 持续阴性，HBsAb、HBcAb 滴度无明显改变。

病例解析

需要考虑的诊断和鉴别诊断有以下几点。

1. 血栓闭塞性脉管炎

血栓闭塞性脉管炎多见于 20～40 岁男性，与吸烟强相关，血管受累始于远端动静脉，指/趾缺血、溃疡表现；逐渐累及近端动脉，内脏血管受累极其少见。

2. 显微镜下多血管炎

以小血管受累为主，肾脏、肺受累多见，累及神经系统，可出现多发性单神经炎、多发性神经病等；p - ANCA 大多阳性，与 HBV 无关，血管造影无异常。

3. 抗磷脂综合征

抗磷脂综合征以抗磷脂抗体阳性、动静脉血栓形成或病态妊娠为特点。累及心脏瓣膜，表现为瓣膜增厚/结节；下肢动静脉血栓形成，可有下肢肌痛麻木溃疡等；胃肠道缺血导致腹痛、出血等。

4. 大动脉炎

大动脉炎多见于 40 岁以下女性，主要累及主动脉及其分支，下肢血管受累出现跛行，双下肢血压不对称。

5. 白塞病

白塞病多见于 20～40 岁男性，以反复口腔溃疡、生殖器溃疡为特点，全消化道都可累及，可表现为腹痛、腹部包块等。

6. IgA 血管炎

IgA 血管炎主要累及小血管，最常累及皮肤、胃肠道、肾脏、关节；可表现为腹痛，一般起病急，典型的双下肢紫癜。

7. IgG4 相关性主动脉受累

最常累及腹主动脉周围，以主动脉周围软组织炎症和纤维化为特点，血清 IgG4 水平显著升高。

本例精要

结节性多动脉炎（polyarteritis nodosa，PAN）主要累及中等大小肌性动脉的血管炎，呈节段性分布，不累及微小动脉或毛细血管。男性多见，发病高峰在 50～60 岁。

PAN 病因不明，可能与感染、药物等因素有关。研究显示，乙型肝炎病毒感染与 PAN 高度相关，丙型肝炎病毒感染可能与皮肤局限性 PAN 相关，其他如巨细胞病毒、疱疹病毒、细小病毒等病原体与 PAN 发病也可能相关。

常见的临床表现包括发热、头痛、乏力、肌肉疼痛、腹痛、关节痛等全身症状。肾脏受累最常见，可出现肾性恶性高血压、急性肾衰竭、多发性肾小动脉瘤等表现。以多发性单神经炎、多神经炎、末梢神经炎为主的周围神经受累常见，可能导致严重的功能障碍。消化系统受累根据血管炎发生部位不同而出现相应症状，可以表现为腹痛、恶心、呕吐、消化道出血、腹膜炎等。约 1/3 的患者出现皮下痛性结节红斑，也可为网状青斑、紫癜等。睾丸和附睾受累时出现疼痛。

PAN 虽不常见，但在有不明原因发热、腹痛、高血压、肾衰竭，或出现不能解释的关节痛、肌肉疼痛、皮下结节、紫癜、腹痛等症状时，临床应考虑 PAN 的可能。

案例 50　心脏结节病

复旦大学附属中山医院风湿免疫科　崔晓萌

1. 病史

患者，男性，51 岁。

因"反复胸闷、胸痛半年"入院。

患者半年前开始反复出现活动后胸闷、胸痛，休息 2～3 min 可缓解，我院就诊，查 WBC 3.22×10⁹/L，尿、粪常规（一），肝、肾功能（一）；CRP 4.8 mg/L，cTnT 0.053 ng/ml，NT‐proBNP 2 026 pg/ml。心电图：完全性左束支传导阻滞，三度房室传导阻滞。超声心动图：左室壁增厚，下壁、下侧壁收缩活动减弱至消失，LVEF 约 50%；左房增大，轻度二尖瓣反流；轻度肺动脉高压；冠脉 CTA 示左主干及冠脉三支少许斑块伴管腔局部轻度狭窄。心脏增强 MRI：左室壁轻度肥厚伴多壁段延迟强化，非缺血性心肌病（包括炎性改变）可能大；左室增大伴收缩活动减弱。心肌代谢 PET/CT：左心室室腔扩大；左心室心尖部、下间隔及下壁多节段心肌血流灌注减低，占左心室总面积 27%，均具有糖代谢；LVEF 38%；左室收缩同步性差，考虑心肌病，三度房室传导阻滞，完全性左束支传导阻滞，心功能不全，植入双腔起搏器，予血管紧张素转换酶抑制剂（ACEI）、β受体阻滞剂、螺内酯等口服出院。4 个月前出现干咳，1 个月前出现活动后双下肢乏力、胸闷、体重下降 5 kg，于是再次入院。

既往史无殊。

2. 检查

查体：血压轻度升高，心动过缓，余未见阳性体征。

辅助检查：cTnT 0.042 ng/ml，NT‐proBNP 3 787 pg/ml，CRP 15.6 mg/L，D‐二聚体 4.11 mg/L，ACE 28.6 U/L，自身抗体（一）。

心电图：三度房室传导阻滞，完全性左束支传导阻滞。

超声心动图：左房室增大伴左室及右室整体收缩活动减弱，左室心尖部附壁血栓形成，LVEF 28%。

冠脉 CTA：冠脉轻度狭窄。

心脏增强 MRI:左室壁轻度肥厚伴多壁段延迟强化(图 50-1)。

心肌代谢 PET/CT:左室心尖部、下间隔及下壁多节段心肌血流灌注减低,均具有糖代谢(图 50-2)。

胸部 PET/CT:考虑结节病累及右侧锁骨区、纵隔、双侧肺门淋巴结,心肌受累可能。

锁骨上淋巴结活检病理:肉芽肿性病变,未见凝固性坏死,倾向结节病(图 50-3)。

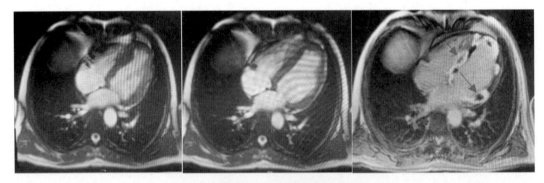

图 50-1　心脏增强 MRI

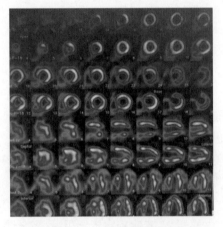

图 50-2　心肌代谢 PET/CT

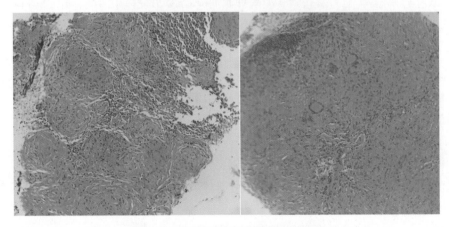

图 50-3　锁骨上淋巴结穿刺活检病理

3. 诊疗经过

该患者经心内科、风湿科、呼吸科多学科共同诊断为结节病累及心脏,予利尿剂、β受体阻滞剂和沙库巴曲缬沙坦钠纠正心功能不全,应用糖皮质激素和来氟米特控制结节病,随访过程中加用华法林治疗室壁附壁血栓。患者治疗后随访,症状有所缓解,NT - proBNP 一度下降至 4 180 pg/ml。但在出院 3 个月后,患者再次出现活动后气急,复查 cTnT 0.162 ng/ml,NT - proBNP 9 561 pg/ml,均较前明显升高,予停用来氟米特并加用托法替布口服治疗。患者胸闷、胸痛症状逐渐缓解,继续每月门诊随访,定期复查各项指标,NT - proBNP 逐渐下降至 2 220 pg/ml,cTnT 降至正常范围,复查超声心动图提示 LVEF 30%,亦有所恢复。

病例解析

需要考虑的诊断和鉴别诊断有以下几点。

1. 缺血性心肌病

患者存在活动后胸闷、气急,cTnT 和 BNP 升高,超声心动图见室壁收缩活动减弱,但冠脉 CTA 未见明显狭窄,故可排除。

2. 扩张型心肌病

患者存在活动后胸闷、气急,BNP 明显升高,超声心动图见房室增大,LVEF 明显下降,需考虑此病,但左室壁肥厚,且心尖部和室间隔灌注明显减低,结合心脏 MRI 和 PET/CT,故可排除。

3. 心肌淀粉样变

患者存在活动胸闷、气急,室壁肥厚,需考虑此病,但患者心房和心室增大,结合组织病理学可排除。

4. 其他结缔组织病或血管炎合并心肌受累

患者存在肺动脉高压,经积极抗心力衰竭治疗效果不佳,需考虑合并其他结缔组织病或血管炎可能,但患者无发热、皮疹、关节痛等系统症状,自身抗体均为阴性,影像学未见血管病变表现,故可排除。

5. 感染性心肌病

患者存在 CRP 升高,需考虑,但无发热,血常规基本正常,病原学检查为阴性,故可排除。

本例精要

1. 发病率

结节病是一类罕见的、病因不明的系统性肉芽肿性疾病,在北美白种人的发生率仅为

10.9/10万,最常受累的部位包括淋巴系统、肺脏、眼、皮肤、神经系统等,而累及心脏极为罕见。据报道,仅有约5%的患者合并心脏结节病,而在活检病理以及影像学回顾研究中发现潜在的心脏结节病发生率可达约25%。

2. 临床表现

心脏结节病的临床表现多种多样,与肉芽肿性病变累及的部位和范围有关。20%～25%的患者可无临床症状,也可表现为心悸、胸闷、晕厥,甚至心源性猝死。

3. 检查

实验室检查方面,尚缺乏高敏感度和高特异度的生物学标志物,部分患者可表现出血清ACE、BNP、肌钙蛋白、溶菌酶、尿钙水平升高。心电图通常用于心脏结节病的初筛检查,可表现为房室传导阻滞、心律失常等,尤以完全性心脏传导阻滞和右束支传导阻滞最为常见。超声心动图也可作为初筛检查的工具,表现为非冠脉供血分布的节段性心肌运动异常,前间隔基底部心肌变薄伴回声增强。心脏磁共振(CMR)和PET对于诊断心脏结节病具有更高的敏感度和特异度。前者在急性期表现为非冠脉分布区域的心肌运动异常、心肌肥厚以及T_2加权图像上心肌信号增强,在慢性期则表现为心肌壁变薄、T_2加权图像低信号以及延迟增强钆显像的高信号。后者包括PET/CT和PET/MR,表现为病变处心肌氟代脱氧葡萄糖(FDG)浓聚,并可根据治疗后FDG浓聚程度下降评估疗效和预后。

4. 诊断

目前对于心脏结节病的诊断主要依据2014年心律失常协会制定的心脏结节病专家共识,包括病理确诊和临床诊断两部分。心肌活检提示非干酪坏死性上皮样细胞肉芽肿且除外其他病因则可确诊。临床诊断需同时具有心脏外结节病的病理学依据,符合至少1条心脏结节病典型辅助检查表现,并除外其他疾病。

5. 治疗

心脏结节病的治疗需兼顾结节病和心肌病两方面,结节病治疗方面,可应用糖皮质激素联合免疫抑制剂,首选为甲氨蝶呤,也可选择硫唑嘌呤、霉酚酸酯、羟氯喹、来氟米特等,亦有应用抗TNF-α治疗的报道。心肌病治疗方面,可应用ACEI、β受体阻滞剂、利尿剂治疗,对于存在心律失常的患者可加用抗心律失常药物或给予消融治疗。植入ICD有助于预防心源性猝死。也可以考虑心脏移植。

案例 51　以突眼起病的肉芽肿性多血管炎

复旦大学附属中山医院风湿免疫科　崔晓萌

病例介绍

1. 病史

患者,男性,50岁,农民。

因"突眼19年,头胀、鼻塞、耳鸣7年"入院。

患者19年前出现右眼突出伴充血、畏光,眼部手术病理示"炎性假瘤",19年间右眼视力逐渐丧失,出现鼻塞并逐渐加重,7年前起反复头胀、鼻塞、耳鸣、咳嗽。

既往史:反复全身瘀点、瘀斑,因反复粪隐血阳性行胃镜示"胃窦溃疡、胃体多发息肉","肺结核"史。

2. 检查

查体:双侧眼球突出,右侧眼睑下垂,双下肢散在瘀斑。

辅助检查:ESR 92 mm/h, CRP 84.9 mg/L; IgG4 1.43 g/L;尿蛋白(＋),隐血(＋＋＋),24 h 尿蛋白 0.17 g; Scr 123 μmol/L; ANA、抗 dsDNA、抗心磷脂抗体等阴性; c－ANCA(＋),PR3＞200 RU/ml, p－ANCA 和 MPO(－)。

副鼻窦 CT:全组副鼻窦炎,副鼻窦炎伴部分钙化,两侧眶内软组织肿块伴眼球突出,两侧眼眶及鼻咽顶部软组织肿块(图 51-1)。

胸部 CT:两肺少许慢性炎症,右侧胸膜增厚,右肺中间段支气管及中叶支气管狭窄(图 51-2)。

电测听:左耳听力下降,为感音神经性。

鼻腔探查活检病理:镜下表面黏膜破溃,炎性坏死渗出物附着及炎性肉芽组织,其间散在灶性出血及中性粒细胞、嗜酸性粒细胞浸润病灶,个别小血管壁坏死,中性粒细胞浸润,为小血管炎症(图 51-3)。

3. 诊疗经过

患者诊断为肉芽肿性多血管炎。

诊疗经过及病情演变:

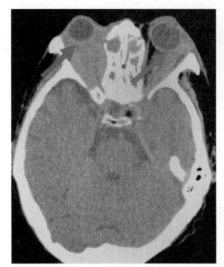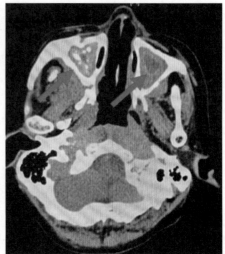

图 51 - 1　副鼻窦 CT 检查结果

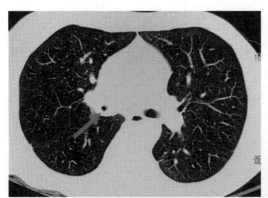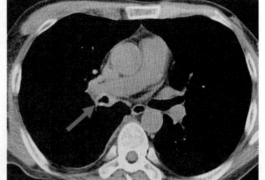

图 51 - 2　肺部 CT 检查结果

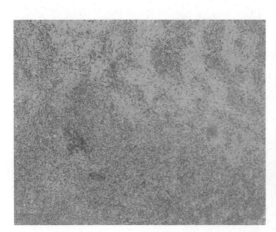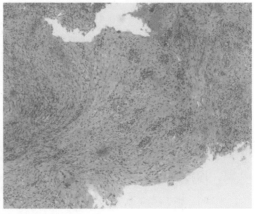

图 51 - 3　鼻腔组织活检病理

（1）初次就诊后（2015 年 7 月）予足量糖皮质激素及环磷酰胺，症状一度好转，1 个月后（2015 年 8 月）随访炎症指标及 PR3 均较前下降。

（2）出院 3 个月后（2015 年 10 月），患者出现吞咽困难、声嘶、伸舌困难、舌右偏，予甲泼尼龙冲击、甘露醇降颅压，后续以利妥昔单抗、口服泼尼松治疗，1 个月后评估炎症指标仍高于正常，加用来氟米特，后症状逐渐好转，激素逐渐减量。

（3）随后 3 年随访期间患者出现反复咳嗽，CT 示肺部炎症进展，痰培养及鼻腔培养示金葡菌（＋），经抗感染治疗后好转。其间因病情活动，调整治疗为泼尼松联合吗替麦考酚酯分散片治疗。

（4）2018 年 3 月随访发现免疫固定电泳阳性，骨髓穿刺及活检未见异常浆细胞，诊断为 M 蛋白血症，同时 PET/CT 示左眼外肌糖代谢增高，SUV_{max} 约 28.2，停吗替麦考酚酯分散片，予以激素联合环磷酰胺治疗，病情逐渐缓解，调整治疗为泼尼松联合甲氨蝶呤治疗。

（5）2019 年 3 月患者逐渐出现头胀、眼痛，炎症指标及 PR3 升高，头颅 MRI 示病变较前进展。再次泼尼松联合环磷酰胺治疗。6 个月后各项指标逐渐恢复至正常范围。

（6）2020 年 6 月起患者反复鼻出血，炎症指标再次升高，CT 示鼻腔病灶进展。在激素联合环磷酰胺基础上，加用来氟米特，后症状缓解不明显将来氟米特改为托法替布，但鼻出血仍有加重，予甲泼尼龙冲击、丙种球蛋白支持，后续以泼尼松、环磷酰胺、沙利度胺及托法替布治疗。

（7）2020 年 9 月起患者反复头痛，眶内及鼻窦病变较前进一步进展，予脱水降颅压、丙种球蛋白及白蛋白支持，抗感染、鼻腔局部止血，并予利妥昔单抗治疗。治疗后患者头痛仍缓解不明显，鼻窦仍有渗血，于 2020 年 10 月下旬联合鼻咽局部 TOMO 放疗，并环磷酰胺 4 次静脉滴注（环磷酰胺总量 32.1 g），患者头痛好转，后续以泼尼松、甲氨蝶呤及托法替布治疗，风湿科和放疗科门诊随访。

病例解析

（1）本病例诊断为肉芽肿性多血管炎（GPA）。根据 1990 年美国风湿病学会（ACR）制定的 GPA 分类标准，该患者存在鼻腔炎性渗出，肺部浸润病灶，尿检异常，鼻腔活检证实肉芽肿性病变，故可诊断为 GPA。另根据 2022 年 ACR/EULAR 制定的 GPA 分类标准，该患者存在鼻塞、听力下降、c-ANCA 和 PR3-ANCA 阳性、胸部影像学改变和活检证实的肉芽肿病变，评分可以达到 13 分，亦符合 GPA 的诊断。

（2）本病例需要同下述疾病进行鉴别诊断。

① 感染性疾病：该患者存在咳嗽、咳痰，两肺炎症，炎症指标升高，鼻腔组织培养金葡菌（＋），故需考虑感染因素，但患者为慢性病程，且存在眼眶内占位，ANCA 阳性，故可排除。

② 肿瘤性疾病：该患者存在眼眶内眼球后方占位，鼻腔内软组织影，鼻腔骨质破坏，但患者肿瘤标志物均为阴性，免疫抑制治疗有效，故可排除。

③ IgG4 相关性疾病:该患者存在眼眶内及鼻腔内软组织影,故需考虑,但患者 IgG4 正常范围,故可排除。

④ 其他自身免疫性疾病:该患者存在多系统受累表现,需考虑系统性红斑狼疮、混合性结缔组织病等疾病可能,但患者 ANA、抗 ds-DNA、抗心磷脂抗体等其他自身抗体均为阴性,故可排除。

本例精要

(1) 眼部和耳鼻喉受累在肉芽肿性多血管炎(GPA)中较显微镜下多血管炎(MPA)更为多见,并且在部分患者可为首发症状或为唯一受累的器官。耳鼻喉损伤在 GPA 中发生率可高达 70%～100%,而眼部受累的比例可达 14%～60%。

(2) GPA 患者眼部受累的临床症状包括疼痛、红眼、眼睑水肿、复视、眼球突出、流泪、视野缺损等。眼眶受累的患者中仅 1/4 伴疼痛,而 1/3 的眼眶慢性假瘤可发展为纤维化,表现出眼球运动障碍、回缩、慢性疼痛、眼睑炎,且对免疫抑制治疗抵抗。对于眼部受累的患者治疗上应同时包括系统治疗和眼部的局部治疗。

(3) GPA 患者应用常规药物治疗无效时,可以考虑进行局部放疗。虽然目前仅见个案报道,但患者均可从放疗获益,且在个别患者影像学随访可见病灶组织缩小。

(4) GPA 患者鼻部受累的症状轻微时可仅为鼻塞,严重时可有鼻腔结构的毁损。可予鼻腔深部培养并予敏感抗生素、生理盐水冲洗等。

(5) ENT 受累的患者更易复发,远期生存率高于肾脏受累患者,但 VDI 评分更高,病变损伤范围更广。

(6) ANCA 相关性血管炎患者发生血液系统肿瘤的风险明显升高,以霍奇金淋巴瘤和多发性骨髓瘤最为多见,且 GPA 患者较 MPA 患者更为多见。

案例 52　炎性重度肢体缺血

复旦大学附属中山医院风湿免疫科　张卓君

病例介绍

1. 病史

患者,男性,37 岁。

因"左下肢跛行 1 年,加重伴足趾溃疡、坏疽半年"入院。

患者 1 年前(2019 年 9 月)出现间歇性跛行,行走 1 000 m 以上出现左下肢胀痛,休息 2～3 min 后可好转,未重视,未就诊。半年前出现左足第 3 足趾发黑、溃疡伴疼痛,服用中药后症状未见明显好转,并逐渐出现左足第 2 足趾发黑、溃疡伴疼痛,行走 200 m 以上左下肢胀痛。至我院血管外科就诊,考虑"血栓闭塞性脉管炎",给予扩血管、改善循环、抗 PLT 聚集等对症治疗,症状无明显改善,为明确病因,收入我科病房进一步诊治。

既往史及家族史无殊。

个人史:吸烟 20 余年,平均 20 支/日,否认传染病史,否认毒物接触史。

2. 检查

查体:左下肢第 2、3 足趾可见皮肤发黑,伴溃疡,局部可见淡黄色浑浊液体渗出(图 52-1)。右侧足背动脉搏动(一),右侧胫后动脉搏动(一),左侧足背动脉搏动(一),左侧胫后动脉搏动(一)。双下肢对称性暗褐色鱼鳞状斑片,皮肤干燥明显。

血常规:RBC $3.46×10^{12}$/L, Hb 100 g/L, PLT $559×10^9$/L, WBC $9.97×10^9$/L, N% 62.8%, E% 0.3%;Coombs 试验阴性。

尿常规、粪常规、肝肾功能、血糖、血脂、凝血功能及 D-二聚体:正常。

电解质:钠 131 mmol/L,钾 2.6 mmol/L,

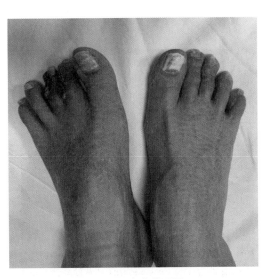

图 52-1　治疗前双足

氯 82 mmol/L。

24 h 尿电解质:24 h 尿液总量 2.25 L,24 h 尿钠 115 mmol,24 h 尿钾 105.3 mmol,24 h 尿氯 169 mmol。

铁代谢:血清铁 6.8 μmol/L,不饱和铁结合力 58 μmol/L,总铁结合力 65 μmol/L,转铁蛋白饱和度 10%,铁蛋白 13.3 ng/ml。

炎症指标:ESR 50 mm/h,hs-CRP 4.6 mg/L。

补体 C3 1.11 g/L;补体 C4 0.07 g/L;IgG、IgA、IgM、IgE 均正常;自身抗体:抗核抗体颗粒 1:100;抗 SS-A 抗体(+);RF 161 IU/ml;抗 dsDNA 抗体、ANCA 均阴性;抗磷脂抗体谱:人 β_2 糖蛋白第一结构域(hrβ-GPIDI)ELISA 法>100.00 ng/ml,人波型蛋白抗体>150 ng/ml,人抗膜联蛋白 A2>250 ng/ml;狼疮抗凝物比值 1.2(<1.2)。

结核 T-SPOT:A 抗原 81,B 抗原 90。

乙肝标志物:乙肝病毒表面抗原:(+)2292 COI。乙肝病毒 e 抗体:(+)0.002 COI。乙肝病毒核心抗体:(+)0.007 COI。乙肝病毒 DNA 1.37×10^4 IU/ml。

下肢皮肤破损处脓液涂片抗酸染色:阴性。

免疫固定电泳阳性;免固备注 1:IgG-λ M 带;尿本周蛋白阴性;血 κ 及 λ 轻链正常。

骨穿:骨髓增生活跃,髓象中粒细胞、红细胞、巨核细胞三系均增生活跃,粒细胞系以成熟阶段为主,形态未见明显异常;片中偶见幼淋细胞;外周血偶见幼粒细胞;血小板散在,小簇多见。

骨髓活检:造血组织三系细胞均可见到,巨核系细胞约占骨髓有核细胞 3%,细胞轻度增生,形态、分布未见异常;有核红细胞约占骨髓有核细胞 30%,细胞轻度增生,形态、分布未见异常;粒系细胞约占骨髓有核细胞 50%,细胞轻度增生,形态、分布未见异常,淋巴细胞、浆细胞数目不增多。

骨髓 BCR-ABL 融合基因、CALR 基因、JAK2 EXON12 基因、JAK2 V617F 基因、MPL W515L/K 基因均未检测到突变;骨髓染色体核型正常;骨髓流式初筛未见明显异常。

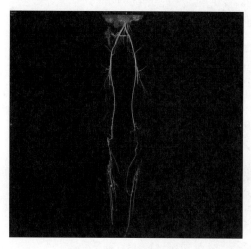

图 52-2 下肢动脉 CTA

下肢动脉 CTA:左侧腘动脉管腔内对比剂未见显示,近端局部狭窄几近闭塞,远段显示尚可;右侧腘动脉局部管腔重度狭窄,相应层面肌间隙内见迂曲血管丛影,远段分支血管显示尚可(图 52-2)。

肾上腺 CT:左侧肾上腺小结节。

胸部 CT:两肺散在微小结节,多为炎性增殖灶。

超声心动图:静息状态下超声心动图未见异常。

双下肢深静脉 B 超:血流通畅。

腹部及甲状腺 B 超:肝胆胰肾输尿管膀胱

未见占位;甲状腺未见占位。

3. 诊疗经过

入院后完善相关检查,诊断为血栓闭塞性脉管炎,未分化结缔组织病,抗磷脂综合征可能,结核感染,慢性乙肝病毒感染,反应性血小板增多症,M 蛋白血症,缺铁性贫血,电解质紊乱。1 个月后患者行左下肢自体干细胞移植,并予口服羟氯喹 0.2 g,每天 2 次调节免疫,恩替卡韦 0.5 mg,每天 1 次抗乙肝病毒,阿司匹林(0.1 g、每天 1 次)+西洛他唑(0.1 g、每天 2 次)+盐酸沙格雷酯(0.1 g、每天 3 次)+贝前列素钠(40 μg、每天 3 次)抗血小板及扩血管,同时嘱患者严格戒烟、注意患肢保暖。治疗 1 个月后,复查 ESR、CRP、IL-6 均降至正常。3 个月后,患者足趾坏疽皮损逐渐结痂脱落,足趾间溃疡及渗出基本消失,足趾静息痛缓解(图 52-3)。左下肢无痛步行 200 m 改善至 1 000 m。皮肤营养状态明显好转,肤色较前红润,皮肤脱屑改善。

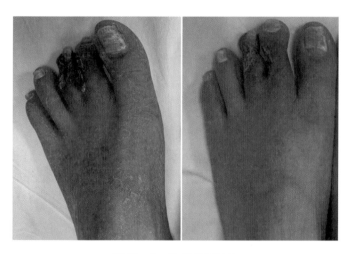

图 52-3 治疗前后对比

病例解析

患者为青年男性,慢性病程,以肢体跛行起病,逐渐出现缺血、坏疽,检查发现血管闭塞、贫血、M 蛋白血症、电解质紊乱,需考虑的诊断及鉴别诊断有以下几点。

1. 血栓闭塞性脉管炎

患者为青年男性,长期大量吸烟,出现进行性加重的下肢缺血症状,有间歇性跛行、静息痛、足趾缺血性溃疡及坏疽,查体可见足背动脉及胫后动脉搏动消失,CTA 提示双侧胫动脉近端闭塞。无糖尿病、高脂血症等动脉粥样硬化风险因素,血栓闭塞性脉管炎诊断成立。

2. 未分化结缔组织病

患者抗核抗体、抗 SSA 抗体、RF 阳性,伴补体 C4 降低、贫血、狼疮抗凝物阳性、标准外抗磷脂抗体阳性,既往因皮肤干燥曾诊断为"鱼鳞病",进一步请眼科完善干眼症评估,Schirmer 试验阳性,角膜染色为阴性,查体可见双下肢皮肤干燥。但患者并没有皮疹、口干眼干、关节痛、龋齿、腮腺肿大等相关临床表现,唇腺活检未见灶性淋巴细胞浸润,免疫球蛋白水平正常,Coombs 试验阴性。患者有系统性红斑狼疮及干燥综合征倾向,但尚不满足分类标准,最终诊断为未分化结缔组织病,后续需密切随访。

3. 抗磷脂综合征

患者有下肢血管闭塞,标准外抗磷脂抗体阳性,狼疮抗凝物阳性,从 CTA 来看,右侧股深动脉有鼠尾样改变,其余均是截断病变,需考虑抗磷脂综合征可能。抗磷脂综合征分为原发和继发,继发因素中,HIV 感染、结核病、自身免疫性疾病、血栓闭塞性脉管炎等均可导致抗磷脂抗体阳性。

4. 结核感染

患者结核 T - SPOT 强阳性,病程中有体重下降,CT 示两肺散在微小结节,多为炎性增殖灶。但患者无发热、咳嗽、盗汗、胸痛等临床表现,进一步行下肢皮肤破损处脓液涂片找抗酸杆菌为阴性,结核病诊断依据不足。结核感染相关性血管炎主要引起主动脉瘤,下肢硬红斑和 Poncet 综合征,动脉闭塞非其典型表现。

5. 结节性多动脉炎

患者乙肝病毒表面抗原、e 抗体、核心抗体阳性,乙肝病毒 DNA 1.37×10^4 IU/ml,提示乙肝病毒感染,乙肝病毒感染可引起主要累及中等大小动脉的结节性多动脉炎,可出现肢体肌性动脉闭塞表现,伴 ESR 及 CRP 升高,该患者需要考虑。但患者无腹痛、胸痛、睾丸痛、高血压,CTA 未显示全身其他部位血管异常,目前结节性多动脉炎尚不能诊断。

6. 血液系统疾病

患者血常规提示轻度贫血及血小板增多,肝功能检查时发现可疑 M 蛋白。为排查血液系统疾病,完善骨髓涂片示粒、红、巨核三系均增生活跃,粒系以成熟阶段为主,形态未见明显异常。片中偶见幼淋细胞。外周血偶见幼粒细胞。血小板散在、小簇多见;骨髓活检可见巨核系、有核红细胞及粒系细胞轻度增生,形态、分布未见异常;淋巴细胞、浆细胞数目不增多;流式初筛、染色体、JAK2 基因、MPL 基因、CALR 基因、BCR - ABL 基因未见明显异常。Coombs 试验阴性,铁代谢提示缺铁性贫血。免疫固定电泳阳性;免固备注:IgG - λ M 带;尿本周蛋白阴性;血 κ 及 λ 轻链正常。尽管患者目前血液系统肿瘤诊断依据不足,但仍需密切随访。

7. 电解质紊乱

患者入院时存在低钾低钠血症,而抗 SSA 抗体阳性,临床需要排查干燥综合征远端肾小管酸中毒,但因患者 24 h 尿钾、氯基本正常,同时存在低血氯,继发肾小管酸中毒导致低钾可排除。经短期补钾电解质恢复正常。CT 虽提示肾上腺结节,但最终激素水平检查提示为无功能结节。患者因肢体疼痛,寝食难安,电解质紊乱可能与纳差相关。

本例精要

这个病例中我们看到了一例血栓闭塞性脉管炎（thromboangiitis obliterans，TAO）导致的重度肢体缺血患者，最初就诊于血管外科，通过风湿免疫科医生准确的诊断及鉴别诊断，最终寻找到患者真正的病因。在明确诊断之后，基于与血管外科在血管炎性疾病的联合诊治方面的长期合作经验，风湿科医生推荐患者在内科治疗的基础上接受了自体干细胞移植治疗，并最终成功保住肢体。

TAO 是一种病因不明的，主要累及中小动、静脉的非动脉硬化性血管炎性疾病，其特点为在血管腔内形成炎性血栓，导致血管管腔节段性狭窄，甚至闭塞，症状多表现为患肢缺血、发凉、疼痛、跛行、足背动脉搏动减弱或消失，严重者出现肢端缺血性溃疡，甚至坏疽。本病既往多见于有吸烟史的男性青壮年，下肢受累多见。近年来，烟草危害宣传和控烟行动的有效实施使吸烟人群减少，TAO 起病年龄延后，上肢受累较前增加。

1876 年，德国病理学家 Friedlander 首先描述了这种疾病，并将其归为动脉炎，这是对 TAO 的最早期认识。1879 年奥地利内科医生 Winiwarter 报告了 1 例男性截肢患者的动静脉有炎性闭塞性病变，提出这种疾病是"动静脉内膜炎"。直至 1908 年，美国外科医生 Leo Buerger 教授发表了一份详细的报告，报道了 11 例尸检患者的血管病理，并创造性提出血栓闭塞性脉管炎这个术语描述该疾病，因此又称为伯格氏病（Buerger's disease）。

TAO 缺乏特异诊断试验和血清学阳性标记物，目前缺少统一的诊断标准，主要诊断依据为临床表现及血管影像学检查。临床上多沿用传统 Shionoya 或 Olin 诊断标准。TAO 是一种临床诊断，做出该诊断的前提是排除其他可能的诊断，包括血栓栓塞类疾病、创伤和局部病变、结缔组织病引起的闭塞性血管炎或动脉粥样硬化等。

文献报道诱发本病的因素较多，常见的有吸烟、感染、免疫炎症介导、遗传等。该患者有吸烟史，同时合并存在 ANA 阳性、标准外抗磷脂抗体阳性和血小板增多，这些因素均会加重内皮损害、血管壁炎症和血栓形成的风险。

该患者有腘动脉闭塞，导致下肢静息痛、溃疡和坏疽，属于重度肢体缺血（critical limb ischemia，CLI）。CLI 可严重威胁患者肢体，甚至危及生命。在所有 CLI 患者中，接受常规血运重建疗法后 6 个月截肢率仍高达 40%，临床上将这种患者称为难治性重度肢体缺血，而炎性重度肢体缺血（angiitis-induced critical limb ischemia，AICLI）就是其中重要的组成部分。同本例一样，多数 AICLI 患者年龄较轻，若截肢则给患者个人与家庭乃至社会，带来灾难性的打击和沉重的负担。血管腔内治疗及开放手术是主流的血运重建疗法，但 TAO、结缔组织病等导致的 AICLI 常规血运重建疗法疗效差，大部分患者流出道条件差、闭塞血管过长或病变节段较多无法行搭桥及血管腔内治疗，即使成功施行手术，术后再狭窄再闭塞发生率高。自体干细胞移植为这些患者提供了新的治疗方法，2002 年 8 月 Lancet 全球首次报道骨髓和外周血单个核细胞移植治疗 CLI 的前瞻性随机对照研究，取得缓解静息痛，促进溃疡愈合，挽救肢体的满意效果。近 20 年来干细胞移植疗法的安全性和有效性得到了广泛验证。该患者我们选择在内科治疗基础上，联合干细胞移植，促进局部血管新生，缓解患者肢体缺血症状，成功避免截肢。

案例 53 脊柱痛风

复旦大学附属中山医院厦门医院风湿免疫科 周彬彬

病例介绍

1. 病史

患者,男性,50 岁。

因"腰背痛伴关节肿痛 6 天,发热 1 次"入院。

患者 2021 年 1 月 9 日晨起后突发腰背部剧痛,以左侧为甚,不伴晨僵,活动后疼痛未见好转,伴右侧第 1 跖趾关节及左内踝肿痛,皮温升高,疼痛逐渐加重,自行口服止痛药物(孟氏风湿康胶囊)后好转。晚餐食用羊肉火锅及 250 ml 白酒后,疼痛再次加重,疼痛性质同前,伴翻身困难、出冷汗。1 月 10 日就诊于外院,查血常规示 WBC 15.87×10^9/L,N% 90.6%;CRP 94.94 mg/L,尿酸 866 μmol/L,尿常规(一);腹部 CT 提示双侧肾周筋膜轻度增厚。查体:左侧腰部皮肤略肿胀,压痛(++),左肾区叩痛(++)。后出现发热 1 次,体温 38.5℃,予吲哚美辛栓后降至正常,同时予以美罗培南抗感染、地塞米松抗炎等对症治疗。激素使用当日,疼痛缓解,停用激素第 2 日夜间肿痛再次反复,后出现左腕关节尺侧疼痛。本次起病,腰部剧痛及第 1 跖趾关节、左内踝肿痛反复,脊柱旁疼痛,偶可放射至臀部。现为行进一步诊治入我科住院。

既往史:有腰椎间盘突出 20 余年,后频发腰部扭伤史;有高血压病史 13 年,控制可;痛风病史 3 年余,累及右侧第 1 跖趾关节内侧、右内踝、双膝关节、右肘关节伸侧、双胸锁关节、左腕关节尺侧,近 1 年发作频率明显增加(1 次/年→10 次/年)。未规律降尿酸治疗。

个人史:饮酒 30 余年,每日饮酒 1 500～2 000 ml 黄酒或 2 瓶红酒或 350～400 ml 白酒。抽烟 30 余年,15 支/日。

2. 检查

查体:身高 1.81 m,体重 88 kg, BMI 26.9 kg/m²;第 2～4 腰椎椎体旁压痛(+++),臀部压痛(+)。右肾区叩击痛(+++)。右第 1 跖趾关节内侧缘、右内踝、左腕关节、右肘关节伸侧、右耳缘均可见痛风石沉积。

ESR 40 mm/h, CRP 73.3 mg/L;自身抗体谱:ANA 1:100,抗 ENA 抗体谱、ANCA、

抗磷脂抗体(一),HLA－B27(一)。

双足双源 CT:左足少许尿酸结晶沉积。腰椎 MRI:第 3～4 腰椎间盘膨出,第 4～5 椎间盘突出,伴椎管狭窄;腰椎退变,第 2 腰椎、第 4 腰椎椎体附件旁异常信号(图 53－1)。腰椎双源 CT:左侧第 2、3 腰椎左侧关节突关节后方不规则软组织影,结合本院 MRI 及 PET/CT 图像,提示局部尿酸钠盐沉积(图 53－2)。

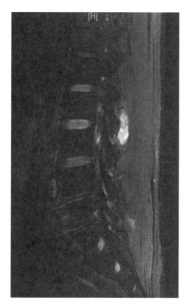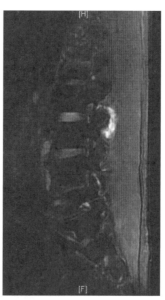

图 53－1　腰椎 MRI

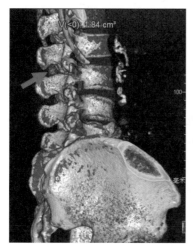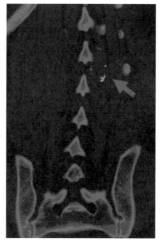

图 53－2　腰椎双源 CT

PET/CT:①考虑为炎性病变累及左侧肩关节、右侧胸锁关节、第 2～4 腰椎小关节(SUV_{max}＝9.0)。

腰椎旁肿物穿刺病理结果:镜下可见结晶样物,伴组织细胞沉积及多核巨细胞反应。结合病史,考虑局部尿酸钠盐沉积(图 53－3)。

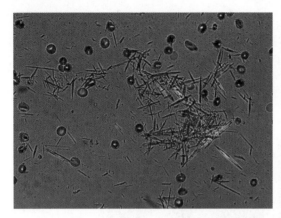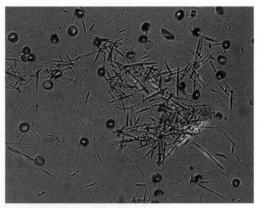

图 53-3 偏振光显微镜下的尿酸盐结晶(腰椎旁肿物穿刺)

3. 诊疗经过

患者诊断:痛风性关节炎,痛风石,高脂血症,高血压。

该患者予痛风健康宣教,并予秋水仙碱(0.5 mg,每天 1 次)预防痛风发作+非布司他(20 mg、每天 1 次)降尿酸治疗。患者腰背痛、多关节肿痛明显好转,急性发作频率较前明显减少,CRP 恢复正常,血尿酸较前明显下降。

病例解析

该患者背痛、发热起病,查体腰椎脊柱旁压痛,白细胞及炎症指标明显升高,MRI 提示腰椎旁占位性病变,外院予抗生素及激素治疗后症状好转,但停用激素后背痛反复,需鉴别以下疾病。

1. 感染性疾病

患者病程中出现发热 1 次,治疗初期白细胞及炎症指标明显升高,抗生素使用后发热停止,MRI 提示腰椎旁占位性病变,需考虑感染性疾病可能。该患者 PCT、病毒抗体、T-SPOT、血培养均阴性,病变部位活检提示痛风结晶沉积及组织培养阴性,故予排除。

2. 肿瘤性疾病

肿瘤可模拟大部分疾病的临床表现,该患者如入院后肿瘤标记物、PET/CT、肿物活检等辅助检查未发现肿瘤依据。

本例精要

1. 流行病学

(1) 脊椎痛风发病率被明显低估:①脊椎痛风无特异性临床表现;②进行手术时,缺乏考虑和/或缺乏适当的标本。与酒精固定剂相比,尿酸盐晶体在水中及福尔马林的溶解度分别高出 10 倍和 1 000 倍。

（2）大多数脊椎痛风患者多有长期痛风和高尿酸血症病史且伴有慢性多关节肿痛。

（3）痛风会累及任一水平的脊椎骨,腰椎受累占主导地位。

2. 病因

痛风累及脊椎目前病因尚不明确。

（1）脊柱的退行性病变可能是其中的一个主要诱因。老年人腰椎退行性变发病率较高,这可能是脊柱痛风在腰骶椎多发的重要原因。

（2）脊柱痛风的发病与脊椎承受压力大且活动度大致使易受损伤,以及脊柱本身的退行性变导致局部血液供应障碍有关。

（3）痛风累及腰椎除以上原因外还与局部血液偏酸性有关。

（4）由于关节液具有较低的 pH 值,导致尿酸盐结晶容易最先沉积于关节突关节。

3. 临床表现

（1）脊柱痛风可对人体造成生化性和物理性两方面的损伤。初期单钠尿酸盐晶体介导局部生化反应引起局部症状,后期侵犯骨质、关节造成脊柱不稳,甚至痛风石形成,对脊髓神经造成物理性损伤,重者能引起瘫痪。

（2）脊椎痛风的表现特征从无症状到背部疼痛、神经根病,偶尔还会出现严重的神经损害。少部分人在痛风石形成后期,也可持续出现低热表现。多以深压痛和脊柱活动方向部分受限为主。

（3）痛风累及脊柱节段或每节段的部位不同,在症状和体征上表现也不一样,无特异性临床表现。

4. 辅助检查

（1）MRI:痛风病灶中 T1 序列可呈低至中等信号,T2 序列可呈中至高信号;MRI 对于脊柱痛风特异性较差,MRI 对软组织分辨能力较好,对于 X 线和 CT 检查结果为阴性的血尿酸水平增高患者,运用 MRI 可以发现患者的脊柱痛风早期病变,具有提示作用。

（2）目前在脊柱痛风影像学检查方面双源 CT(DECT)提供了一项极具意义的新选择。双源 CT 为痛风的非侵入性诊断带来希望。但有一点值得注意:双源 CT 对脊柱痛风诊断的准确性对痛风石中尿酸含量有依赖(比重>20%)。

5. 治疗

（1）对于无症状的痛风患者,预防脊柱痛风的早期治疗方法主要包括饮食治疗和注意避免诱发因素如酗酒等,同时积极治疗肥胖、高血压病、高脂血症和糖尿病等。

（2）对明确诊断为脊柱痛风的患者,早期通过药物治疗可以有效缓解相应症状,对伴有脊髓或神经根压迫症状的患者,保守治疗无效后,在全身状况允许的前提下,手术治疗对临床症状的缓解及预后有显著意义,术后联合抗痛风药物治疗可以有效控制脊柱痛风。

案例 54　血管型白塞病

复旦大学附属中山医院风湿免疫科　刘云

病例介绍

1. 病史

患者,男性,52 岁。

因"反复晕厥 1 年余,胸闷、气促 3 个月"入院。

患者于 1 年前(2019 年 11 月 3 日)开始反复晕厥,持续数分钟可自行恢复,当地医院查心电图:三度房室传导阻滞;心肌标志物(一)。超声心动图:主动脉瓣发育异常,房室间隔交汇处囊性结构;主动脉瓣轻度狭窄;二尖瓣少量反流;左室壁活动欠协调;左室舒张功能减弱。予左锁骨下双腔起搏器植入,术后 5 天出现发热,体温 38~40℃,查起搏器囊袋积液,考虑感染,予清创引流、抗感染治疗,复查血培养(一),出院。

2020 年 4 月 8 日,患者起搏器植入处皮肤发红、破溃流脓、起搏器脱出,无发热,于上级医院查超声心动图提示先天性心脏病,主动脉瓣无冠窦瘤破裂(破入左室),二、三尖瓣少量反流。2020 年 4 月 21 日行永久起搏器置换术,并于右锁骨下植入脉冲发生器;术后出现发热,起搏器处皮肤破溃流脓。2020 年 4 月 30 日予更换临时起搏器,术后伤口流脓不愈合。2020 年 5 月 11 日临时起搏器拔出。4 月 14 日至 5 月 13 日期间予万古霉素抗感染,体温正常后出院。出院后反复出现快走及体力劳动时胸闷、气促发作,无晕厥。2020 年 10 月休息时突发胸闷气促、端坐呼吸,持续 1 h 不缓解,于当地医院就诊,查 ESR、ANA、cTnT、D-二聚体(一);BNP 983 pg/ml。心电图:三度房室传导阻滞,完全性左束支传导阻滞,$V_1 \sim V_6$ 导联 R 波递增不良。胸部 CT:两侧间质性肺水肿,升主动脉增宽,心脏饱满。超声心动图:无冠瓣形态不完整-窦瘤破裂后盖板,主动脉(无冠瓣)破裂口较大反流,左室扩大(61 mm),EF 58%。血管超声:双侧颈总、颈内、椎、锁骨下动脉(一),双侧股、腘、足背动脉硬化斑点,左下肢动脉内径较细,予利尿解痉后好转出院。2021 年 1 月 12 日凌晨患者再发胸闷、气促,至我院急诊,查 BNP 3 133 pg/ml,考虑急性心力衰竭,予利尿、扩冠、平喘等治疗后收入病房进一步诊治。

既往史:反复口腔溃疡发作,溃疡较大、疼痛;面部常有痤疮。

家族史无殊。

2. 检查

查体：血压轻度升高，头皮处可见一瘢痕，舌右侧缘可见两枚溃疡，较深；口周少许毛囊炎；胸部可见两处手术瘢痕；胸骨左缘第 3、4 肋间可及舒张期叹气样杂音；双肺呼吸音较粗；腹部体检未见异常。

辅助检查：轻度贫血，CRP、SAA 升高，BNP 升高。

心电图：三度房室传导阻滞（图 54-1）。

超声心动图：主动脉根部脓肿、主动脉瓣反流，重度肺高压。

胸腹主动脉 CTA：主动脉瓣区改变（图 54-2）。

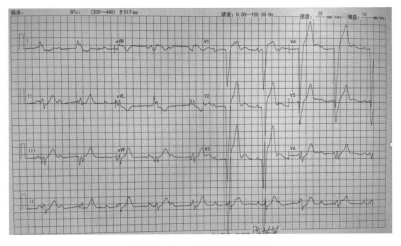

图 54-1　心电图检查结果

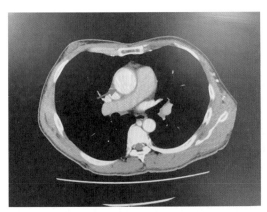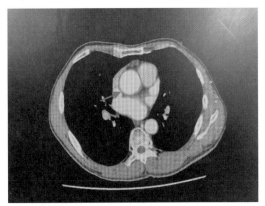

图 54-2　胸腹主动脉 CTA 检查结果

3. 诊疗经过

患者有反复口腔溃疡、毛囊炎、血管病变，诊断为血管型白塞病、无菌性主动脉瓣周脓肿、主动脉瓣关闭不全、三度房室传导阻滞、重度肺动脉高压、心功能不全，考虑患者生命体征平稳,予暂缓起搏器植入术;白塞病处于急性活动期,故予糖皮质激素＋沙利度胺＋阿达木单抗积极抗炎治疗;择期手术治疗。

病例解析

口腔溃疡、瓣膜病变、瓣周脓肿的主要鉴别诊断如下。

1. 感染性心内膜炎

患者有先天性心脏病及心脏手术史,术后出现发热,超声提示瓣膜病变伴主动脉根部脓肿形成,抗感染治疗体温可平;但是患者多次病原学检查均为阴性,且 SBE 无法解释患者反复口腔溃疡、伤口不愈的表现,故暂不考虑。

2. 系统性红斑狼疮

系统性红斑狼疮患者可出现无痛性口腔溃疡及无菌性心内膜炎表现,多伴有肾脏等多系统受累,且 ANA、dsDNA 抗体多为阳性;而该患者多次查 ANA、抗 dsDNA、抗 ENA 均阴性,无其他系统受累的证据,且口腔溃疡为痛性,故暂不考虑。

3. 风湿热

该病通常为链球菌感染后引起,有环形红斑、皮下结节、游走性关节炎、心脏炎等表现,抗"O"阳性;该患者未找到感染依据,皮疹为痤疮、毛囊炎样改变,抗"O"阴性,故暂不考虑。

4. 其他需要鉴别的疾病

其他需要鉴别的疾病包括大动脉炎、IgG4－RD、慢性主动脉周围炎、结节性多动脉炎、自身炎症性疾病,目前该患者均无相关临床证据,故不考虑。

本例精要

白塞病呈现典型的复发和缓解的临床病程,治疗目的是及时抑制炎症加剧和复发,防止不可逆的器官损伤。由于白塞病通常累及多系统多脏器,而合并眼、血管、神经和胃肠道受累者预后不佳,因此需要多学科协作诊疗为患者制订最佳治疗方案。通常根据疾病类型、器官受损严重程度进行个体化治疗。

对于血管病变合并动脉瘤者,在进行干预修复手术之前应给予糖皮质激素及环磷酰胺治疗。用传统糖皮质激素和免疫抑制治疗效果不佳者,或者不能耐受传统免疫抑制治疗者可使用生物制剂,尤其是单抗类 TNF－α 抑制剂疗效更好,能够有效改善病情。

血管型白塞病的手术适应证和时机仍有争议。当动脉瘤破裂或即将破裂和动脉阻塞时需选择外科手术治疗。手术患者病死率高,除紧急情况外应该慎重选择手术时机。血管型白塞病的术后并发症发生率高,包括移植物阻塞、吻合血管瘤形成和吻合口漏,与潜在的血管炎症反应有关,术前和围手术期使用免疫抑制可降低动脉瘤的再发率和术后并发症的发生率。

案例 55　Ehlers-Danlos 综合征

复旦大学附属中山医院风湿免疫科　戴晓敏

病例介绍

1. 病史

患者,女性,15 岁。

因"关节痛 2 个月"入院。

患者 2 个月前感双侧膝、肘、腕关节疼痛,无肿胀、皮温升高、活动受限,以膝关节为著,伴腰背疼痛,活动/休息无缓解,夜间加剧,影响睡眠。无皮疹、肌痛、口眼干、发热、消瘦等。为进一步诊治入我科。

既往史:2020 年左上眼睑皮疹,诊断"神经性皮炎";2017 年脊柱侧弯矫正术;2010 年腺样体切除术。

家族史:否认遗传性疾病、结缔组织病家族史。

2. 检查

查体:神清,对答切题,面容及发育正常。无皮疹,无皮肤过度伸展、瘢痕、瘀青。手指细长,远侧指间关节(DIP)过屈、近侧指间关节(PIP)过伸,关节无肿胀、压痛,指关节活动度正常,指腕征(一),膝、踝、胫前少许瘀青(图 55 - 1)。脊柱无侧弯、压痛,4 字征、Scober征(一)。心、肺、腹查体无殊。脑神经(一),四肢肌力 Ⅴ 级,感觉及运动可,共济可,病理征(一)。

辅助检查:血常规、ESR、CRP(一),CK、免疫球蛋白、补体(一),ANA 颗粒 1∶320、余自身抗体(一),HLA - B27(一),细胞因子、细胞免疫(一),骨代谢、激素水平、病原学、肿瘤标志物(一)。

脊柱正侧位、膝关节 X 线检查:未见异常。

膝关节 MRI:右膝关节腔少量积液、右侧胫骨近端小片骨髓水肿(图 55 - 2)。

胸部 CT、腹盆及浅表彩超、超声心动图均正常。

基因检测:受检者 *SLC34A3* 基因、*TBXAS1* 基因、*SYNE1* 基因、*COL5A1* 基因各存在杂合突变。

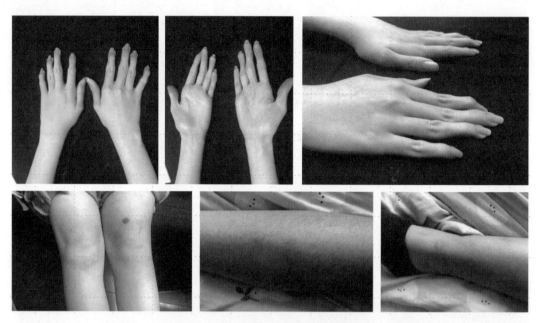

图 55-1 患者皮肤与关节表现

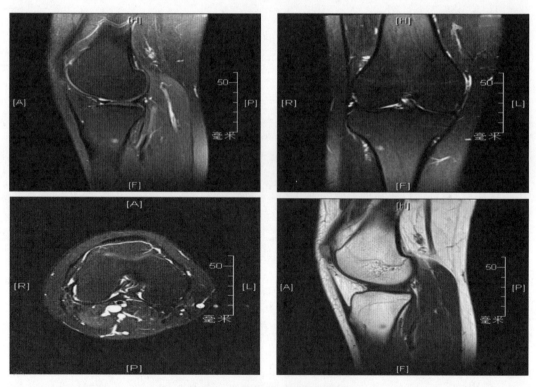

图 55-2 膝关节 MRI 检查结果

3. 诊疗经过

结合患者临床表现及基因检查结果,患者诊断为 Ehlers-Danlos 综合征可能,该病目前尚无针对病因的治疗方法,主要治疗原则是强调患者教育、多学科随访、防治并发症。

病例解析

青少年的慢性、非炎性、对称性大关节痛伴 ANA 阳性,主要鉴别思路如下。

1. 结缔组织病

患者为女性青少年伴关节痛、ANA 阳性,首先需要考虑传统的结缔组织病可能。具体包括:对称性小关节受累为主、滑膜炎为主要病理改变的类风湿关节炎,腺体炎性破坏致口干、眼干,可伴肺、肝、肾、皮肤、关节等系统累及的干燥综合征,女性好发、多系统受累伴多种自身抗体阳性的系统性红斑狼疮,对称性近端肌炎性受累、伴或不伴特征性皮疹、特异性肌炎抗体阳性的炎性肌病,等等。结合病史,依据不足。

2. 全身性疾病

需常规排查骨代谢异常、感染、肿瘤、躯体心理障碍等所致关节受累的其他疾病。结合各项检查,依据不足。

3. 遗传性结缔组织病

(1) Ehlers-Danlos 综合征:一组常染色体显性遗传的遗传性结缔组织病,具有广泛表型、13 种基因型,影响胶原蛋白的合成和/或加工等过程及其功能,可累及皮肤、关节、血管等广泛系统,可发生动脉破裂、脏器破裂、关节脱位、慢性胸痛等并发症。经典 Ehlers-Danlos 综合征与 *COL5A1* 和/或 *COL1A1* 基因突变相关,其分别编码 V 型和 I 型胶原蛋白,因而出现萎缩性瘢痕形成、全身关节过度活动、皮肤过度伸展、皮肤脆性及柔软面团感、容易瘀青等。其他常见亚型还包括类经典 Ehlers-Danlos 综合征(*TNXB* 基因突变相关)、心瓣膜 Ehlers-Danlos 综合征(*COL1A2* 和/或 *NMD* 基因突变相关)、血管 Ehlers-Danlos 综合征(*COL3A1* 和/或 *COL1A1* 基因突变相关)、过度活动 Ehlers-Danlos 综合征(无已知基因突变,满足 3 条标准临床诊断)。

(2) 马方综合征:一种常染色体显性遗传的遗传性结缔组织疾病,由 *FBN1* 基因突变致病,主要累及眼、骨骼和心血管系统,以近视、晶状体异位、骨骼过度生长及关节松弛、胸骨及脊柱畸形、主动脉窦部扩张等为特征性临床表现。心血管系统异常包括主动脉瘤、根部扩张、二尖瓣脱垂,是导致马方综合征患者发病和早期死亡的最主要原因,及时诊断与适当治疗可使患者预期寿命接近正常人。

(3) Loeys-Dietz 综合征:一种常染色体显性遗传相关的遗传性结缔组织疾病,与 *SMAD2/3*、*TGFBR1/2*、*TGFB2/3* 突变相关,其主要特征是主动脉瘤和动脉迂曲,以及颅面特征、骨骼、皮肤等临床表现。Loeys-Dietz 综合征的动脉瘤具有广泛性、侵略性、易破裂,且不限于主动脉根部及升主动脉,颈部和头部血管多见动脉曲折。Loeys-Dietz 综合征患者具有特征性面容(眼距宽、斜视、悬雍垂裂/腭裂)、颅缝早闭(可致长头症、短头症或三角头)、骨骼异常(漏斗胸或鸡胸、脊柱侧弯、颈椎畸形和/或不稳、关节松弛、蛛网样指、马蹄内翻等)、皮肤异常(柔软半透明状、易损伤、瘀青、见营养不良性瘢痕),并具有发生过敏/炎症性疾病的强烈倾向。其自然病程是主动脉瘤破裂、高发妊娠相关并发症、死亡等，早期诊断、密切随访、及时手术均有助于改善疾病预后。

本例精要

1. 定义

Ehlers-Danlos综合征是一组常染色体显性遗传的遗传性结缔组织疾病，具有广泛表型、13种基因型，影响胶原蛋白的合成和/或加工等过程及其功能，可累及皮肤、关节、血管等广泛系统，可发生动脉破裂、脏器破裂、关节脱位、慢性胸痛等并发症。

2. 治疗与预防

Ehlers-Danlos综合征尚无针对病因的治疗，主要治疗原则是强调患者教育、多学科随访、防治并发症。

（1）关节活动过度可能增加关节半脱位和脱位风险：预防是关键，就接触运动或举重等危险活动的局限性进行咨询；反复损伤者，考虑手术干预。

（2）定期进行心血管筛查：密切随访血压水平，积极处理高血压（β受体阻滞剂），减少脆弱血管压力，预防血管并发症。定期随访。超声心动图，尤其关注主动脉根部、二尖瓣等瓣膜病变，随访病变进展、及时手术干预，避免破裂或充血性心力衰竭等。

（3）警惕潜在的胶原蛋白异常：避免潜在创伤性活动，警惕伤口愈合不良、皮肤容易裂开等；警惕医源性操作所致愈合困难及并发症，谨慎进行伤口修复，可使用深层封闭术、缝合线长期保留在修复组织中等。

（4）Ehlers-Danlos综合征患者妊娠：孕前接受遗传专家咨询，围妊娠期由接受高危妊娠培训的妇产科医生进行随访和管理，积极预防妊娠相关并发症。

案例 56　系统性红斑狼疮重叠原发性 胆汁性胆管炎

复旦大学附属中山医院风湿免疫科　纪宗斐

病例介绍

1. 病史

患者,女性,33 岁。

因"皮疹、胸闷 1 年余,面部、巩膜黄染 2 天"入院。

患者 1 年余前(2019 年初)出现面部、耳垂、手背、足底红色斑疹伴瘙痒,双手关节晨僵,劳累后胸闷、气急,曾晕倒一次,不伴意识障碍,当地医院化验提示白细胞降低、补体降低,多种自身抗体阳性[ANA 1∶1 000,抗 dsDNA(+),抗 Sm 抗体(+),抗 SSA 抗体(+),抗 nRNP(+),抗 AMA - M2(+),抗 Ro - 52(+),p - ANCA(+)],考虑系统性红斑狼疮,予甲泼尼龙 4 mg、每天 1 次治疗,服用 1 年患者面部好转停用激素。4 个月前患者皮疹加重,并出现胸闷、气促加重,超声心动图提示动脉型肺动脉高压。1 个月前(2020 年11 月)于我科住院,考虑系统性红斑狼疮(重度活动,SLEDAI 评分 15 分)、原发性胆汁性胆管炎(PBC)、动脉型肺动脉高压,予激素、环磷酰胺治疗。因既往有结核性腹膜炎病史,予异烟肼＋利福喷丁预防性抗结核,西地那非＋安立生坦降肺动脉压力,继续予熊去氧胆酸治疗。出院后患者出现恶心、呕吐明显,呕吐物为胃内容物,右上腹隐痛,咳白痰、尿色加深,当地查总胆红素(TB)40 μmol/L,结合胆红素(CB)31 μmol/L, ALT 573 U/L, AST 405 U/L, ALP 106 U/L, γ - GT 622 U/L。停用异烟肼、利福喷丁、安立生坦,继续熊去氧胆酸治疗,保肝治疗。并出现颜面、巩膜黄染,日常活动有气急,为进一步诊治入院。

既往史及家族史:PBC 病史,长期服用熊去氧胆酸胶囊。父母为三代以内旁系血亲。

2. 检查

查体:全身皮肤黄染,巩膜黄染,双侧面颊部及耳廓可见冻疮样皮疹(图 56 - 1)。HR 80 次/分,律齐,P2 亢进,肺部(-)。腹部平软,肝脾肋下未及,下肢无水肿。

辅助检查:血尿常规:Hb 121 g/L, WBC 2.76×10⁹/L, PLT 184×10⁹/L。尿蛋白(±),尿胆红素(+++)。ESR 38 mm/h, CRP 1.0 mg/L; C3 0.75 g/L, C4 0.05 g/L,

IgG 16.47 g/L。肝功能：TB 83.6 μmol/L，CB 68.6 μmol/L，ALT 343 U/L，AST 121 U/L，ALP 182 U/L，γ-GT 664 U/L；PT 16.5 s；BNP 186 pg/ml。ANA 颗粒 1：3 200；抗 dsDNA 119.9 IU/ml，抗 RNP、抗 Sm 抗体、抗 SS-A 抗体、AMA-M2 均阳性。甲、乙、丙、戊肝（一），巨细胞病毒、EBV IgM 均阴性。

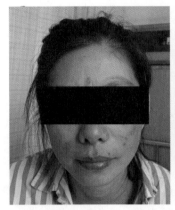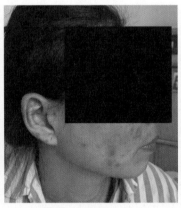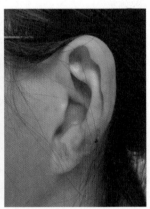

图 56-1　面部及耳廓皮疹（2020 年 11 月）

超声心动图：肺动脉压力 83 mmHg。

彩超：肝胆胰（一）。

上腹部 MRI+MRCP：未见明显异常。

全外显子高通量检测：10 号染色体长臂 23 区 31 带 FAS 内含子单个碱基突变。

3. 诊疗经过

该患者诊断为系统性红斑狼疮（累及肺动脉、血液系统、肝脏，重型，轻度活动）；原发性胆汁性胆管炎；急性肝功能不全原因待查，Child B 级；重度肺动脉高压（WHO Ⅲ级），心力衰竭（NYHA Ⅲ级）。肝功能不全的原因综合考虑为原发性胆汁性胆管炎（PBC）基础上的药物性肝损，停用抗结核药物、安立生坦等可疑药物，予甲泼尼龙 40 mg，每天 1 次×6 天，黄疸进行性加重（TB 最高 346 μmol/L），予甲泼尼龙增加至 80 mg，每天 1 次×3 天。熊去氧胆酸增至 0.5 g，每天 2 次，谷胱甘肽、多烯磷脂酰胆碱、丁二磺酸腺苷蛋氨酸保肝，辅以利尿、补钙、护胃等治疗。复查肝功能逐渐好转，TB 降至 98 μmol/L，ALT 244 U/L，AST 63 U/L，ALP 266 U/L，γ-GT 504 U/L。出院时予泼尼松龙 40 mg、每天 1 次，以及保肝、利尿、他达拉非治疗。

半个月后复查：肝功能进一步好转，TB 43 μmol/L。后续的免疫抑制治疗药物可考虑 CD20 单抗或霉酚酸酯。

病例解析

需考虑的诊断及鉴别诊断有以下几点。

1. 系统性红斑狼疮

患者有白细胞减少、亚急性皮肤狼疮、低补体血症,抗 dsDNA 抗体、抗 Sm 抗体(＋)。2019 ACR/EULAR 诊断标准 22 分,系统性红斑狼疮诊断明确。疾病评估:患者上个月入院有脉管炎、皮疹、关节炎、WBC 降低,SLEDAI 评分 15 分(重度活动)。本次入院仅 WBC 降低,SLEDAI 评分 1 分,为轻度活动。SLE 累及肺动脉、血液系统、肝脏,故为重型。

2. 急性肝功能不全

(1) 肝炎和非嗜肝病毒感染:患者甲、乙、丙、戊肝标志物(一),无发热、淋巴结及肝脾大等,巨细胞病毒、EBV IgM 阴性。故可排除。

(2) 药物性肝损:前期使用过的可疑肝损药物包括异烟肼、利福喷丁、环磷酰胺、安立生坦。停用以上药物后,经保肝治疗,肝功能逐渐恢复,故需考虑药物性肝损。

(3) 胆道梗阻性疾病:患者重度黄疸,以 CB 升高为主(CB/TB 80%),完善 MRI＋MRCP 正常,可排除胆道梗阻性病变。

(4) PBC 疾病活动:患者近期持续激素＋熊去氧胆酸治疗中,系统性红斑狼疮相对稳定,PBC 活动依据不足。

(5) 先天遗传性疾病:未见凯-弗环,铜蓝蛋白水平正常,肝豆状核变性依据不足。完善全外显子高通量基因检测未见与疾病相关的特异性基因改变。

本例精要

PBC 治疗进展回顾。

1. 熊去氧胆酸

能保护胆管细胞和门静脉肝细胞免受胆汁酸的细胞毒性作用、抗炎和免疫调节。多项 RCT 及荟萃分析结果显示:能延迟肝移植的时间、降低肝癌发生率。可通过肝脏生化指标的改善来预测预后。

2. 奥贝胆酸

奥贝胆酸衍生自人类最初的胆汁酸——鹅去氧胆酸。奥贝胆酸治疗对熊去氧胆酸应答不足的 PBC 患者,可显著改善 ALP 和 TB。但近期有研究提示肝硬化患者使用该药物有严重肝损风险。

3. 贝特类药物

贝特类药物能促进过氧化物酶体增殖物激活受体 α 的活化而表现出抗炎和利胆作用。研究证实,该药能改善肝功能,与熊去氧胆酸联用可进一步降低 ALP、γ - GT、血脂、IgM 等。

4. 布地奈德

因布地奈德90%经肝脏代谢,应减少全身使用的风险。研究发现:在Ⅰ～Ⅲ期肝纤维化患者中,布地奈德(6 mg,每天 1 次)＋熊去氧胆酸联合治疗组的肝纤维化减少了 25％,而单独服用熊去氧胆酸组肝纤维化增加了 70％(病理证实)。也有争议提出,仅稍降低 ALP,总体改善不明显。存在门脉血栓形成风险,肝硬化禁忌。

5. 其他

如利妥昔单抗、乌司奴单抗,总体对肝功能改善不明显。

案例 57　寻找年轻女子消瘦的原因

复旦大学附属中山医院风湿免疫科　孙颖

病例介绍

1. 病史

患者,女性,27岁,文职。

因"消瘦1年,下肢水肿半年,乏力1个月,皮疹2周"入院。

患者1年前开始减肥,具体为限盐、戒零食、减少饭量,否认服用减肥药、代餐等,1年来体重下降20 kg。半年前无明显诱因下出现双下肢、足背水肿,呈凹陷性,晨轻暮重,否认胸闷、气促等不适,未诊治。1个月前,赶公交车时出现双下肢乏力,表现为不能自行爬上公交车台阶,需借助外力上车,难以下蹲、起立,可平路行走及下楼梯,未诊治。2周前无明显诱因下出现左手背皮疹,起初为1个,呈红色,逐渐蔓延至双手背、双侧前臂,皮疹中央可见坏死,无瘙痒、疼痛,双手手掌有皲裂。双下肢乏力进行性加重,搀扶扶手难以爬楼。2020年11月24日至我院就诊,查血常规基本正常,ALT 953 U/L, AST 625 U/L, AKP 161 U/L, γ-GT 204 U/L, LDH 833 U/L, CK 561 U/L,肌型肌酸激酶(CK-MM)459 U/L。胸部CT平扫:颈根部及前纵隔内积气,右下肺少许炎症。腹盆CT:胰腺饱满,腹盆腔大量积液。予以保肝等对症支持治疗。病程中,精神可,饮食量少,小便无殊,大便呈黏性,1年内体重下降20 kg。

既往史:否认高血压等慢性病史,否认乙肝等传染病史,未婚未育,近1年未来月经,未诊治。

2. 检查

体格检查:生命体征平稳,体重35 kg, BMI 14 kg/m²。神志清,精神尚可,营养差,消瘦貌。双手、双侧前臂见散在红色瘀斑、丘疹,双手手掌见皮肤皲裂,左踝见大片紫红色瘀斑,左足底见疱疹、皮肤破溃。心、肺查体无殊。腹平软,肝、脾肋下未及,移动性浊音(一)。双下肢可及凹陷性水肿,伴肌肉萎缩。

辅助检查:Hb 113 g/L(正细胞正素色性),WBC 2.92×10^9/L, PLT 98×10^9/L,尿、粪常规未见异常;总蛋白41 g/L,球蛋白14 g/L, ALT 953 U/L, AST 625 U/L, AKP 161

U/L，γ-GT 204 U/L，LDH 833 U/L，肾功能正常；IgG 4.49 g/L，IgA 0.51 g/L，铁蛋白 1 199 ng/ml，维生素 B$_{12}$ 1 557 pg/ml，叶酸 3.6 ng/ml，游离三碘甲腺原氨酸（FT$_3$）2.0 pmol/L，游离甲状腺素（FT$_4$）、TSH 正常，CEA 6.9 ng/ml，余肿瘤标志物基本正常；ANA、抗 dsDNA、抗 ENA、ANCA 等自身抗体均阴性，Coombs 试验、抗血小板抗体阴性；T-SPOT（-），乙肝、丙肝、HIV、梅毒等感染相关指标（-）。

超声心动图：少量心包积液。

腹盆腔及浅表器官彩超：腹盆腔积液（70 mm）。

腹部、盆腔 CT：腹盆腔积液，腹盆壁皮下水肿，胃肠道中可见食物潴留（图 57-1）。

PET/CT：食管和胃炎症，SUV$_{max}$ 5.5，心包、腹盆腔积液。

胃镜：慢性非活动性胃炎（C-2），伴胃窦糜烂。

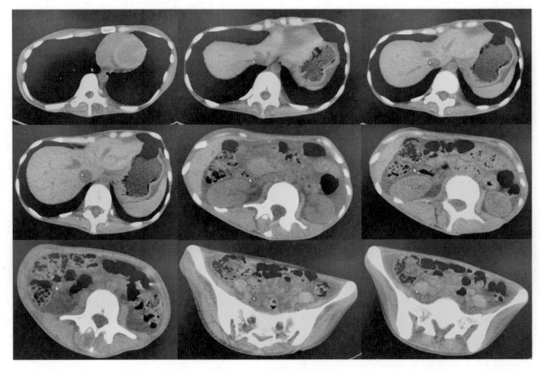

图 57-1 腹部、盆腔 CT

3. 诊疗经过

该病例的多系统和非特异表现，与感染、肿瘤等疾病的消耗，风湿病的多系统表现极具相似和迷惑性。我们邀请血液科、皮肤科、消化科、营养科、内分泌科等相关学科专家进行多学科讨论，逐一排查可能的器质性疾病，抽丝剥茧，最终真相大白，消瘦（厌食症？）才是罪魁祸首。

最终患者诊断为：消瘦（营养不良，厌食症？），全血细胞减少，低蛋白血症，低丙种球蛋白血症，肝功能不全，CK 升高，腹盆腔积液，慢性胃炎。我们根据营养科建议增加患者高蛋白饮食和能量摄入,并予以护肝、调节肠道菌群、纠正血细胞下降等对症治疗,同时请心理医学科医生对患者进行心理疏导。随访患者腹盆腔积液较前减少,体重有所增加,肝功能、CK 等异常实验室指标均明显好转,但是住院期间出现血红蛋白显著下降(表 57-1),患者不接受骨髓穿刺检查,故予以积极对症治疗。

患者出院后继续按营养科意见调整饮食,电话随访近 1 年体重增加 2.5 kg 左右,乏力、水肿较前改善,近期未随访实验室检查。

表 57-1　治疗期间实验室检查指标变化

时间	Hb (g/L)	WBC (10^9/L)	PLT (10^9/L)	总蛋白 (g/L)	球蛋白 (g/L)	ALT/AST (U/L)	γ-GT (U/L)	AKP (U/L)	LDH (U/L)	CK/CK-MM(U/L)
11-27	113	5.12	98	49	14	623/241	165	130	685	185/138
12-01	87	2.92	87	41	15	258/55	125	82	483	122/95
12-04	64	3.77	121	41	15	155/32	101	73	421	62/46
12-07	69	2.75	187							
12-10	75	4.26	222	51	21	121/31	88	65	312	
12-19	72	3.7	350	50	20	31/18	75	60	295	

病例解析

患者为青年女性,以多系统非特异性表现为主:消瘦、水肿、乏力、皮疹,实验室检查提示全血细胞下降,肝功能异常,肌酸激酶升高,多浆膜腔积液,需鉴别以下疾病。

1. 内分泌系统疾病

糖尿病可表现为多饮、多食、消瘦,但该患者糖代谢检查未见异常,且无多饮、多食;甲状腺功能亢进可表现为食欲亢进、消瘦,甲状腺功能减低可出现乏力、胫前黏液性水肿等,与该患者临床表现不完全吻合,且该患者甲状腺功能检查未见显著异常,暂不支持该诊断。

2. 肿瘤性疾病

恶性肿瘤往往可伴随恶病质,表现为消瘦、低蛋白血症、乏力等,但该患者入院后辅助检查均未发现肿瘤依据。

3. 慢性感染性疾病

如结核感染患者可出现消耗性症状,如食欲缺乏、乏力、消瘦等,但患者入院检查 T-SPOT 等感染相关指标均为阴性。

4. 其他慢性消耗性疾病

如合并胃肠道疾病、肝硬化等慢性疾病,也可出现消瘦、体重下降、乏力、低蛋白血症等表现,但该患者无相关疾病病史及辅助检查支持。

5. 自身免疫性疾病

(1)皮肌炎:患者为青年女性,有乏力、皮疹、肌酸激酶升高,应排除皮肌炎可能,但入院后查体患者皮疹以瘀斑样皮疹为主,不符合皮肌炎或血管炎样皮疹表现,且无肌无力客观依据,乏力可能与肌肉萎缩相关,故不支持皮肌炎诊断。

(2)系统性红斑狼疮:患者为青年女性,有全血细胞减少、多浆膜腔积液,但无特异性自身抗体异常,且无免疫相关性血细胞下降依据,暂不支持诊断。

6. 血液系统疾病

患者病程中出现全血细胞下降,贫血进行性加重,但实验室检查提示铁蛋白、维生素B_{12}升高,叶酸降低,不符合营养不良相关贫血的血象改变,建议骨髓穿刺,但患者拒绝,需长期随访血细胞变化,除外血液系统疾病可能。

本例精要

(1)与肥胖一样,消瘦也会引起机体多器官功能异常,伴随乏力、水肿等临床表现,严重时影响患者正常生活。

(2)根据 2018 年 GLIM 诊断标准,6 个月内体重下降>5%,或 BMI<18.5 kg/m^2(70岁以下人群),有饮食或能量摄入减少,或伴随其他可能引起消瘦的疾病,即可诊断为营养不良。

(3)营养不良最突出的临床表现为消瘦、皮下脂肪减少,后期可出现肌肉萎缩、肌无力,多数患者还可出现水肿和皮肤改变,如不及时纠正营养状态,可逐步出现贫血、脏器功能异常、感染等并发症。

(4)通过调整饮食方案,增加蛋白质及能量摄入,营养不良多可纠正;对于伴有原发疾病如肿瘤、肝硬化等的患者,需积极进行原发病的治疗。

案例 58　结核感染性动脉瘤

复旦大学附属中山医院风湿免疫科　陈荣毅

病例介绍

1. 病史

患者,女性,39 岁。

以"腰部隐痛 2 个月"入院。

患者 2021 年 2 月初无明显诱因出现左侧腰部持续性隐痛,右侧卧位、口服"布洛芬"后可缓解,否认放射痛,否认外伤史,否认反复口腔外阴溃疡及皮疹、光敏等,否认恶心、呕吐、腹胀、腹泻、四肢麻木、关节疼痛及活动受限等。2021 年 3 月患者疼痛加重,累及后背,伴发热(最高体温 38.5℃),不伴咳嗽、咳痰、畏寒、盗汗、头晕、头痛、乏力等不适。遂至当地医院就诊,查血常规、肝肾功能均正常,hs-CRP>5 mg/L, ESR 49 mm/h,抗核抗体谱(一);主动脉 CTA 示腹主动脉腹腔干水平上方动脉瘤,周围见渗出性改变,范围约 18 mm×14 mm。我院血管外科考虑炎性动脉瘤可能,转至风湿免疫科进一步诊治。

近 2 个月患者食欲、二便正常,体重无明显下降。

既往史:体健,否认抽烟、酗酒史。

家族史:父亲死于慢阻肺,母亲及子女均健康。

2. 检查

体检:T 36.5℃, P70 次/分,R 20 次/分,BP 124/90 mmHg。营养中等,皮肤发黑,有光泽。神志清,精神可。呼吸平稳,双肺未闻及明显干、湿啰音。心律齐,未闻及额外心音和心脏杂音。腹平软,无肌卫,无压痛、反跳痛。双侧腰部无皮疹,脊柱、髋关节活动度正常。

血常规:Hb 112 g/L, PLT 328×10⁹/L, WBC 6.73×10⁹/L。

肝肾功能、电解质、糖脂代谢、肿瘤标志物:ALT 11 U/L, Scr 50 μmol/L, Na 140 mmol/L, K 4.0 mmol/L, Glu 4.8 mmol/L, HbA1c 14.7%, TC 2.23 mmol/L, TG 1.02 mmol/L, LDL 1.02 mmol/L, HDL 0.75 mmol/L,肿瘤标志物均正常范围内。

自身抗体:ANA 1:100;抗 dsDNA 抗体<10.00 IU/ml; ACL(一); ANCA(一)(余自身抗体均阴性)。

特定蛋白：IgG 16.54 g/L，IgA 3.45 g/L，IgM 1.33 g/L，IgE 132 IU/ml，IgG4 0.24 g/L（均在正常范围内）。

炎症标志物：IL-6 7.8 pg/ml，SAA 55.9 mg/L，hs-CRP 30.3 mg/L（2021 年 4 月 3 日）、22.3 mg/L（2021 年 4 月 8 日）、18.3 mg/L（2021 年 4 月 12 日）。

病原体：HBV-DNA、HCV-RNA 低于检测下限，HIV（－），RPR（－），血、尿细菌、真菌涂片及培养阴性，T-SPOT（＋）（A 孔 39，B 孔 10）。

肺穿刺组织病理：可见较多凝固性坏死物及肉芽肿结节形成，为肉芽肿性病变，特殊染色未查见阳性菌。

肺穿刺组织病原体 NGS 测序：检出结核分枝杆菌复合群 10 条。

胸腹主动脉 CTA：胸降主动脉下段假性动脉瘤；右肺下叶陈旧结节；右侧局部胸膜结节状增厚（图 58-1）。

腰椎 MRI：胸主动脉假性动脉瘤伴周围炎性渗出，$T_{10\sim12}$（以 $T_{11\sim12}$ 为主）椎体骨髓水肿（图 58-2）。

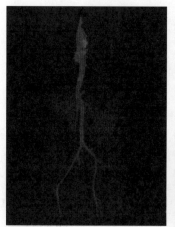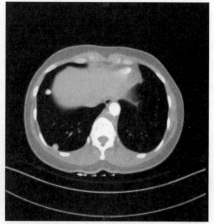

图 58-1　胸腹主动脉 CTA 检查结果

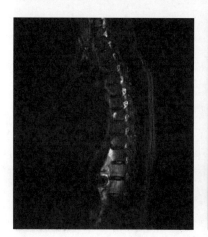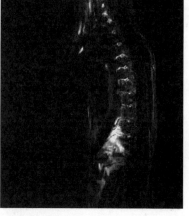

图 58-2　腰椎 MRI 检查结果

PET/CT:结合 CTA 图像,考虑为降主动脉假性动脉瘤伴周围炎性病变可能(SUV$_{max}$ 22.7);右侧胸膜炎性病变及陈旧灶,两肺少许陈旧灶;双侧附件生理性囊肿,盆腔少量积液(图 58-3)。

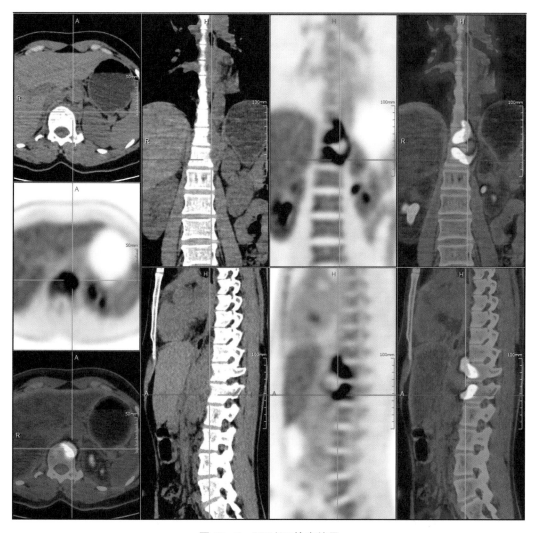

图 58-3　PET/CT 检查结果

3. 诊疗经过

患者为青年女性,腰痛伴低热,炎症标志物升高,肺部结节、主动脉瘤伴主动脉周围软组织包绕且伴有骨侵蚀,病变呈炎性,T-SPOT 及肺结节 NGS 测序提示结核感染,抗感染治疗后 CRP 降低,考虑结核感染性动脉瘤。故诊断为:胸主动脉假性动脉瘤,结核(累及胸膜、椎体、血管)。考虑患者病情危重,病原体短期难以清除,动脉瘤进展、破裂风险高,组织多学科团队讨论:①患者多部位结核感染,予抗结核治疗,并监测影像学、ESR、CRP,待假性动脉瘤周围炎症消退后再行手术治疗;②监测患者症状及 2 周一次主动脉 CTA,如突发腹痛或 CTA 明显进展,则需立即手术;③注意饮食清淡、少动、大便通畅、情绪稳定避免激动、忌屏气、忌按压;④后续患者假性动脉瘤及周围炎症如治疗后无好转,可行椎体穿刺。

患者经积极抗结核治疗,方案:异烟肼(0.3 g、每天 1 次、口服)+利福喷丁(0.6 g、每周 2 次、口服)+吡嗪酰胺(0.75 g、每天 1 次、口服)+左氧氟沙星(0.5 g、每天 1 次、口服),患者体温保持正常、腰背痛好转、炎症标志物下降、瘤体大小稳定。目前维持抗结核治疗,监测动脉瘤大小,择期外科干预。

病例解析

患者无血管损伤、糖脂代谢正常、影像未见斑块形成,不考虑动脉粥样硬化性动脉瘤及损伤性动脉瘤,该病变主要需与免疫异常所致炎性动脉瘤相鉴别。

1. 慢性主动脉周围炎

慢性主动脉周围炎是一组特发性纤维炎性疾病的总称,是源自腹主动脉的纤维炎症反应扩展到腹膜后,包绕临近组织而引起的一系列临床综合征,包括炎症性腹主动脉瘤、特发性腹膜后纤维化和动脉瘤周围腹膜后纤维化。炎性腹主动脉瘤表现为腹主动脉扩张,纤维组织沿扩张的动脉生长;特发性腹膜后纤维化是腹膜后纤维组织沿动脉周围增生、包绕输尿管等周围组织,从而引起相应临床症状;动脉瘤周围腹膜后纤维化是炎症腹主动脉瘤周围的炎性纤维组织包绕了周围器官。其通常不伴随肺部改变,且不伴有骨侵蚀性改变。

2. IgG4 相关性疾病(IgG4 - RD)

IgG4 - RD 是一种可累及多系统和器官如胰腺、肝脏、唾液腺及淋巴结等的疾病,也可累及主动脉、后腹膜和肺组织,导致靶器官肿大、组织破坏甚至功能衰竭。IgG4 - RD 累及主动脉常表现为血管壁及血管周围组织炎症,可有动脉管腔扩张;累及后腹膜表现为腹膜慢性炎症和腹膜纤维化,同时也可累及周围区域组织,如累及输尿管时可造成梗阻性尿路病;累及肺脏时,CT 上可表现为:①实性结节;②支气管血管型(伴有支气管血管束和小叶间隔增厚);③肺泡间质型(伴蜂窝征、支气管扩张和弥漫性磨玻璃样不透光区);④圆形、磨玻璃样不透光区。病理上表现为 IgG4 阳性浆细胞增生、浸润进而导致多器官、组织硬化和纤维化,淋巴浆细胞浸润性炎症、席纹状纤维化和闭塞性静脉炎是最主要的 3 个特征,也可见闭塞性动脉炎。该患者穿刺组织病理和 NGS 测序结果与之不吻合。

3. 大动脉炎

大动脉炎也称"东方美女病",我国是该病的高发区域,临床表现包括低热、乏力、胸闷胸痛为主的系统症状以及颈痛、跛行等靶器官缺血症状。病变主要累及主动脉及其主要分支,动脉病变以狭窄为主,动脉瘤、动脉夹层相对少见,病理上可见管壁慢性非特异性的肉芽肿性炎形成,常伴管壁明显增厚。当累及肺动脉时,病变动脉支配区域可表现为血液灌注减少,但与巨细胞动脉炎相似,其通常不伴随多发肺结节形成。

4. 巨细胞动脉炎

巨细胞动脉炎即颞动脉炎,好发于老年男性,表现为低热、颞部疼痛、视力减退,常伴随风湿性多肌痛,病变以颈动脉分支最为常见,如颞浅动脉、椎动脉、眼动脉等,当病变累及大动脉时常表现为动脉瘤、动脉狭窄或动脉夹层。病理上病变呈节段性分布,活检可呈阴性,病变管壁可见多核巨细胞浸润。

5. 复发性多软骨炎

复发性多软骨炎是累及全身各器官系统中软骨组织的炎症性病变,具有反复发作和缓解性、进展性和破坏性。病变常累及耳、鼻、眼、关节、呼吸道和心血管系统等,临床表现复杂多样。复发性多软骨炎累及不同尺寸的血管,可见主动脉受累或显微镜下多血管炎,表现为主动脉扩张或动脉瘤形成、孤立的皮肤白细胞破碎性血管炎,以及皮肤改变、肾脏表现、巩膜炎、听力和前庭功能异常等,但肺部结节性病变较为少见。

6. 强直性脊柱炎

强直性脊柱炎是一种主要侵犯脊柱,可不同程度累及骶髂关节和周围关节的慢性进行性炎性疾病,病理上主要表现为附着点炎,X线影像上可表现为骶髂关节炎和脊柱的竹节样变。临床常表现为炎性下腰痛、晨僵并在活动后可减轻,可伴有低热、乏力、消瘦、食欲减退等表现。强直性脊柱炎还可伴有关节外表现,常出现于脊柱炎之后。病变累及心血管系统时,主要表现为主动脉瓣病变,少数可合并主动脉瘤、心绞痛、心肌炎、心包炎;累及肺部时,表现为咳痰、气喘、咯血,伴反复发作的肺炎及胸膜炎,X线上常表现为双肺上叶弥漫性纤维化,可有囊肿形成与实质破坏。该患者临床症状和影像学表现与之不符。

此外,虽然此处主要鉴别感染性动脉瘤与炎性动脉瘤,但临床上最常见的动脉瘤为动脉粥样硬化导致的动脉瘤。例如,动脉瘤合并高血压、高血脂、高血糖、动脉斑块形成等改变,则应考虑动脉粥样硬化性动脉瘤可能。此外,遗传病马方综合征也可表现为动脉瘤。

7. 其他

对于肺部结节,还应与以下疾病相鉴别。

(1) 结节病:是一种全身性肉芽肿病,可累及皮肤和许多内部器官。受累的部位除皮肤外,还有肺、纵隔及周围淋巴结、指趾骨、心肌、中枢神经系统、肝、脾、肾、眼及腮腺。结节病可只侵犯一种器官或组织,也可多种器官或组织同时受到侵犯。肺部病变影像上表现为:双肺门对称淋巴结肿大合并纵隔淋巴结肿大,双肺多发结节,双肺斑片状阴影,双肺纤维化。病情经过缓慢,缓解和复发相交替。病理特征为非干酪性、类上皮细胞性肉芽肿。该疾病累及大血管相对较少见。

(2) 肺恶性肿瘤:原发或继发性肺恶性肿瘤可表现为肺部结节性改变,常伴肿瘤的系统性表现,如低热、恶病质、疼痛等,以及干咳、咯血等系统表现,外周血肿瘤标志物常升高,穿刺组织中可见恶性肿瘤细胞。

本例精要

(1) 感染性动脉瘤占所有动脉瘤的 $0.5\%\sim1.3\%$。革兰阳性金黄色葡萄球菌、革兰阴性沙门氏菌是最常见病原菌,其中,革兰阴性菌伴有更高的动脉瘤破裂发生率和死亡率。此外,梅毒螺旋体、结核分枝杆菌等也可导致感染性动脉瘤。通过检测抗原抗体、核酸、病原体培养,结合症状体征及影像学改变,对明确病原体类型、指导治疗至关重要。

(2) 随着人群寿命增加、糖尿病及肿瘤等发病率升高、免疫抑制及调节剂的使用增多,免疫失衡的发生率增加,感染性动脉瘤的发生风险也越来越高,对于感染性动脉瘤我们应更加警惕,尤其是当存在不明原因发热、无法用其他疾病解释的症状和体征时。

(3) 同属动脉瘤,感染性动脉瘤和非感染性炎性动脉瘤的发病机制和治疗方向不同,早期积极完善病原学、病理学对于指导后续治疗,创造手术条件,改善患者远期预后至关重要。

(4) 动脉瘤的治疗包括基本治疗(控制高危因素、全面评估动脉瘤部位及程度)、对症支持治疗(监测动脉瘤增大的症状和体征、控制血压、限制活动、规律随访血管影像),以及药物治疗和手术治疗。无论何种动脉瘤,均应规律血管影像随访,并在必要时进行外科干预,降低动脉瘤破裂风险。瘤体直径增加、随访时间延长均是动脉瘤破裂的高危因素。

案例 59 大动脉炎伴真菌感染

复旦大学附属中山医院风湿免疫科 闫焱

病例介绍

1. 病史

患者,女性,23 岁,家庭主妇。

因"反复颈背痛伴发热 1 年余,再发伴肢体痛 2 个月"入院。

患者 1 年前背痛、发热起病,伴头痛及左耳疼痛。外院多次查 ESR、CRP 明显升高,抗感染治疗效果不佳;PET/CT 见主动脉及其主要分支代谢轻度升高;主动脉 CTA 见双侧颈总动脉、头臂干、左锁骨下、主动脉弓、胸主动脉、肠系膜上动脉管壁增厚毛糙,腹腔干起始处局部稍窄;诊断"大动脉炎",予以激素、甲氨蝶呤联合托珠单抗治疗后,发热及颈背痛好转,ESR、CRP 降至正常。在激素减量过程中,患者 ESR、CRP 逐渐升高,其间多次调整免疫抑制剂。2 个月前开始异烟肼、利福平预防性抗结核。后患者出现高热伴畏寒、寒战、恶心、呕吐,四肢静脉怒张、疼痛,ESR、CRP 进一步升高,血管 B 超提示原有动脉病变较前进展,且四肢静脉管壁增厚。先后予以激素冲击治疗、注射用英夫利西单抗联合沙利度胺、来氟米特联合枸橼酸托法替布片等多种免疫治疗方案,均无明显好转。2020 年 5 月 19 日患者转诊于我院门诊,查 RBC 4.16×10^{12}/L, Hb 84 g/L, WBC 12.25×10^9/L, PLT 869×10^9/L; PCT 0.11 ng/ml, ESR>120 mm/h, CRP 342.7 mg/L; T-SPOTA/B 孔:5/2;血培养(−),超声心动图(−)。为进一步诊治收入我科。

病程中患者精神、食欲差,二便无殊,体重 2 个月下降 5 kg。

既往史:否认慢性病史及传染病史。2020 年 3 月开始异烟肼、利福平预防性抗结核至今。2018 年剖宫产史。

2. 检查

体格检查:T 36.5℃, P 80 次/分,R 20 次/分。血压:右上臂 112/61 mmHg,左上臂 110/58 mmHg,右脚踝 130/62 mmHg,左脚踝 126/62 mmHg。神志清晰,精神尚可,呼吸平稳,颈部压痛。心、肺查体阴性,腹部平软,肝、脾肋下未及,肝肾区无叩击痛。四肢静脉显见,右下肢浅表静脉走行处可触及结节,触之有压痛。

2020 年 5 月 28 日血常规：RBC 3.71×10^{12}/L；Hb 72 g/L，小细胞低色素贫血；PLT 720×10^9/L；WBC 11.88×10^9/L，N% 78.3%；尿常规、粪常规（－）；肝肾功能、电解质、凝血功能（－）；hs-CRP 212.2 mg/L，ESR 106 mm/h，SAA 893.0 mg/L；铁蛋白 173.0 ng/ml；IL-6 109.0 pg/ml（↑）；自身抗体、免疫球蛋白、补体、ASO、RF、HLA-B27、细胞免疫、肿瘤标志物、甲状腺功能（－）；HBV-DNA、HCV-RNA 低于检测下限；TORCH 及 EBV 抗体（－）；多次血培养及骨髓培养阴性；G 试验阴性。

血 NGS：近平滑念珠菌，种序列数 15，种严格序列数 14%。

2020 年 6 月 1 日 hs-CRP 106.7 mg/L，ESR 93 mm/h。

2020 年 6 月 12 日 hs-CRP 13.8 mg/L，ESR 47 mm/h。

胸部 HRCT：右下肺微小炎性结节，左下肺少许陈旧灶。

腹、盆腔增强 CT：双侧附件区囊性灶，生理性囊肿可能。

头颅 MRI：未见异常。

血管 B 超：双侧颈总动脉内中膜增厚，符合大动脉炎改变；右侧大腿内侧皮下静脉内中膜均匀增厚［右侧大腿内侧大隐静脉走行区皮下见扩张管道样回声，范围约 29 mm× 33 mm，内中膜明显增厚，厚约 1.2 mm，管腔内径 0.5 mm，脉冲多普勒（PD）测及动脉频谱。右侧大腿中下段皮下见扩张管道样回声，范围 90 mm×4.5 mm，内中膜增厚，厚约 1.5 mm，管腔内径约 1.0 mm，PD 测及动脉频谱］。

浅表淋巴结 B 超：双侧腹股沟区见淋巴结。

颈胸腹动脉 MRA：大动脉炎病例，双侧锁骨下动脉及椎动脉近段中重度狭窄，主动脉弓降部轻度狭窄，腹腔干、肠系膜上动脉近段管腔轻中度狭窄（图 59-1）。

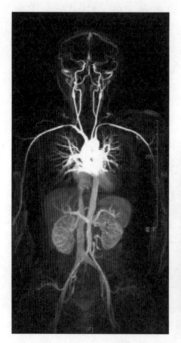
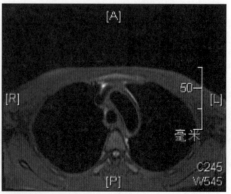

图 59-1　颈胸腹动脉 MRA 检查结果

PET/CT：①大动脉炎治疗后病例，全身多处（双侧颈总、锁骨下、头臂干、胸腹主动脉、腹腔干及肠系膜上动脉起始部）动脉受累，炎性反应活跃，SUV_{max} 3.9；②右肺上叶慢性炎性结节；③左侧附件生理性囊肿可能；④全身骨髓反应性增生（图 59 - 2）。

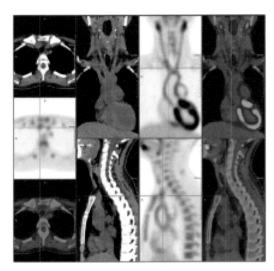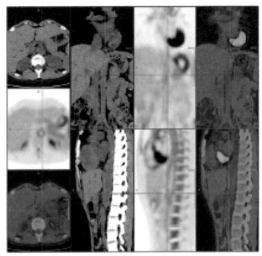

图 59 - 2　PET/CT 检查结果

胃镜：慢性胃炎（浅表型）胃底多发息肉样隆起。

左腹股沟淋巴结活检：淋巴结结构存在，部分生发中心略萎缩，滤泡间扩大，淋巴窦组织细胞明显增生，部分组织细胞内可见微泡样结构，免疫组化结果提示为组织细胞增生，特殊染色未见阳性。

免疫组化：CD31（－），Des（－），IgG（－），IgG4（－），CD68（KP1）（＋＋）。

特殊染色：PAS（＋），六胺银（＋），抗酸（－），网染（－）。

3. 诊疗经过

患者为青年女性，发热、背痛起病，ESR、CPR 明显升高，PET/CT 及主动脉 CTA 示主动脉及其分支管壁明显增厚伴 SUV 增高，考虑大动脉炎诊断明确。激素联合免疫治疗后发热等症状好转，ESR、CRP 降至正常。近 2 个月再次出现发热、颈背疼痛，伴畏寒、寒战，同时出现四肢静脉怒张疼痛。ESR、CRP 显著增高，血管 B 超见静脉管壁增厚，血 NGS 见近平滑念珠菌，淋巴结活检六胺银染色阳性，综上所述，考虑患者诊断：真菌感染（近平滑念珠菌），静脉炎（四肢），大动脉炎（重危，双侧颈总动脉、双侧锁骨下动脉、头臂干、胸腹主动脉、腹腔干、肠系膜上动脉），中度贫血。病程中建议患者行下肢静脉活检及组织培养，患者未接受活检检查。

该患者大血管管壁明显增厚伴代谢增高，同时合并真菌感染，所以治疗从两个方面着手：给予氟康唑静脉抗真菌治疗后，患者体温降至正常，颈背部及四肢疼痛好转，ESR、CRP 下降；大动脉炎方面调整治疗方案为甲泼尼龙 32 mg、每天 1 次，来氟米特 20 mg、每天 1 次，枸橼酸托法替布片 5 mg、每天 3 次，口服。出院后继续氟康唑 0.2 g、每天 1 次口服治疗,并予以补铁、补充叶酸等纠正贫血治疗。

3 个月后随访患者 ESR、CRP 已降至正常,四肢静脉结节消退;半年后复查全身动脉 MRA 较前好转;近期大动脉炎治疗方案已调整至甲泼尼龙 6 mg、每天 1 次,枸橼酸托法替布片 5 mg、每天 2 次,继续联合氟康唑 0.2、每天 1 次口服抗感染,患者无特殊不适。

病例解析

该患者以发热、背痛起病,免疫抑制治疗后体温平,疼痛好转,炎症标志物降至正常。治疗过程中再次发热,伴颈背疼痛,并新发四肢静脉怒张、疼痛,ESR、CRP 显著升高,需鉴别以下疾病。

1. 感染性疾病

患者长期使用大剂量激素并联合多种免疫抑制剂;治疗初期原有发热已停止,炎症标志物降至正常,治疗过程又出现发热,且炎症标志物显著升高,CRP 最高达 342.7 mg/L,尤其需警惕继发感染。风湿病继发感染常见的病原微生物包括一般细菌、病毒、结核菌及真菌,后二者因表现不典型更需临床关注。该患者 PCT、病毒抗体、T - SPOT、多次血培养及骨髓培养均阴性;既往抗结核疗效不佳;血 NGS 提示近平滑念珠菌,淋巴结活检六胺银染色阳性,故首先考虑真菌感染可能。

2. 大动脉炎(活动期)

发热可为大动脉炎的主要首发症状之一,但多处于疾病早期,伴颈痛、体重下降、肢体乏力等,提示病情活动。该患者激素减量过程中出现发热,再发颈背疼痛,伴 ESR、CRP 升高,需考虑大动脉炎病情活动所致。但患者同时出现静脉疼痛及静脉管壁增厚,这与大动脉炎的表现不符。且患者曾先后尝试激素冲击治疗、注射用英夫利西单抗联合沙利度胺、来氟米特联合枸橼酸托法替布片等多种强有力的免疫治疗方案,病情仍有进展,需高度警惕其他因素致发热可能。

3. 其他大血管炎

(1)白塞病:多见于 20~40 岁男性,以反复口腔溃疡、生殖器溃疡为特点,可表现为任何大小和类型血管炎症。该患者随大动脉及静脉均有受累,但并无相关血管外表现,不支持该诊断。

(2)复发性多软骨炎:是累及全身各器官系统中软骨组织的炎症性病变,常有耳、鼻、呼吸道软骨炎。心血管系统受累时大中小血管均可累及,表现为主动脉扩张或动脉瘤形成,该患者表现与之不符。

(3)强直性脊柱炎:临床表现为炎性下腰痛,可伴有低热、乏力等。若累及心血管系统时,可表现为主动脉瓣病变,少数可合并主动脉瘤。该患者背痛伴炎症标志物升高,但休息后不加重,活动后亦无缓解,且多次查 HLA - B27 均阴性,影像学表现亦与之不符。

(4)巨细胞动脉炎:好发于老年男性,可表现为低热、颞部疼痛、压痛;影像学检查可见颞动脉及大动脉病变,尤以颈动脉分支受累最为多见。该患者青年女性,颞动脉无受累。

以上自身免疫性疾病,经积极免疫治疗,一般症状多可缓解;而感染性疾病,免疫抑制治疗反而会加重病情。

4. 肿瘤性疾病

肿瘤可以模拟风湿病的表现,而风湿病患者也可合并肿瘤,尤以淋巴系统肿瘤较为多见。该患者入院后 PET/CT、骨髓及淋巴结活检等辅助检查未发现肿瘤依据。

5. 药物热

药物热是抗结核治疗中常见不良反应之一,以利福平最多见。发热多在抗结核治疗后 2 个月内出现,以 39℃以上高热为主,伴随症状主要有皮疹、关节痛、嗜酸性粒细胞升高和肝功能异常。停药后 24～48 h 发热多可退去。患者异烟肼、利福平抗结核治疗后出现高热,需考虑药物热可能。入院后患者即停用抗结核药物,恶心、呕吐较前好转,但仍有发热,故不支持该诊断。

本例精要

(1) 风湿病患者免疫力低下,加之长期、大剂量使用糖皮质激素和免疫抑制剂,所以容易继发感染。出现下述情况应考虑可能已发生感染:发热难以用原发病解释或在病情缓解过程中出现体温波动>1℃者;病情不能控制,一般情况逐渐恶化者;治疗过程中出现新的症状、体征或有关化验异常,如血常规白细胞升高、PCT 升高等。因此对于风湿病患者,积极的免疫抑制治疗,当出现淋巴细胞绝对计数小于 $1.0×10^9/L$,或 Th 细胞绝对计数小于 200 个/μl 时,为感染的高危人群,应注意预防感染。若患者高度怀疑合并感染时,应积极完善病原学检查,避免把感染误做疾病活动而不恰当加大糖皮质激素和免疫抑制剂用量,导致疾病进一步恶化。

(2) 随着糖皮质激素和抗细菌药物的广泛应用,真菌已逐渐成为免疫低下患者感染的重要病原体之一。近平滑念珠菌自然界广泛分布,在健康人和其他哺乳动物的黏膜表面、皮肤以及指甲中均可发现。现有流行病学资料显示,近平滑念珠菌已经成为美洲、欧洲和亚太部分区域第二或第三常见的侵袭性致病念珠菌。尤其在免疫低下的住院患者中,近平滑念珠菌可引起高感染率和高死亡率。高危人群包括行导管植入(97%)、应用广谱抗生素(91%)、全胃肠外营养(54%)、行腹部手术(46%)、使用糖皮质激素(38%)、患有肿瘤(27%)、行器官移植(16%)、粒细胞缺乏(12%)和既往念珠菌定植(11%)的患者。其临床表现包括肺部感染、角膜炎、腹膜炎、念珠菌脓毒血症,也有引起心内膜炎、静脉内膜炎、关节炎等的报道。初始治疗建议使用氟康唑或两性霉素 B 含脂制剂。与其他念珠菌相比,近平滑念珠菌对棘白菌素类药物的敏感性较低,因此如果患者已经使用棘白菌素,随访临床改善,重复培养为阴性,则可继续使用棘白菌素类药物。

案例 60　PD－1 单抗免疫治疗后肢体肿胀

复旦大学附属中山医院风湿免疫科　吴冰洁

病例介绍

1. 病史

患者,男性,61 岁,退休。

因"肺恶性肿瘤 2 年余,乏力、全身肿胀伴肢体疼痛 2 周"入院。

患者 2018 年 11 月于外院行左肺上叶肿瘤切除手术,病理提示非角化型鳞癌,术后化疗 3 次至 2019 年 2 月。2019 年 3 月外院行右肺下叶肿瘤切除手术,病理提示黏液腺癌。术后化疗 6 次至 2019 年 10 月。2020 年 3 月复查可见左肺上叶支气管旁肿瘤复发,左肺内结节、左胸膜多发结节,考虑转移。行放疗及 PD－1 单抗(卡瑞利珠单抗)免疫治疗。2021 年 3 月患者出现全身肿胀,伴食欲减退、肌痛、肌力下降,无尿量减少。为进一步诊治遂来我院。

2. 检查

体格检查:神志清,颜面及肢体非凹陷性水肿,四肢近端肌肉压痛,上下肢肌力 V 级。

血尿常规(一);肝肾功能:白蛋白 42 g/L, ALT 43 U/L, AST 115 U/L, LDH 594 U/L,电解质正常;CK 5 124 U/L, CK－MB 83 U/L, CK－MM 5 041 U/L; ESR 40 mm/h, CRP 18.3 mg/L; ASO、RF、免疫球蛋白、补体正常;cTnT 0.027 ng/ml, NT－proBNP 39.6 pg/ml;甲状腺相关激素:$T_3 < 0.3$ nmol/L, $T_4 < 5.4$ nmol/L, $FT_3 < 0.6$ pmol/L, $FT_4 < 0.5$ nmol/L, TSH$>100\,\mu$IU/ml;

8:00AM ACTH 8.4 pg/ml,皮质醇 221 nmol/L。

心电图:窦性心律,T 波改变(T 波在 I II aVF $V_3 \sim V_6$ 导联低平、双相、浅倒置);超声心动图:左室心尖部稍增厚,少量心包积液。

3. 诊疗经过

患者诊断为:左肺非角化型鳞癌术后,右肺黏液腺癌术后,放化疗及免疫治疗后,免疫治疗相关甲状腺功能减退症(甲减);肌酶升高:甲状腺功能减退性肌病可能,免疫治疗相关性肌炎可能。停用卡瑞利珠单抗,予泼尼松 50 mg、每天 1 次口服,吗替麦考酚酯 0.5 g、每天 2 次口服,碳酸氢钠 1 g、每天 3 次口服及左甲状腺素钠片 50 μg、每天 1 次口服;治疗 1 个月后,乏力及水肿症状较前明显改善,FT$_3$、FT$_4$、TSH 仍未恢复正常,左甲状腺素钠片加量至 100 μg、每天 1 次口服。2021 年 5 月 31 日复查肝肾功能正常,CK 139 U/L, CK－MB 24 U/L, CK－MM 115 U/L, T$_3$ 1.0 nmol/L, T$_4$ 77.4 nmol/L, FT$_3$ 3.2 pmol/L, FT$_4$ 14.7 nmol/L, TSH 92.7 μIU/ml,继续予左甲状腺素钠片加量至 125 μg,每天 1 次,口服,随访中。

病例解析

患者为老年男性,肺恶性肿瘤免疫治疗后,出现乏力、全身肿胀伴肢体疼痛,检查结果提示 FT$_3$、FT$_4$ 明显降低,TSH 明显升高,需要考虑的鉴别诊断有以下几点。

1. 中枢性甲减

由垂体和/或下丘脑功能受损引起的甲状腺刺激不足,甲状腺激素水平降低,而 TSH 不升高。常伴随垂体多种激素分泌不足。患者使用 PD－1 单抗治疗,需考虑免疫治疗相关垂体炎可能,但患者 TSH 升高,ACTH 正常,无肾上腺皮质功能减退,故不符合继发性中枢性甲减。

2. 正常甲状腺病态综合征

正常甲状腺病态综合征又称低 T$_3$ 综合征,由一些严重的全身疾病、手术、应激状态、药物等引起,临床表现以原发病表现为主,一般无明显甲减表现,TSH 不升高,rT$_3$ 升高。该患者表现为典型的甲减症状,TSH 明显升高,故不符合。

3. 肌酶升高

(1) 甲状腺功能减退性肌病:在甲减患者中肌肉表现并不少见,如乏力、易疲劳、肌痛、运动迟钝等。38% 的甲减患者存在一组或多组肌群肌力下降,以近端肌群多见,但肌力一般不低于 4 级。可伴肌酶升高,肌电图缺乏特异性。肌活检可正常或有轻微的非特异性改变,典型病理改变为 Ⅱ 型肌纤维萎缩。甲状腺激素替代治疗后可好转。该患者有典型的甲减及肌肉受累表现,甲状腺功能减退性肌病不能除外,可完善肌肉活检,并给予甲状腺素替代治疗后随访。

(2) 免疫治疗相关性肌病:最常见的类型是坏死性自身免疫性肌炎、皮肌炎和多发性肌炎。常见症状包括肌肉疼痛、近端肢体无力,也可见吞咽困难、眼睑下垂及眼肌受累。肌肉活检可见肌纤维坏死和炎症浸润。患者接受卡瑞利珠单抗治疗,出现肌酶升高及肌痛、肌力下降表现,免疫治疗相关性肌炎需要考虑,可完善肌肉活检。

(3) 多发性肌炎:该患者抗核抗体阴性,且存在其他引起肌肉病变原因,如恶性肿瘤病史、发病前使用卡瑞利珠单抗治疗,以及甲减,临床无依据,不考虑。

(4) 肿瘤相关性肌病:与肿瘤发生时间相关,可发生于肿瘤诊断前后或与肿瘤同时诊断,肿瘤治疗后肌炎可缓解。转录中介因子(TIF)－1γ、信号识别颗粒(SRP)、(3－羟基 3－甲基戊二酰辅酶 A 还原酶)HMGCR 抗体阳性提示合并肿瘤风险增加。肿瘤相关性肌炎患者的肌肉病理特征与典型特发性肌炎相似,在免疫病理学特征上,MHC-Ⅰ与 NACM 阳性表达需警惕恶性肿瘤相关性肌病。

(5) 其他:感染、药物以及代谢性因素也可以引起肌肉病变,该患者无相应症状及病史,暂不考虑。

本例精要

(1) 免疫检查点抑制剂(ICIs)为肿瘤治疗带来新的希望,同时也引发免疫相关不良反应(irAEs)。ICIs 解除免疫抑制,激活 T 细胞,杀伤肿瘤组织;同时活化的 T 细胞攻击正常组织,细胞因子或自身抗体数量增加,诱发自身免疫炎症,产生 irAEs。

(2) PD-1 单抗引起的 irAEs 中,肺炎、甲减、关节痛和白癜风最常见。甲状腺功能障碍发生率为 6%～20%,甲减出现在治疗后 5 个月至 3 年内,一般反应程度较轻。治疗上无须停用 ICIs,给予甲状腺素替代治疗,监测 TSH 及 FT_4。对于发生中枢性甲减的患者,按照垂体炎治疗,停用 ICIs,并予激素、甲状腺素替代治疗。

(3) ICIs 相关性肌炎多为个案报道,发病率尚未明确。多发生于 PD-1/PD-L1 单抗的治疗中,严重者可有吞咽肌、呼吸肌、心肌受累。心肌炎较罕见但致死率高,接受 PD-1 单抗及 CTLA-4 单抗联合治疗的患者更易发生心肌炎。ICIs 诱导的心肌炎发生率为 1.14%,致死率高,有心肺症状的患者应立即进行全面的心脏评估。

(4) irAEs 的管理包括预防、评估、检查、治疗和监测,及早发现 irAEs 与治疗非常重要。